José Luis Antonaya Martín

Aprendiendo con los **mejores**... **dentistas**

Filosofía para el crecimiento personal y profesional

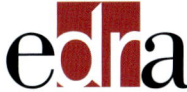

Aprendiendo con los mejores…dentistas. Filosofía para el crecimiento personal y profesional

Propiedad de:
© 2023 Grupo Asís Biomedia, SL
Plaza Antonio Beltrán Martínez, n.º 1, planta 8 - letra I
(Centro Empresarial El Trovador)
50002 Zaragoza - España

Dirección editorial: Miguel Martín-Romo
Gestión y edición del proyecto editorial: Gema Yagüe Utrilla
Diseño de cubierta y maquetación: Nieves Marín Ortiz
Ilustración: Jacob Gragera Artal

ISBN: 978-84-19844-06-4
DL: Z 2275-2023

Diseño y maquetación:
Grupo Asís Biomedia, SL
www.grupoasis.com

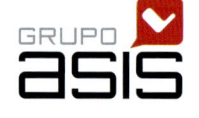

edra es un sello de Grupo Asís

Impreso por Villena Artes Gráficas, SA, Madrid, España, febrero de 2024.

A mis padres, Pepe y Nestora, porque han dado,
y lo siguen haciendo, todo por su familia y amigos
y porque me educaron en los valores que hoy me definen;
y a mis hermanos, María, Juan Alberto y Carmen,
que, junto con mis tías Amalia, María Victoria y Rosario,
ayudaron en mi educación.

A mi mujer, Ana, y mis hijas, Ana Pilar y Noelia,
porque puedo hacer lo que hago gracias a que están ahí y me apoyan.

AGRADECIMIENTOS

Quiero dar las gracias a todos los compañeros que han colaborado en este libro, porque si tiene éxito será por ellos y ha sido un verdadero placer pasar un rato con ellos y luego recordarlo escuchando y escribiendo el texto. Gracias de corazón y aquí me tenéis para lo que haga falta.

A todos los que han pasado por mi vida y me han aportado algo, profesional o personalmente, bueno o malo, gracias, porque soy como soy por cada una de las experiencias vividas.

A mi equipo, que ellos saben quiénes son, porque hacéis que hacer lo que me gusta, me guste mucho más aún. Acompañado se llega mucho más lejos.

EL AUTOR

José Luis Antonaya es licenciado en Odontología por la Universidad Complutense de Madrid (UCM), especialista en Implantoprótesis, máster en Ciencias Odontológicas y doctor en Odontología por la misma Universidad.

Es director del Máster en Prótesis sobre Implantes en la Universidad Rey Juan Carlos, colaborador del título de Especialista en Implantoprótesis (UCM), ponente de cursos y conferencias de prótesis sobre implantes y prótesis estomatológicas, instructor oficial de la técnica SEMCD del Dr. Jiro Abe y colaborador en *www.implantdetective.com*. José Luis desarrolla su actividad práctica privada en su clínica especializada en odontología restauradora, prótesis y estética.

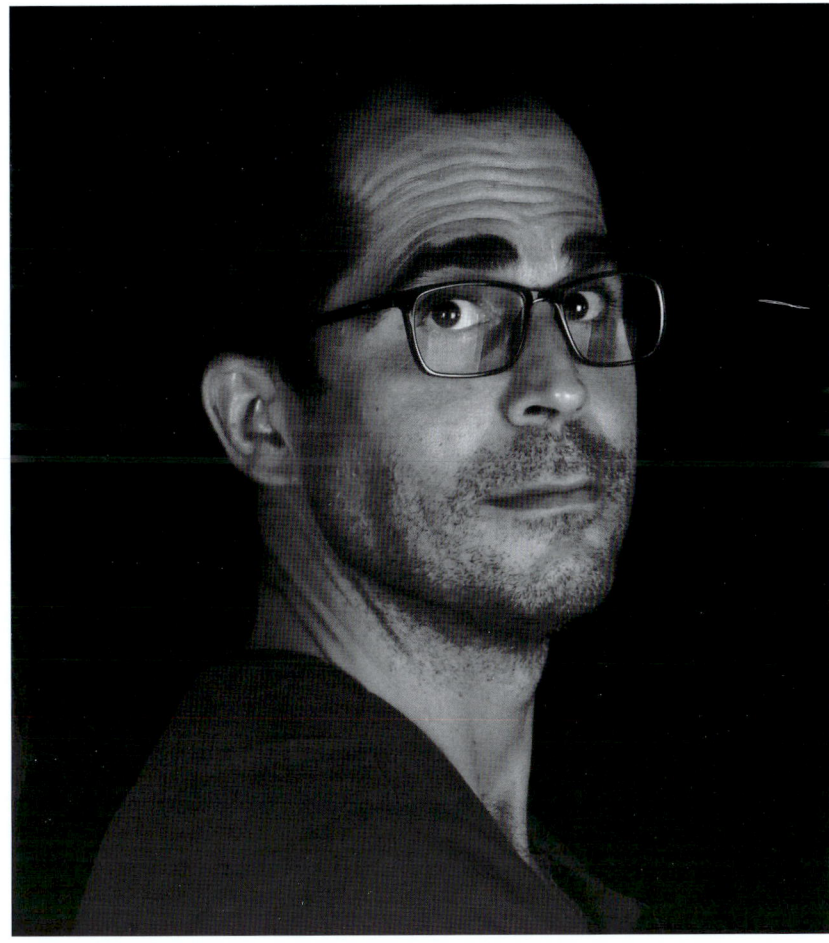

PRÓLOGO

El arte de conversar

El arte de conversar es uno de los mayores placeres de la vida. Para mi solo comparable con el arte de pasear. Conversar no es hablar al igual que pasear no es andar. Ambos actos se enraízan más profundo. Allí donde se alimenta el espíritu. Conversar requiere de una actitud que no siempre está presente. Cuando eso ocurre, se convierte en charla, que si bien es agradable, no permite siempre que afloren cosas importantes.

Sin embargo, cuando se dan las condiciones, se produce ese momento de íntima confianza en la que aparecen las sensaciones, vivencias y pensamientos que normalmente no dejamos ver. Y eso es lo que se refleja en este libro.

En esta ocasión, el hilo conductor es la actitud, la forma de entender la vida de unos profesionales que por uno u otro motivo, destacan o son referentes dentro de una profesión tan poco entendida como es la odontología.

Son todos los que están pero seguro que no están todos los que son. En mis veinticinco años como dentista, he conocido a cientos de amigos y compañeros que alejados del foco mediático se merecerían estar en este libro. Sea este prólogo un reconocimiento a todos ellos.

La idea del autor es contribuir a "humanizar" esta profesión que mezcla tantas facetas que nos absorben en un día a día no siempre sencillo. Ojalá estas páginas sirvan de guía e inspiración para aquellos compañeros más jóvenes que empiezan su andadura. Sin duda, no es un camino fácil pero merece la pena recorrerlo con honestidad, profesionalidad y una dosis enorme de ilusión.

Solo me queda agradecer al autor por el cariño y por la iniciativa. Durante nuestro encuentro, consiguió que la charla se convirtiese en conversación. Y que afloraran esas cosas que normalmente están escondidas allí donde se guardan los sueños. Y que contásemos aquello que se abraza a lo que somos y no a lo que parecemos ser. Y precisamente eso, es el arte de conversar.

Óscar González Martín

PREFACIO

Cuando dices a la gente que estás escribiendo un libro, o cualquier cosa que se aleje de "la normalidad" establecida o de la de esa persona, lo más común es que te digan que eso es un trabajazo gratuito, que para qué lo haces. Pero cuando lo disfrutas, todo el tiempo invertido parece que ha sido poco o que no ha sido tal el esfuerzo que has hecho. Y todo el mundo podemos y debemos hacer cosas así, por amor al arte o porque nos apetece, indistintamente del retorno económico. Este libro para mí ha sido muchas cosas: un pasatiempo, un ejercicio, un aprendizaje, una experiencia… y no sé cuál de todas es la más importante, puede que lo sean todas o alguna en particular, pero lo que creo que es clave es disfrutar del proceso, como lo es disfrutar de todo aquello que hagamos. Y no todo ha sido bonito, pero en el cómputo global sí, y creo que eso es lo que debe contar, recordar más lo bueno que lo malo, que generalmente es menos.

Antes de ponerme con el libro, sabía que escribir tenía un potencial enorme sobre nuestro cerebro, nuestros pensamientos y sentimientos, pero no hasta tal punto, la verdad, y os lo recomiendo a todos, no que escribáis un libro, pero sí que soltéis todo lo que tenéis dentro, de forma escrita y luego lo leáis, nada de contar las penas y alegrías a los amigos, que también, escribir es terapéutico. Ya me contaréis qué efectos a corto, medio y largo plazo tiene, pero os adelanto que vais a conocer cosas de vosotros que desconocíais, así que cuidado.

Y no os cuento la suerte que he tenido de conocer a tantos compañeros desde un lado mucho menos conocido. He podido profundizar en una versión poco conocida de amigos y de referentes que creo que todos deberíamos conocer, porque como uno de los entrevistados me dijo que había propuesto a una casa comercial de implantes española muy conocida, hay que humanizar al KOL y que la gente lo vea, todos somos personas al fin y al cabo y fuera de nuestro ámbito, perfectos desconocidos para la mayoría.

Así que nada, sólo espero que podáis sacar cosas de esta lectura diferente y que algo en vuestra vida pueda cambiar a mejor y que siempre seáis únicos, que siempre seáis vosotros.

ÍNDICE DE CONTENIDOS

DISCUSIÓN. FILOSOFÍA PRÁCTICA

CONCLUSIÓN

ABSTRACT

¿Te has preguntado si estás bien? ¿Crees que todo el mundo es feliz y tú un desgraciado? ¿Sueles quejarte de tu trabajo? ¿Sueñas con ganar más dinero, tener una casa más grande y un coche mejor? ¿Quieres ser un dentista de éxito con el mínimo esfuerzo posible? ¿Crees que das más importancia de la que tiene a la mayoría de cosas? Te podría hacer mil preguntas más de estas y lo que dudo es de si serías sincero. No es que dude de ti en concreto, dudo de todos, hasta de mí, por eso me he metido en este berenjenal, para que seamos honestos, primero con nosotros y después con el resto. Y esto lo quiero conseguir a través de lo que he aprendido leyendo y hablando con una serie de compañeros, dentistas conocidos la mayoría de ellos, para sacar un denominador común, o varios, para saber por qué están ahí, qué les hace diferentes o parecidos a nosotros y qué podemos cambiar de nosotros para conseguir lo que *a priori* queremos, porque esto puede que sea lo más importante, saber qué queremos realmente nosotros, no lo que otros querrían para nosotros, y qué estamos dispuestos a hacer, sacrificar, para conseguirlo y qué tiempo nos damos. No todos queremos lo mismo, compararse es un error porque lo que quiere tu vecino no es lo que quieres tú, ni queremos dejar de hacer ciertas cosas o hacer otras para cambiar. Así que mi objetivo es abrirte la mente, que empieces a hablarte y a conocerte y puedas redirigir tu vida. ¿Me dejas? Las conclusiones ya las veras tú al final o más allá.

Por último, déjame aconsejarte leer el libro a ratos, sin tener por qué seguir un orden, en un ambiente relajado y con lápiz o boli a mano por si fuera necesario realizar anotaciones durante o al final del libro donde te dejamos tu espacio y tu momento.

Pero, ¿de qué va este libro?

Si lo que esperas de este libro es encontrar cosas de dientes, siento desilusionarte, porque, aunque es un libro para dentistas, en él no vas a aprender nuevas técnicas ni conceptos súper guais ni revolucionarios como la técnica BOPT de Loi, la técnica de regeneración de Urban o la técnica SEMCD de Jiro Abe. Aquí puede que consigas ver las cosas de la vida de manera diferente a cómo las veías, abrir la mente, conocerte a ti mismo y, ojalá, hacer que tu vida pueda ser, al menos, un poco mejor que antes de leerlo. Pero tienes que dejarte llevar y fluir, y oponer la resistencia justa.

Por si no te habías dado cuenta, los dentistas, antes que profesionales de la salud (dental), somos personas y, por tanto, podemos tener problemas como todo el mundo, emocionales y/o existenciales incluidos. Estos problemas son muy frecuentes en personas que por su trabajo se relacionan diariamente con mucha gente muy dispar y donde se les exigen resultados, que generalmente pueden tener un componente subjetivo importante. Y creo que la profesión de dentista (o "barbero", como dice el famoso pódcast) encaja perfectamente en este perfil. Posiblemente hayas visto algún meme sobre como consume esta profesión. Dos ejemplos: "Soy Pepe, dentista y tengo 34 años" y aparece la foto de un jubilado con cara de no querer vivir más; o el último que he visto de la evolución del dentista desde que entra la carrera hasta que se jubila con imágenes de diferentes películas de Jack Nicholson, y creo que te podrás imaginar cuál corresponde al fotograma de *El resplandor*. También habrás escuchado eso que llaman el síndrome del dentista quemado (*burn out* para los que les gusten más los anglicismos) o sobre las dudas de algunos (me incluyo) acerca de su valía y si pudiera ser mejor dejar la profesión, síndrome conocido como el del impostor (con lo que les gusta a mis hijas ser la impostora en el juego del Among Us). De los memes nos reímos (por no llorar), pero cuando sientes que estás agotado o que no vales, te deprimes y lloras, aunque sea para dentro, porque no nos gusta parecer débiles ante los ojos de la sociedad… Entonces, se puede decir, literalmente, que te sientes una mierda que no vale para nada. Estos y otros sentimientos que pueden aparecer a lo largo de tu vida (profesional y/o personal) tienen algo en común: quien lo siente no es feliz, aunque quizá por fuera no se aprecie, incluso en muchas ocasiones puede parecer lo contrario por ese afán que tiene la sociedad actual (y otras sociedades antiguas, no creas) de aparentar lo que no se es y ocultar o negar la realidad por diferentes motivos, como puede ser la vergüenza o miedo al rechazo, a no ser lo que los demás esperan de él. Pues que sepas que mucha,

mucha gente puede sufrir al menos una de estas crisis durante su vida, y los dentistas no vamos a ser menos, ¿no? Efectivamente, me da que en esto podemos estar a la cabeza.

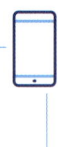

**Accede a los pódcast
de Los Barberos**

Parece que nos avergüenza hablar de estos temas personales y de estima, hasta el punto de pensar que, si lo cuentas, te pueden tachar de raro o loco (ya estamos con los prejuicios infundados, y no me refiero sólo a que alguien pudiera pensarlo de ti, sino a que tú llegues a pensar que los demás lo interpretarán así). Pues los dentistas, tan importantes que nos creemos a veces y que de lo que más nos gusta es hablar de piños cuando nos juntamos, nos da cosa sacar un tema tan personal ante esos compañeros que parecen que no tienen problemas (error). Sería tan bueno que nos sinceráramos todos y habláramos menos de dientes y de otros temas desaboríos y más de cómo nos sentimos… y por qué no, pedir/ofrecer ayuda.

Creo que después de estos párrafos puedes intuir por dónde va a ir el libro. La idea es que aprendamos a ver las cosas desde un punto de vista diferente al que lo hemos visto siempre, como se suele decir, que veamos las cosas con otro color, que demos importancia a las cosas que la tienen y se la quitemos al resto, que sepamos aprovechar el momento, anteponer el ser al tener, en definitiva, que demos importancia a vivir (conseguir el equilibrio entre familia, amigos, trabajo y tú). De este modo tendremos mayor claridad mental y esta, a su vez, nos dará mayor tranquilidad y nos hará ver caminos que nunca habíamos vislumbrado antes, dentro o, por qué no, fuera de la dentistería, no lo descartes René, porque quizá tienes que cambiar el rumbo de tu vida para empezar a disfrutarla de verdad. Los cambios dan miedo, pero si crees que tu vida es una mierda ¿crees que mejorará si no cambias nada?

¿Y quién me va a ayudar en este libro a conseguir que puedas cambiar cosas? Pues algunos de los dentistas más reconocidos a diferentes niveles (líderes de opinión, docentes, *top dentist*, dentistas-filósofos, dentistas de redes sociales…) y un servidor, que, de la forma más humilde, intentará transmitirte todo lo que pueda, con la mayor claridad posible. Eso sí, te pido perdón por si me repito a veces, pero si lo hago es porque lo considero importante y, aunque sea por pesado, que se nos quede retenido en la mente.

Te anticipo que no te voy a dar una/s receta/s, que sé que es lo que le gusta a la gente para no pensar y hacer lo mismo siempre una y otra vez; te voy a dar a conocer ideas, filosofías, formas de pensar y actuar para que tú puedas salir y crecer, porque sólo si tú quieres y haces por cambiar, cambiarás. Y por supuesto, habrá muchas otras formas de llegar al mismo lugar, esta no tiene que ser la mejor, sólo es otra.

La sociedad parece que va sin control, lleva una velocidad descomunal. Esa velocidad se trasmite a las personas, al fin y al cabo, somos nosotros los que formamos dicha sociedad. Nos dejamos llevar, la inercia es la fuerza que nos mueve, y eso es un problema, porque perdemos el control de nuestras vidas y comenzamos a vivir la vida de los demás, no la vida que queremos. Al final muchos no saben por qué viven como viven, hacen lo que hacen, y sólo se dan cuenta cuando se paran a mirar y reflexionar (despertar que llaman algunos). Vamos muy rápido, puede que demasiado. Y cuanto más rápido, parece que tenemos menos tiempo, algo que parece curioso, porque si hacemos lo mismo en menos tiempo (más rápido), deberíamos tener más disponible, pero en lugar de disfrutar de ese tiempo extra, lo que hacemos es cargarnos más, cargarnos de más tareas improductivas, insustanciales, que no nos aportan nada y que además nos distraen para hacer lo realmente importante y prioritario, y a la vez nos quejamos de que no tenemos tiempo de hacerlo. ¡Qué complicados somos, joder! ¿Te suena de algo eso de no tengo tiempo o el clásico no me da la vida? Quizá si nos paramos a reflexionar podemos ver que más que verdad, es una excusa para no hacer eso que deberías hacer. Puede que falte organización, pero no "en plan agenda", sino en saber qué queremos y debemos hacer y qué no. Recuerda que el tiempo es una de las cosas más valiosas de las que disponemos, porque no se recupera ni puedes disponer de más. Algunos dicen que tiene tal valor, que no trabajamos por dinero, sino que más bien cambiamos dinero por tiempo. Pero, ¿por qué nos puede pasar esto? Para mí la respuesta está bastante clara: todas esas tareas sin sustancia son más fáciles y/o suelen generar un placer inmediato (o eso parecería), tanto como efímero, y nos hacen pensar que de ese modo aprovechamos el tiempo, pero lo que no queremos es pararnos a pensar, y pensar parece que está en peligro de extinción, es más fácil hacer por hacer, hacer lo que sea, ser hiperactivos. Y cada vez vamos a peor, si no, fíjate en los niños de hoy en día que les tenemos tan ocupados que ya no saben ni aburrirse, con lo bueno que es para el desarrollo de la creatividad (la de inventos, teorías y descubrimientos que se han hecho a lo largo de la evolución humana por gente que estaba aburrida). Lo que parece es que no sabemos priorizar. ¿Qué es lo más importante para estar bien, ser productivo, ayudar a los demás y conseguir las cosas que realmente quieres? Estar bien contigo mismo, llámalo ser feliz si quieres. Y estar bien contigo mismo se llama crecimiento personal y es vital para conseguir ese anhelado crecimiento profesional con el que aportarás a la sociedad y, sobre todo, a ti mismo.

Creo que se confunde el placer con la felicidad, no son para nada iguales, ni siquiera parecidos, pero la sociedad, o como algunos prefieren llamarla, la *matrix*, intenta tenerte distraído y adicto al placer, que buscarás a cada rato, para controlar así más fácil al rebaño. Pan y circo dirían en otra época…. Pero volviendo a las diferencias entre placer (dopamina) y felicidad (serotonina), aquí te enumero unas cuantas:

PLACER	— FELICIDAD
Corta duración	Larga duración
Adictiva	No adictiva
Visceral (se siente en el cuerpo)	Etéreo
Incita a consumir	Incita a dar
Se suele experimentar solo	Se suele experimentar en compañía
Hace que el cerebro pida más	Hace que el cerebro se sienta bien y satisfecho
Relacionado con experiencias placenteras de nuestros sentidos	Relacionado con sentimientos de alegría y tranquilidad
Mucho desencadena adicción	Poco desencadena depresión
Relacionado con tener	Relacionado con ser/estar

Así que la próxima vez que creas que estás siendo feliz, fíjate bien que no se trata de un placer pasajero y adictivo, que puede llevarte en sentido contrario a tu destino, siempre y cuando no seas epicurista, claro está.

Si te ha resultado familiar lo de confundir felicidad con placer, lo de evitar pensar o piensas que podría ser lo que te sucede, que haces lo que sea porque sí, que no puedes estar quieto, veamos qué te contestas a estas preguntas. ¿Cuántas veces te has parado a pensar en ti? ¿Cuántas veces te has hecho preguntas trascendentales como qué quiero, dónde me gustaría estar, qué camino quiero tomar? ¿Cuántas veces te has sincerado contigo mismo? ¿Sueles reflexionar frecuentemente sobre cómo has afrontado diferentes situaciones cotidianas en el trabajo o fuera de él y cómo te gustaría ser? ¿Cuántas veces te has preguntado cuáles son los objetivos que te has marcado, si vas por buen camino o quizá eran objetivos que no eran tuyos? ¿Te has preguntado si tu vida es la que tú quieres? ¿Te has preguntado si realmente eres feliz? Pero de forma sincera, sin engañarnos, que somos muy fáciles de engañar y lo sabes.

Qué preguntas más extrañas de un dentista a otro dentista, ¿no crees? Y tanto, hasta hace no mucho yo no me las había hecho nunca y si alguien me las hacía contestaba con frases hechas (lo fácil). ¿Te suena esto? ¿Qué tal estás, cómo te va? Genial, muy bien, muy liado, estoy agotado, pero bien, no me puedo quejar. Seguramente te hubiera gustado más que te preguntara por el protocolo de adhesión, cómo realizar una técnica de Zucchelli o sobre cómo hacer un autotransplante, preguntas más de dentistas, vaya. Pero no, yo ya te he dicho que quiero hablarte de otros temas relevantes. Posiblemente, por la misma razón que te parecen extrañas esas preguntas es porque al leerlas e intentar contestarlas has sentido miedo al poder conocer la respuesta. Y no eres el único, nos pasa a todos, pero como no hablamos de ello, creemos que somos raros. Ser consciente del problema es el primer paso para crecer. Preferimos el ruido al silencio, porque así no podemos escuchar lo que nos queremos decir. Ya hemos comentado que los dentistas solemos hablar sólo de dientes, pero algunos seguramente digan que no, que tienen otras cosas más importantes de las que hablar, que ya tiene mucho diente durante la semana en el trabajo. Pero siento decirte, si es que esa ha sido tu contestación, que probablemente lo que buscas son distractores, consumidores de tiempo para evitar hacerte las preguntas difíciles, como los que sólo hablan de lo único. Unos hablan de dientes, otros de política, otros de deportes, otros tienen alguna afición, otros se echan a las redes, pero pocos sacan tiempo para reflexionar o pensar en uno mismo, porque pensar en uno mismo resulta, como he dicho, que da miedo y ante el miedo tenemos tres reacciones posibles: huimos, la más frecuente; nos paralizamos (y luego huimos) o lo enfrentamos. Y es en esta última donde está el crecimiento, personal y profesional, que siempre van de la mano. Si quieres una vida fácil, perdona que te diga, no quieres vida, porque los problemas aparecen a todas horas, siempre tenemos que tomar decisiones, qué pereza ¿verdad? Pues sí, lo siento, la vida son problemas, son obstáculos, ese es nuestro camino: actuar, tomar esas decisiones buenas o malas, y que quedarse quieto es una decisión, pero rara vez es la correcta, imagina si nuestros ancestros hubieran tomado esa decisión cuando estaban en peligro. Y si realmente quieres cambiar algo para ser mejor, más feliz o estar más tranquilo, no debemos olvidar que somos las decisiones que hemos tomado en el pasado y las decisiones que tomemos a partir de ahora es el futuro que nos espera, así que no te quejes, tú eres el responsable de tu vida. Haz algo diferente y cuanto antes mejor. Eso o luego no te quejes. Y no pienses en el pasado, recordarlo te causará frustración, porque no puedes cambiarlo y tampoco en el futuro, que sólo te creará ansiedad, porque la incertidumbre es lo que nos produce, porque nuestro cerebro necesita darle sentido a todo, saber lo que viene después. Así que lo que tienes que hacer es vivir el ahora, aprovechar el momento, tomar las decisiones correctas para cambiar tu presente y hacer mejor tu futuro. Para mí, esta forma de pensar es apostar a caballo ganador, atender a lo que tienes control y asumir que el resto no lo podemos cambiar.

Y luego está la suerte, la buena me refiero, la mala suerte suele ser más bien la excusa que ponemos cuando algo sale mal, aunque no digo que no exista, parece que hay gente que la atrae mucho más que otra. Y por qué digo que existe la suerte, porque cuando pensamos que somos buenísimos y hemos conseguido algo porque lo valemos, no pensamos que ha podido ser más por la buena mano del azar más que por nuestro talento o trabajo, aunque siempre tendrán algo que ver en el resultado, al menos haberlo intentado aumenta las posibilidades de que algo suceda. La suerte puede sonreír a todos y cada uno de nosotros, pero tenemos que estar mirando para saber que pasa a nuestro lado y poder aprovecharla, hay que estar en el momento y en el lugar adecuado y en el sofá de casa viendo la tele no suele pasearse. Cuando te esfuerzas y persistes será más probable que puedas encontrarte de frente a la suerte y puede que te acompañe toda (o casi toda) la vida, y de eso te darás cuenta en cuanto empieces a ver todo lo que has conseguido y a ser agradecido por todo ello. Si no llega la suerte, no llores, no tenemos que depender de ella, acepta la vida que tienes, intenta cambiar cosas para que cambie, pero no pongas la excusa de la suerte, quizá no hayas visto todas las veces que estuvo contigo. A veces somos ciegos y no vemos lo privilegiados que somos y la suerte que hemos tenido porque estamos más atentos a la suerte que tienen los demás, o más bien, la que parecen que tienen, porque no sabemos nada más que lo que vemos e interpretamos, no la realidad.

Si has leído libros de filosofía estoica, libros de psicología, de cómo entender el mundo y otros, te sonarán muchas cosas de las que he comentado y comentaremos a lo largo del libro, pero es que si estoy escribiendo esto es porque esas filosofías de vida que otras personas nos han regalado a través de sus textos, a mí me han hecho cambiar y evolucionar como un Pokémon y he visto que lo que me sucedía a mí no era un caso aislado, sino que es casi un factor común en nuestra profesión (y en la sociedad en la que vivimos) y creo que este libro es necesario para que aprendamos a ser más felices, viendo las cosas desde otro punto de vista. Y qué mejor que aprender de los mejores, más influyentes hoy en día en diferentes aspectos, según mi criterio, claro está, y faltando muchos que fueron, son y lo serán. El éxito (que para mí lo marca más la percepción que tienen los demás de una persona, que esa persona de sí misma) responde a un determinado patrón mental, resultado de nuestras creencias y conocimientos, responsables de nuestros pensamientos, emociones y acciones, y a la suerte, por supuesto, pero hay que ver cómo vemos cada uno a la diosa Fortuna, puede que aquí haya mucha confusión. Como dice el dicho, "subiremos a hombros de gigantes", o lo que es lo mismo, vamos a buscar un guía que nos marque el camino, pero siendo conscientes que crecer depende de nosotros.

Igualito que cuando queremos aprender una nueva técnica o concepto, ya que sólo por escuchar a un maestro no vamos a ser como ellos, necesitaremos también un rodaje.

En nuestro trabajo no debemos usar sólo nuestros conocimientos técnicos y habilidades, sino también saber gestionar nuestro yo, es decir, poner en práctica ser mejor persona, porque si creo que hay algo importante para crecer profesionalmente, es que no se puede ser buen profesional sin ser buena persona, aunque posiblemente alguno no esté de acuerdo y podamos debatirlo cuando nos veamos en persona, como cualquier otra cosa que leas en el libro, de eso se trata, de que todos aprendamos. Lo bueno de enseñar, de mostrarte, es que cuando uno enseña, aprenden dos.

La idea de este libro la replico de Francisco Alcaide, autor de los tres libros de *Aprendiendo de los Mejores* (Alienta Editorial), entre otros, en los que a través de citas de personajes reconocidos de diferentes épocas, sectores y profesiones, y una reflexión del autor, nos guía hacia cuáles son las claves para conseguir el éxito-felicidad-tranquilidad, que no es un concepto estático ni único, sino que depende de cada individuo y de cada momento de la vida de ese individuo, y cada uno debe saber sus prioridades y sus objetivos en cada momento, porque cada uno tiene los suyos y no hay que mirar a los de al lado. Es curioso ver cómo muchas formas de pensar se repiten una y otra vez en estos personajes, lo que nos debe hacer reflexionar que la suerte no es la principal causa, sino la acción, no esperar, no poner excusas, ser AUTO-responsable, tener disciplina, ser paciente, persistente, querer aprender de cada situación, no pensar en fracasos sino en oportunidades y aprendizajes, en confiar en uno mismo, en creer para poder ser. El cambio está en ti, sólo muévete.

Si eres de los que siempre está deseando que llegue el viernes (incluso desde el lunes) y el domingo no quiere que al día siguiente sea lunes, permíteme que te lo diga, pero hay algo que no va bien. Si realmente disfrutas de tu vida y de lo que haces (llámale trabajo), esto no puede ser una norma. En ocasiones, la solución es hacer pequeños cambios, cambiar algunos hábitos… pero en otras, es cambiar algo más grande, tu trabajo, por ejemplo, o podría ser que necesites dar un giro de 180 grados a tu vida. Trabajar cinco días a la semana en algo que aborreces o no lo disfrutas, para gastar el dinero en dos días haciendo algo que te encanta, así durante toda tu vida, no creo que sea el ideal de vida que soñabas. ¿Sería posible que realmente siempre hayas querido otra cosa para ti? No tengas miedo de pensar así, porque nunca es tarde para volver a comenzar de nuevo si quieres que la felicidad sea tu nuevo camino. Para estar bien ahora o lo que es lo mismo, estar tranquilo, ser feliz, no puedes ocupar tu tiempo en hacer cosas que no quieres o, al menos, no deberías, ¿no crees?

Primeros pasos

Ahora es buen momento para cambiar, para ser mejor persona, mejor profesional, ser más feliz. No pienses que va a haber un momento mejor, el momento es ahora. Y vamos a repasar puntos importantes que luego veremos que aparecerán en nuestros personajes, en nuestros gigantes.

Lo primero creo que podría ser **aprender a no quejarnos**. No sé si soy yo o cada vez veo más gente que se queja por cualquier cosa, todo le parece mal, todo les molesta ¿de qué vale frustrarse al ver que los acontecimientos suceden de manera diferente a cómo creemos que tendría que ser o a cómo nos gustaría que fuera? Hay que abrazar el destino, que no es lo mismo que resignarse y, para que veas la diferencia, te pondré un ejemplo clásico. De un carro tirado por dos caballos hay atados dos perros, uno de ellos lucha con todas sus fuerzas para ir en otra dirección, agotándose y acaba siendo arrastrado, mientras que el otro sigue el camino establecido, sin malgastar sus fuerzas y aprovechando la libertad que le da el largo de la cuerda. ¿Cuál prefieres ser tú? ¿Lucharías por algo imposible o harías lo que pudiera estar en tu mano y dependiera de ti? Tengo claro que algunos elegirían la primera, pero puede ser una mejor opción hacer lo que podamos hacer, con sentido y con cabeza, sin olvidar que hay cosas que no dependen de nosotros, de nosotros sólo dependen nuestros pensamientos, interpretaciones y acciones, por lo que los resultados pueden no ser los esperados, pero si ponemos todo de nuestra parte (iremos viendo qué es ese "todo" a lo largo del libro), los resultados llegarán, y si no llegan no pasa nada, repito, no pasa nada. Lo que sí va a depender de nosotros es lo preparados que estemos para afrontar cada situación que se nos presente, en la vida o en nuestro trabajo. Igual que la queja, debemos evitar poner excusas para todo, ser responsables y hacernos autorresponsables de nuestros actos, de nuestros pensamientos y dejar en paz a los demás, a la suerte o ¿a quién? No es raro ver cómo solemos echar la culpa a los técnicos, al compañero, al auxiliar, al paciente, pero curiosamente nosotros no tenemos nunca la culpa de nada, ¿por qué será? La mayoría de las ocasiones, cuando ponemos una excusa es por vergüenza, no queremos fallar, o más bien, no queremos que vean que hemos fallado, queremos ser perfectos y eso nos hace débiles por un lado y, por otro, nos hace depender de lo que piensen los demás, algo que no controlamos y nos hace esclavos. Debemos ser vulnerables, que no débiles, abrirnos, ser transparentes y no buscar ser perfectos, porque lo que haremos será aparentar que lo somos y eso produce infelicidad. Parece que no podemos hacer nunca algo mal, ni siquiera la primera vez que lo intentamos, pero en eso se basa el proceso de aprendizaje: en fallar, levantarse, hacer algo diferente a lo que hicimos anteriormente y seguir adelante un poco más sabios que cuando empezamos y repetir y repetir, y esto es válido para todo en la vida y en la profesión. Si no me crees, sólo fíjate en cómo aprenden los niños a andar. El conocimiento lo da una base teórica, y después la práctica, fallar, repetir, asimilar y todo ello siendo plenamente conscientes de todo el proceso. Lo que suelo ver a diario es a compañeros que tienen un problema o fracaso y no se preguntan el porqué, por lo que se anulan cualquier posibilidad de aprender y mejorar. Tampoco es fácil saber de todo mucho (para algunos sí que parece fácil, pero no es lo normal), mucho menos cuando nuestra experiencia es corta, pero siempre se puede crecer, mejor dicho, siempre se debe crecer. Y si eres bueno en algo, sé el mejor en ello, enfócate en ello, diferénciate, haz crecer tu valor. Si no eres bueno en ello, piensa si compensa dejar de ser el mejor en lo que mejor se te da y saber de todo un poco sin llegar a alcanzar un nivel diferenciador. Hoy podemos elegir entre la figura del superespecialista o el supergeneralista, cada uno tendrá sus preferencias. Al fin y al cabo, parte del éxito se debe a hacer algo distinto a los demás. Debemos saber que, si somos mediocres, pensamos de forma mediocre, tenemos creencias mediocres, nuestra vida será así, mediocre. Piensa en grande, cree en grande, trabájalo y consigue cosas grandes. Pero sé realista y ve poco a poco, aunque persigas un objetivo grande, como dice un famoso entrenador, "hay que ir partido a partido". Y para todo eso hay que tener confianza en uno mismo, tener trabajada nuestra autoestima, nuestro autoamor, sin llegar a la arrogancia. Atraemos lo que pensamos, nuestra actitud es nuestra brújula, pero esto no significa que no haya que ponerse en acción, ni que si pienso en que me toca la lotería, me va a tocar, al contrario, exige que hagamos. Una idea, un pensamiento sin movimiento no es nada, son pájaros en la cabeza, cuando lo que queremos son resultados.

Puede sonar fácil (¡ja!), pero ya sólo cambiar esos aspectos supone un **gran esfuerzo, una disciplina militar y paciencia, mucha paciencia**. Y de esto voy a hablar ahora. Estamos muy acostumbrados a ver que nuestra vida es la más complicada, nuestros problemas, los peores, a conformarnos, básicamente, a quejarnos. Parece que la vida de los demás es muy fácil, no tienen problemas como nosotros, tienen más que nosotros e, incluso, no es raro que pensemos que algo malo (ilegal, poco ético, regalado) habrán hecho para tener lo que tienen. Vamos, que tenemos envidia, algo que podríamos considerar casi un deporte nacional en nuestro país y en el mundo entero al parecer. Seguramente sea así porque nos quedamos en la superficie y no ahondamos lo suficiente para saber todo lo que hay detrás de esas personas (trabajo, sacrificio, dificultades, etc.) y estamos seguros de que no se merecen lo que tienen. Creemos que el problema son los demás, pero no vemos que el problema realmente somos nosotros mismos. Esto creo que encaja perfectamente en excusas, ¿no crees? y es consecuencia de nuestros sesgos cognitivos. Algo que me gusta pensar antes de criticar, que intento no hacerlo, pero que aún sigo trabajando en ello, es pensar que esa persona seguramente sea así y actúe de tal manera sin malicia, que seguramente crea que es como hay que hacerlo, y que probablemente tenga personas que le aprecien, tenga amigos, familia y, aunque no signifique nada realmente, puede que yo esté viendo sólo una parte o, peor, que mi mente me haga ver algo que no es. Como se suele decir y seguramente repita a lo largo del libro, cuando alguien critica a otra persona, dice más de él que de la persona que critica. No vayamos tan rápido y seamos objetivos.

Antes de empezar con lo que cuesta conseguir cambiar, a esas percepciones que tenemos de los demás, hoy tenemos que sumar lo que los demás quieren que veamos de sus vidas, y ya sabes por dónde voy: por las redes sociales en particular e internet en general. Exponemos nuestra vida privada sin ton ni son, pero igual que no solemos ver en cursos y congresos compañeros que muestren la mierda que han hecho hasta llegar al nivel al que han llegado, o los casos que no han sido tan buenos como les hubiera gustado (y aquí tengo que levantar la mano, *mea culpa*, aunque la cosa empieza a cambiar), no queremos exponer las vergüenzas de nuestra vida y ¿qué hacemos?, aparentar; y ¿qué conlleva eso?, infelicidad para el que no es sincero y frustración para el que cree que los demás hacen todo mejor y ellos todo muy mal, que la vida de los demás es mucho mejor que la nuestra. Pero creo que después de lo que has podido leer de momento, la solución es fácil: gestiona lo que ves y oyes, la mitad es mentira y la otra mitad puede que también. Tú diriges tu vida, es tu vida, el mundo que te rodea no es el problema, el problema es cómo interpretas tú el mundo. No caigas en la trampa como los demás, nadie nos debe decir cómo tiene que ser nuestra vida (pero como vivimos en sociedad, debemos respetar ciertas normas y buscar no perjudicar a nadie, ser justos). Olvídate de los demás y vive tu vida. La gente que está más preocupada por la vida de los demás que de la suya propia, no tiene vida, ¿quieres ser uno de ellos? Cada uno es libre de elegir, pero me da que tú no eres de esos. Haz siempre todo lo mejor que sepas y puedas y hazlo cada vez mejor, mejora, aunque sea, sólo un 1 % (parece poco, pero a la larga es muchísimo) y empezarás a estar más satisfecho contigo. Haz de la excelencia un hábito, tira al 10 siempre y sigue tirando hasta que consigas algo bueno. Así en todo lo que hagas en tu vida.

Volviendo a lo **que cuesta cambiar el mundo, perdón, cambiarse a uno mismo** (sólo así cambiaremos cómo interpretamos el mundo), vamos a tener que hacer sacrificios, hacer cosas que pensábamos que nunca íbamos a hacer, cosas que las relacionábamos con gente "más p'allá que p'acá", pero también dejar cosas que consideras normales (esto también lo tocaremos más adelante, no te preocupes). Si lo piensas bien, realmente el problema es hacer y pensar como los demás ¿por qué? Porque nuestras creencias las hemos basado en las creencias populares. Aquí está el problema y la solución. Hay incluso quien dice que si piensas como la mayoría algo estás haciendo mal. Pero ¿qué nos pasa? Lo que antes comentábamos, el miedo al qué dirán, nos importa demasiado lo que piensen y digan los demás, pero cuando lo que se juega es nuestra vida, nuestra tranquilidad, tenemos que hacer lo que tenemos que hacer por nosotros, pero sin dañar a nadie. Mencionaba antes el esfuerzo, al que podemos relacionar con el sacrificio, aunque no son exactamente lo mismo. El esfuerzo es la acción de emplear gran fuerza física o moral con un fin determinado, mientras que el sacrificio es el esfuerzo, pena, acción o trabajo que una persona se impone a sí misma para conseguir o merecer algo o para beneficiar a alguien. Pues nos quedamos con sacrificio, que incluye a la primera. Y ahora la pregunta es ¿estás dispuesto a sacrificarte? O vamos un poco más allá, ¿qué sacrificios estás dispuesto a realizar? Cuando preguntas la primera, la respuesta suele ser un sí rotundo, pero cuando haces la segunda, ¡ay, alma de cántaro!, aquí la cosa cambia, porque uno empieza a imaginar cómo sería su vida sin sus cosas cotidianas y le entra miedo, miedo a vivir diferente, tanto, que piensa que así no merece la pena vivir o que no sabe cómo podría ser (incertidumbre). Puede parecer exagerado, pero imagínate sin tus series de Neftlix, por ejemplo, y aprovechar ese tiempo para hacer ejercicio, meditar, reflexionar, leer o estudiar. Elimina tus noches de juerga para acostarte temprano e intentar llevar una vida más sana y con eso me refiero concretamente a la salud mental. No sé, pueden ser miles de cosas que podemos cambiar para mejorar. Si no perdemos tiempo en pasatiempos o "matatiempos", podemos aprovecharlo para realizar tareas productivas, y con esto no me refiero a dinero, trabajo o algo así, sino a la productividad personal. Inténtalo y verás qué felicidad da hacer lo correcto y, además, no es efímero como los placeres materiales o de la carne. El problema es que eso no es tan fácil. ¿Crees que ha sido más fácil para esos que envidias/admiras o que seguramente han renunciado a cosas que tú nunca renunciarías y por eso han podido llegar allí, junto al apoyo de su gente? Es cierto que también debemos distraernos con otro tipo de tareas, pero ¿no se puede sustituir el tiempo que pasamos en redes sociales por tiempo leyendo? Sé que nos hemos acostumbrado a ciertas cosas y que para cambiar nuestros hábitos es preciso entender por qué o para qué debemos hacerlo. Si no conocemos las ventajas y beneficios que nos puede ofrecer el cambio, no lo haremos jamás. Supongamos que te he convencido, ahora tienes que ser disciplinado y no ceder nunca, o prácticamente nunca, para no volver a la casilla de salida. La disciplina supone ser constante, hacer lo que hay que hacer cada día y, por último, tener paciencia, paciencia para esperar ver los resultados, que rara vez serán a corto plazo, sino más bien a medio y largo plazo. Olvídate de la recompensa inmediata, eso es lo que parece que prevalece hoy en día y el motivo del éxito de las tecnologías y del hacer la vida más fácil, algo muy peligroso. Y volvemos a lo complejo que es esperar sin ver que el sacrificio y la disciplina han merecido la pena. Decía al principio que vamos muy rápido y no sabemos pensar a largo plazo, sino que queremos todo para antes de ayer y, claro, eso no va a ser posible. Y aparte, lo que nos cuesta desprendernos de lo que creemos nuestro, lo que se llama apego, vaya. Lo rápido y fácil rara vez es bueno y duradero, pero la disonancia cognitiva, esa idea de negar lo evidente porque no es lo que creemos, intentará siempre justificarse y darle sentido a no hacer las cosas como deberías.

Otro punto importante es **saber gestionar nuestras emociones**, eso que habrás escuchado de inteligencia emocional en muchos sitios, para no tomar decisiones incorrectas o actuar de forma contraria a la razón y la naturaleza humana. Con esto quiero decir que no está mal alegrarse, ponerse triste, enfadarse…, pero en dosis pequeñas, porque, aunque las emociones muevan el mundo, no significa que lo muevan en el sentido correcto. Te pongo algún ejemplo, aunque seguro que a ti se te ocurren mil más: paciente que siempre llega tarde, pero quiere que lo atiendan enseguida. Nuestra primera reacción posiblemente sea enfadarnos (y la del personal auxiliar que sabe que va a salir más tarde por culpa de esa persona). Ahora vamos a pararnos a pensar qué consecuencias tiene. Una es que, si teníamos un buen día, nos lo va a estropear y si no lo tenías, lo va a empeorar, nos pondremos más nerviosos y perderemos capacidad de atención. Otra, estaréis discutiendo el paciente y tú un rato, más o menos largo, tiempo que perderéis ambos con tal de no ceder la victoria al contrincante, pero también afectará a terceros, recuerda que estos pacientes no suelen estar citados a última hora y después tienes más agenda. Si (en lugar de ello) nuestra primera reacción fuera la de buscar una solución (tomar una decisión) lo más rápida posible y que pueda satisfacer a todo el mundo, nos ahorraríamos dos trabajos: enfadarnos y desenfadarnos, y nuestro día sería mejor. Cuando te enfadas por algo, no te enfadas con la persona o el suceso, te enfadas con tu percepción, porque tus creencias y pensamientos han dado lugar a esa ira (emoción). Si antes de reaccionar imaginas que puedes descontrolarte, justo en ese momento, para, piensa, respira y deja que pase de largo. Verás que es un ejercicio que cuesta, pero poco a poco verás los beneficios que tiene.

De igual modo sucede con emociones como la alegría desbordada. Cuando estamos eufóricos dejamos de pensar, lo mismo que sucede con la ira, como hemos visto. Pues las consecuencias serán que no veremos las cosas de forma objetiva y tomaremos decisiones malas por exceso de optimismo por esa emoción que estamos viviendo y, de nuevo, por nuestros sesgos. Así es cómo muchos vendedores consiguen vender un brasero en el desierto, buscando la emoción del cliente. Pues deberemos gestionarla de igual modo. Hablamos de gestionar, controlar, no de negar las emociones o lo que es peor, eliminarlas, eso no es posible, a no ser que seas un sociópata/psicópata. Si no estás muy de acuerdo con esta parte, párate a pensar sobre las cosas de las que más te arrepientes en tu vida. No digo que todas vayan a ser por lo que te voy a decir, pero seguramente muchas sean por decisiones que tomaste arrastrado por alguna emoción (ira, tristeza, miedo, alegría, amor desmesurado…). Pues la solución puede estar en gestionarlas mejor.

¿De qué más cosas podemos hablar? Pues tampoco quiero meter mucho rollo, que los protagonistas de este libro son otros. Además, en la última parte del libro repasaremos estos temas con algún ejercicio práctico. Pero creo que es aconsejable recordarte cosas como que **la felicidad no depende de lo material**, es decir, por mucho que compres, siempre vas a sentirte vacío, lo que te lleva a comprar otra cosa y otra y otra, el resultado siempre es el mismo. La felicidad es más un camino o un estado, estar bien ahora, y eso está dentro de ti, no fuera. Y el dinero no tiene que ser el fin, puede ser un resultado de tu trabajo, pero no trabajes sólo por dinero o serás esclavo de él y cuanto más ganes, más gastarás y más necesitarás, y vuelta a empezar. Piensa bien lo que necesitas y no derroches, mejor invierte, que así puedes conseguir una libertad financiera que haga que te puedas jubilar o trabajar tranquilo a una edad temprana (antes cuanto más pronto empieces). Otro punto que considerar es que hay que ser generoso, ayudar sin esperar nada a cambio y saber ser agradecido. Esta actitud te hará estar mejor, más feliz, más alegre, sonreirás más y eso se transmite y hace que la gente tenga una mejor actitud hacia a ti, pero que sea sincera, no consiste en aparentar, ya lo hemos dicho antes. Piensa también que nadie es imprescindible, que siempre habrá alguien mejor o, al menos, como tú, que pueda hacer lo mismo. Intenta centrarte en las cosas que puedes controlar, y sobre las que no (tendrás que diferenciar entre ambas) sólo haz lo que puedas para que vaya mejor, pero ya sabes que el resultado no dependerá sólo de ti. Muchas de las cosas que nos pasan y que debemos intentar cambiar nos vienen dadas por la sociedad en la que vivimos, pero muchas otras son inherentes al ser humano. El instinto natural es protegernos, sobrevivir y no complicarnos demasiado (ley del mínimo esfuerzo), pero algunas personas lo llevan al extremo. Ya no vivimos rodeados de peligros, bueno sí, pero diferentes a nuestros antepasados, ahora es raro que una mala decisión lleve a una muerte segura, aunque mucha gente crea que sí, porque sus problemas los ve enormes y trascendentales, pero seguro que no morirán por ello y tengan solución. Hay que ser valiente para vivir, para vivir como queremos, hay que atreverse a empezar y aunque deberías hacerlo solo, puedes buscar quién te dé ese empujón que necesitas. Te sentirás inseguro, tendrás miedo, pero estarás preparado y podrás hacerlo (serás proactivo, no reactivo). Ante la duda, un buen empujón, no dejes que la parte obsesiva de tu cerebro tome el control y te domine y, para eso, moverse físicamente ayuda porque reduce la ansiedad y mejora el autocontrol y la función cognitiva . La acción genera inercia positiva, nos activa, por eso ten confianza, pero sin dejar de ser humilde. Algo interesante es también evitar, en medida de lo posible, las comodidades: piensa en lo que mal que lo pasas (o sólo de pensarlo te pones malo) cuando estás acostumbrado a trabajar con alguien o a usar determinado material y no puedes tenerlo. Hay veces que parece que no sabemos hacer lo que tenemos que hacer. Está bien que nos pongan las cosas fáciles, pero hasta cierto punto y sabiendo que puede que dejemos de tenerlas y hay que acostumbrarse a ello, lo que se llama también practicar el desapego, para no sufrir más de lo necesario, especialmente con cosas que sabes que son inevitables y que es bastante probable que sucedan. Debemos aprender a vivir (trabajar) con menos, sin perder la excelencia, que las cosas dependan más de nosotros que de factores externos. Otro punto interesante es lo que llamo el síndrome de Dori, en honor a una de las protagonistas de *Buscando a Nemo*, esa que se olvidaba enseguida de todo. Pues eso pasa muy a menudo, a jóvenes y no tan jóvenes. ¿Te resulta familiar no acordarte de lo que has comido ese día, lo que hiciste ayer o a por qué ibas a la cocina? Pues seguramente esos olvidos se deban a que no prestamos atención plena a lo que hacemos. Y esto va en relación con esas prisas por hacer, a esa obsesión por rellenar el tiempo. Cuánta gente vemos comer viendo el móvil o lo que es peor, *wasapear* mientras estamos tomando algo o hablando con otra persona… "no estamos a lo que estamos", como dirían nuestros padres o profesores. Y eso es un problema porque no acordarse de lo que has comido no tiene demasiada importancia *a priori*, pero si estás haciendo un curso, máster o similar y estás a otras cosas, no prestas atención plena a lo que oyes, ves o haces, dejarás pasar ese conocimiento y experiencia, no lo asimilarás y estarás desperdiciando tu tiempo por no estar presente. Deja todo lo secundario, prioriza y ten atención consciente, plena. Verás como aprendes muchísimo más y, si además repites y coges experiencia, acabarás siendo un experto.

Madre mía, cuántas cosas raras estás leyendo en un libro que creías que era de dientes. Si quieres, puedes hacer una cosa. Deja de leer, date un tiempo (unas horas, unos días, no más que si no luego te olvidas), intenta visualizar en tu día a día todo lo que hemos comentado y si te empiezan a cuadrar pocas o muchas cosas de estas rarezas, continúa leyendo y aprende de los mejores, ¿te parece?

Reconectamos

Veo que has vuelto (o eso es lo que quiero pensar que has hecho) y si no te has ido, espero que sea porque todo te resulta increíblemente familiar y quieres más. Por eso creo que es momento de hacerte unas preguntas importantes antes de continuar, bueno, realmente para seguir buscando tu camino. La primera es si siempre quisiste ser dentista. Yo, siéndote sincero y sin ninguna duda, te digo que no, que yo no siempre quise ser odontólogo; de hecho, a veces me lo sigo preguntando, pero ya menos (ya sabes que todos tenemos días de mierda). La segunda pregunta que te haré es si estas satisfecho, contento, feliz con tu vida personal y/o profesional. Si la respuesta es no, creo que sabes lo que tienes que hacer, ¿no? Cambiar algo, no tener miedo a hacer algo por el qué dirán los demás. No hay cosas normales, ni gente normal. Las cosas son como las vemos nosotros en función de nuestras creencias y pensamientos, los cuales nos hacen interpretar lo que sucede a nuestro alrededor, pero eso no significa que la realidad sea esa, es nuestra realidad. Todos somos únicos, así que lo uno piense que es bueno para él, no puede, por extensión, hacerlo bueno para los demás, aunque lo que es bueno para los demás, seguramente sea bueno para él.

Y si no te importa, te voy a explicar parte de mi vida, lo que me ha traído hasta aquí. Yo hice Odontología porque mi padre me dijo que es lo que tenía que hacer. Y mi padre no es dentista, es pediatra, probablemente el mejor de todos los tiempos (no lo digo yo, que también), aunque ya jubilado, que lo suyo ha trabajado. He decir que mi padre no sabía dónde quería meterme, él tenía una imagen del dentista un poco diferente a la realidad, como suele pasar con todo lo que desconocemos, creemos que es más sencillo. Pero bueno, yo con 17 años, terminando COU (lo que sería segundo de bachillerato actualmente), a punto de hacer selectividad (equivalente a la EBAU), tenía que ir pensando y decidiéndome a qué quería dedicarme el resto de mi vida (eso es lo que pensaba en ese momento y durante mucho tiempo lo pensé, y sé que lo piensa mucha gente a día de hoy, que no hay marcha atrás ni posibilidad de cambio, pero en la vida no debemos atarnos a nada, y menos si queremos estar bien con nosotros mismos, que es con quien pasamos más tiempo). Pero si ya me costaba decidirme si quería ser pijo o *grunge* (estilo pasado de moda asociado a un estilo de música del mismo nombre), beber whisky o ron, si salir un día o dos, si decantarme por ciencias o letras, cómo iba a poder tomar esa decisión si no tenía ni edad para votar, era un imberbe, un pipiolo. En el colegio te enseñaban Matemáticas, Lengua, Biología…, pero no te enseñaban a tomar decisiones ni de la importancia de ellas en tu vida. Lo más parecido que se veía era Filosofía, pero se enseñaba de forma muy teórica, por lo que no podías usarla de forma práctica. El sistema es un hacedor de universitarios y el que "no vale", para formación profesional. Cuántos errores en unos años tan importantes, sólo hay que ver que tener una carrera ya no vale como antes y esos que "no valían", en muchas ocasiones, viven mejor que los primeros, porque aprenden de la vida, de cómo funciona el dinero y muchas otras cosas que pueden que sean más útiles que las que se enseñan. Pero todo esto me desvía del tema que nos importa ahora. Pues como mi padre era (es) el principal referente en mi vida, le hice caso y opté por Odontología, que realmente no sabía ni de qué iba. Yo en mi cabeza tenía la idea de hacer Fisioterapia, pero mi padre me la quitó de la cabeza, así como mi hermana hizo que descartara Medicina después de verla estudiar seis horas diarias durante demasiados años. Entré en Odontología en la Universidad Complutense de Madrid en el año 1999 y pasé los años universitarios sin pena ni gloria, seis, no cinco como todo el mundo, porque me gustó tanto la prótesis que decidí hacerla dos veces (realmente no me arrepiento lo más mínimo porque creo que gracias a eso creo que estoy donde estoy y disfruto de lo que hago actualmente). Hice buenos amigos, me corrí mis juergas, pasé mucho tiempo en la cafetería con Pedro y Jose, estudié poco (me despertaba a las 2 de la mañana del día de examen para empollar lo del examen), al menos los primeros cuatro años, cuando me di cuenta de que si salía a la calle a trabajar tendría que aprender, no aprobar exámenes (otro recadito para el sistema educativo), y de repente se terminan esos años en los que no tenía muchas responsabilidades, tenía la suerte de vivir con mis padres y que me daban algo de dinero para mis gastos, por eso creí que fueron los mejores años de mi vida. Ahora tocaba trabajar y hacer un posgrado, como hacía (hace) todo el mundo, porque la sensación generalizada es que no salimos preparados de la carrera (otro recadito más). Empecé a currar en franquicias, seguros y clínicas pequeñas de barrio y estuve unos cuantos años así, sin nada estable, como la vida misma. Los inicios no fueron fáciles, hasta el año no llegué a ganar más de los gastos que tenía, pero poco a poco la cosa fue mejorando hasta ahora, que trabajo en una clínica propia (pensaros bien si queréis meteros en algo así, merece la pena, pero no es oro todo lo que reluce y seguirás teniendo problemas, diferentes, pero los tendrás) que comparto con mi socio, Álvaro, desde el 2020, el año de pandemia, y de la que disfruto lo que puedo y trabajo como a mí me gusta. No es mi negocio porque lo trabajo, no me lo trabajan, pero me da igual, hago la odontología que quiero en todo momento (casi a veces), aunque he de reconocer que la parte administrativa y de gestión la odio, pero es lo que tiene, no se puede querer sólo lo bueno. Pero volvamos al momento en que terminé la carrera. Aparte de trabajar, hice el curso de Especialista en Implantoprótesis de la UCM que dirige Jaime del Río, mi otro referente (profesional), aunque ya poco hago como él me enseñó, es lo que tiene el aprendizaje continuo, lo siento Jaime. Seguía trabajando y por una extraña razón, que más tarde comprendería, continué en la Universidad, en este caso haciendo el Máster en Ciencias Odontológicas (lo que viene siendo la antigua tesina o los cursos de doctorado) y ya que había empezado, pues me puse con la tesis, que defendería en diciembre de 2013 (no te miento que mi sensación fue, y sigue siendo, que fue trámite y que se valora principalmente el esfuerzo y nada la calidad, aunque parece que actualmente la cosa es diferente). Pues bien, llegamos a 2014, nueve años después de terminar la carrera, casado y con dos hijas, un trabajo más o menos estable y metiendo la cabeza en docencia (esa era la extraña razón, me atraía la docencia, por un lado, porque podía compartir, pero por otro, aprender: un 2 × 1), pero con la sensación de no valer para mucho, que había hecho muchas cosas que no sabía si realmente quería hacerlas así, cursos que no me habían aportado nada o no los ponía en práctica (cuidado con esto, porque es una forma clásica de tirar nuestro tiempo y dinero), que me estaba dejando llevar por la inercia o no se qué. En lo personal mucho mejor, pero una cosa arrastra a la otra y en ocasiones te surgen dudas de todo. Creo que muchos nos damos cuenta de que no sabemos nada de odontología real (de la calle) hasta que no pasan un mínimo de dos años trabajando (pueden ser diez o veinte incluso), momento en el cual sabes que tener un título no significa nada y que si quieres hacer las cosas bien tienes que formarte y después, seguir formándote. Pues hago un primer intento por coger el toro por los cuernos e intentar ser mejor dentista y empiezo a formarme, pero de verdad, hago cursos de diferentes temas que sé que me van a ser útiles porque son de tratamientos de mí día a día, relacionados principalmente con la odontología restauradora y prótesis, y empiezo a ser consciente de la necesidad de disfrutar de lo que hago, de dar lo mejor de mí. Todavía lo sigo haciendo y nunca dejaré de hacerlo y, si desisto, será momento de dejarlo. Por mí, por mis pacientes y por mis alumnos, que se lo merecen porque han depositado su confianza en mí y hay que devolverles el favor, aunque muchas veces pensemos que algunos de los primeros son unos pesados y otros están locos, que, aunque pueda que así sea, habría que ponerse en su piel para entender lo que le lleva a ser así, en lugar de prejuzgar a la ligera. Cuando empiezas a mejorar, a ser mejor dentista, ves tus tratamientos de antes y los que haces ahora y observas una diferencia considerable (haz fotos de tus casos para poder verlo y recordar uno de los motivos de por qué merece la pena mejorar), pero lo mejor es que a largo plazo, que es lo importante, ves que duran más y satisface más a los pacientes. En ese momento no te arrepientes de haber hecho caso a tu padre. Y sabes que no puedes parar si quieres mantener el nivel (mejora continua), empiezas a visualizar mejor tus objetivos, esa claridad mental de la que antes hablaba. El cambio fundamental para mejorar profesionalmente es disfrutar de verdad con lo que haces, no decirlo, no mostrarlo en redes (también se puede, pero con prudencia), sino sentirlo y trabajar para conseguirlo. No es necesario que los demás lo sepan, es necesario que tú seas consciente de ello, así los demás también lo podrán ver. Sin ese cambio seguiría frustrado, no fue casualidad, cambié algo y las cosas cambiaron, es causalidad. ¿La actitud me empujó? ¿atraje lo que pensé? "Puede que sí, puede que no" (como dice la chirigota gaditana). Pero, aunque profesionalmente iba mejorando, había algo que me faltaba, algo a nivel personal, limitaciones procedentes del ego, pero no era consciente, la verdad. Pues bien, después de escuchar por segunda vez a Maricarmen Ramos hablar de posturología en el Máster de Prótesis sobre Implantes de la URJC y hablar con mi compañero de promoción Álvaro Mencía sobre rehabilitación neuro-oclusal (RNO) y otros temas, abrí los ojos más allá de lo establecido en la profesión (lo "normal", lo que se suele enseñar en la universidad) y me empecé a interesar por temas considerados ciencias ocultas en la odontología, pero con cierto sentido, no todas para mí lo tenían, pero sí muchas. Comienzo a comprar libros y a escuchar podcasts y de repente, sin saber cómo, me lleva a uno que habla de estoicismo. Luego una cosa lleva a la otra y aquí estoy, escribiendo un libro y contando un poco de mi vida, que puede que os interese poco. Pues los libros de filosofía estoica, otros de cómo mejorar, de cómo funciona el cerebro y temas similares, me hacen marcarme nuevos objetivos, esta vez personales, para ser mejor persona y buscar estar más tranquilo y ser más feliz. Pero siempre con esfuerzo, paciencia y disciplina, eso no lo olvides. Como dice el refrán, "quien algo quiere, algo le cuesta". Y cuando empiezas a ver cambios en lo personal, también lo ves en lo profesional. Hacedme caso, se consigue. Lo importante es tener en mente siempre el equilibrio entre los dos mundos y dar prioridad a lo realmente importante, que creo que, aunque el trabajo y vida profesional es importante, tú y tus seres queridos deben ir siempre por delante, aunque a veces se nos olvide.

Mucha gente puede pensar que no pueden conseguir cambios importantes en sus vidas que hagan que sea mejor, pero si alguien puede, tú también puedes. Si yo he conseguido perder casi 40 kg y ponerme más o menos en forma, dirigir un posgrado y colaborar en otros, dar cursos y charlas de prótesis completa (quién me lo iba a decir a mí...) en congresos junto con mi amigo y compañero de batallas Víctor Cerdá por gran parte de la geografía española, todo el mundo puede, yo no soy más, ni tampoco menos que tú. Otra cosa es si quieres lo mismo que yo, que seguramente sea que no, y otra, que estés dispuesto a trabajar para conseguir lo que quieres, clave para lograr el cambio. Menos excusas y más acción. Y cuando consigas las cosas no olvides quién eres, el ego, ese que se vuelve enemigo nuestro cuando toma el control, siempre puede volver, de nosotros depende que lo tengamos a raya, porque es fácil dejarse llevar y que dejemos de lado cosas que son importantes por otras que, aunque sean importantes, hay que valorarlas en nuestra escala de prioridades.

Hay que ver cómo he resumido más de 20 años de mi vida, ¡qué vértigo da! ¡Y qué viejo soy! Lo que quiero que veas y sé que verás con los personajes, es que algo tiene que cambiar para que las cosas cambien y que gratis no hay nada, pero hay que verlo como una inversión de futuro, un activo en tu vida personal. Ante los obstáculos hay que continuar, los problemas hay que resolverlos, así conseguimos ser mejores, pero hay que saberlo para poder hacerlo.

Pues vamos a seguir con la chicha del libro y pasamos a los personajes de los que vas a aprender cosas que no esperabas aprender de ellos.

La verdad que, aunque tengo claro lo que me gustaría conseguir con el contenido de este libro, el resultado sé perfectamente que es incierto, porque no depende de mí, depende de multitud de factores sobre los que yo no tengo control y entre ellos, estás tú. Las personas somos súper diferentes, a la vez que súper parecidas, es decir, hay ciertos tipos de personas, por ejemplo podemos agrupar a las personas en:

- Aquellas que verán este libro como una bazofia o, más concretamente, como una mierda pinchada en un palo, como otro libro de autoayuda más, escrito por alguien que se aburría o hacía un ejercicio para él y busca notoriedad. Si es así, lo siento.
- Luego estará otro grupo que "ni fu, ni fa", se comprará el libro como quien se compra el periódico o lee las etiquetas de los productos cosméticos durante su estancia en el excusado.
- Por otra parte, estarán los que directamente pasarán de cosas raras de estas
- Por último, los que me interesan, los que tendrán la mente abierta, con sus defensas relajadas y cojan cosas para enriquecerse e intentar ser mejores.
- Luego puede haber otro grupo que crean que es la panacea, el *top*, el *best ever*, súper necesario y se flipen, bueno, eso tampoco me gusta, porque dudo que pueda ser tan útil, pero bueno, mi consejo es que sigan leyendo más sobre los temas que más les haya gustado y así puedan hacerse sus propias ideas y pensamientos.

Partiendo de esto, quiero proponerte unos objetivos, pero luego quiero que tú escribas tus propias conclusiones, notas, apuntes, lo que consideres, y que cuando creas que necesitas un empujón, ayuda, alguien que te escuche o te hable, vuelvas a coger el libro y las leas o vayas a la parte del libro que en ese momento te pueda ayudar.

El objetivo principal de este libro, mi objetivo, es hacerte consciente, darte cuenta de cosas y que te conozcas un poco más o empieces a conocerte para que puedas mejorar, que puedas crecer primero como persona y después, si quieres (y si no, seguro que también), como profesional. Quiero que veas las cosas de forma diferente y sepas relativizar y dar importancia a lo que realmente te importa.

FILOSOFÍA PARA EL CRECIMIENTO PERSONAL Y PROFESIONAL

Los objetivos específicos, mis objetivos parciales son:

- Conocer la forma de pensar de compañeros conocidos y reconocidos y poder usarlo en mi vida.
- Ayudarte a marcarte tus objetivos.
- Facilitarte el camino del éxito personal y, si quieres, profesional.
- Darte nociones de cómo gestionar tus emociones.
- Conseguir que priorices y aprendas a gestionar bien tu tiempo para que saques el máximo rendimiento.
- Ayudarte en la toma de decisiones y hacerte conocedor de los sesgos cognitivos del ser humano.
- Conseguir que cuando quieras evolucionar, aprender cosas nuevas, puedas aprovechar al máximo tu formación.
- Resaltar la importancia de valores como la disciplina, el esfuerzo, la honestidad, la gratitud, la generosidad y otros.
- Que dediques el tiempo a otra cosa que no sean dientes o distractores sociales.

izzuanroslan/www.shutterstock.com

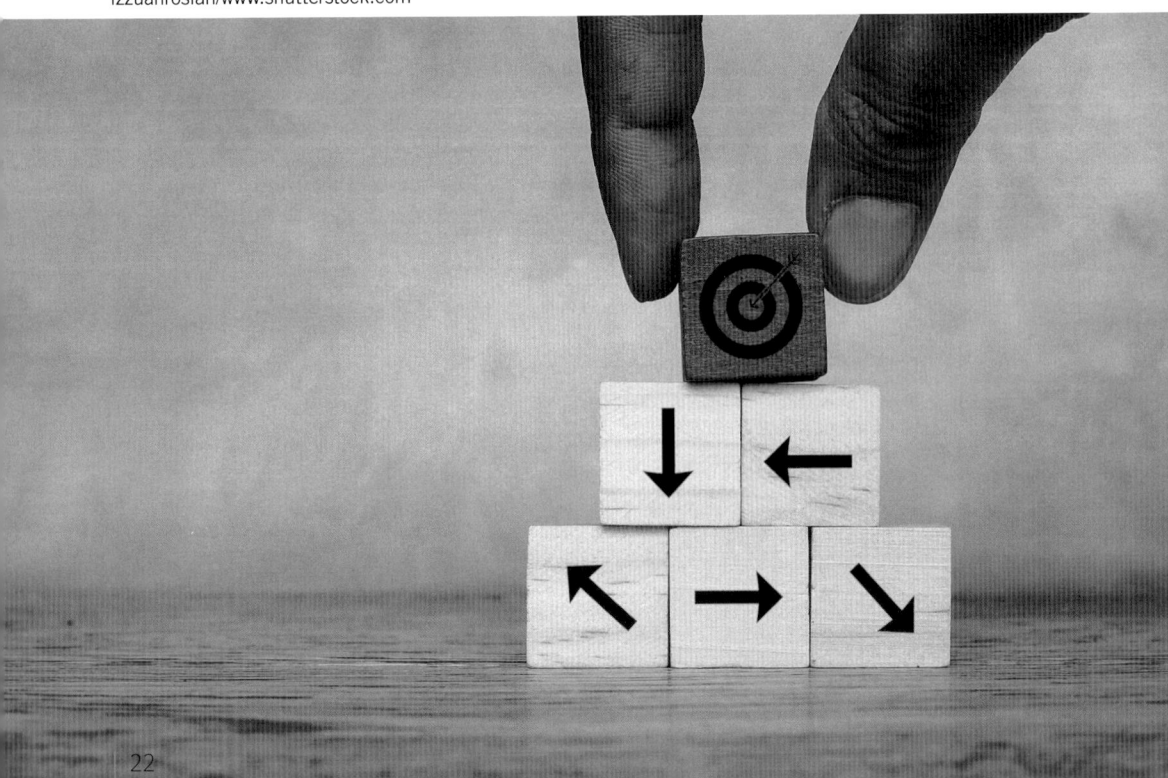

MATERIAL Y MÉTODOS

Pues metodológicamente no he sido muy estricto ni meticuloso, más bien he sido algo caótico, pero como se suele decir, he seguido un orden dentro de mi caos.

Lo primero que he realizado ha sido la lectura de ciertos libros y he escuchado pódcasts (pondré unas recomendaciones al final, en la bibliografía). Hay un sinfín de material que se puede usar, yo he usado uno, no el mejor, no el único. A partir de aquí, tras decidir escribir este libro y tener claro que una parte sería una copia del libro *Aprendiendo de los mejores* (Francisco Alcaide Hernández, Ed. Alienta, 2016), de diferentes personajes iba a poner una cita al estilo Paulo Coelho, con una pequeña reflexión sobre el tema en cuestión. Ahora tenía que decidir qué compañeros iba a incluir. Para ello hice una lista de más de 130 dentistas. Y, como puedes imaginar, hubo que hacer un filtrado basado prácticamente en disponibilidad y amistad. Decidí entonces seleccionar un máximo de 50 por cuestiones de tiempo. Se fue proponiendo a los compañeros y tengo que agradecer a todos los que me dijeron que sí sin dudar y a los que dudaron, pero acabaron convenciéndose. Y sí, hubo alguno que me dijo que no, pero esto es libre y cada uno decide a quién regalar su tiempo, ese bien tan preciado. Me puse en contacto poco a poco con los compañeros, no hice la selección y contacté con todos. Me resultaba más cómodo y sencillo comunicarme con unos cuantos, concretar un día y hora para la entrevista, la cual podría ser presencial u *online*, lo que menos trastocara la vida de los entrevistados. Como era de esperar, para algunas entrevistas, concretar fue una odisea, pero las dificultades molan y hacen ver lo que tú y la otra persona están dispuestos a hacer por llevarlo a cabo. Las entrevistas empezaron siendo un poco rígidas, siguiendo unas preguntas que encontrarás a continuación, pero poco a poco fui aprendiendo y, aparte de hablar yo menos y más el entrevistado, sin interrumpir (es lo que tiene la inexperiencia), iba adaptando las preguntas a lo que me contaba el compañero. Me sirvió mucho comenzar por David Valero, amigo antes que compañero y gracias a las redes sociales (no todo va a ser malo), y lo fácil que me lo pusieron todos. Gracias a todos, los que leáis el libro, claro. La entrevista la grababa, en audio las presenciales (con la app notas de voz de iOS) y en vídeo y audio las *online* (con Zoom), aunque sólo me quedaba con el audio. En un segundo día volvía a escuchar la entrevista y extraía frases. Y ya os digo que no hubo ninguna entrevista de la que no sacara, al menos, 30 citas. Y en un tercer día realizaba la selección de la cita, totalmente subjetiva, pero que al leerla te hacía decir: "hostia qué buena". Una vez seleccionada, escribía una reflexión sacando otras citas de la entrevista y ayudándome también del audio. Realizaba la reflexión sobre cinco citas y otras que me llamarán la atención, pero menos, las anotaba simplemente. Cada entrevista iba acompañada de una breve presentación del compañero y todo ello se enviaba al susodicho para que diera el visto bueno, comprobara que no malinterpretaba nada y sugiriese alguna modificación, aparte de pedirle dos o tres líneas sobre lo que considera más importante tener en cuenta para conseguir el éxito profesional.

A continuación, os dejo las preguntas que podía hacer al entrevistado. Sí quiero aclarar que no tenían por qué ser tal cual, y que podía improvisar.

Ejemplo de entrevista base (y flexible)

Si pudiera hacerme un breve resumen de su trayectoria, con lo que considere más importante en su crecimiento profesional y personal, indicando las fechas importantes, para conocerle mejor y entender su progresión.

Bloque 1

- ¿Siempre quiso ser dentista? ¿Qué le llevó a la odontología?
- ¿Dónde empezó a trabajar? ¿Ha tenido que moverse y cambiar frecuentemente de trabajo?
- ¿Hubo algún momento en el que se dio cuenta que aún no era dentista o siempre se ha visto suficientemente preparado?
- ¿Le ha costado mucho llegar a donde está ahora?
- ¿Qué sentimiento es el que más le ha hecho progresar?
- ¿Se considera un friki de su profesión? ¿Cree que es necesaria pasión por lo que se hace?
- ¿Qué tratamiento le hace más feliz?

Bloque 2

- ¿Duerme bien? ¿Lo hace del tirón? ¿Cuántas horas necesita dormir?
- ¿Le gusta madrugar? ¿Por qué?
- ¿Tiene algún hábito que haga a diario? ¿Le cuesta tener buenos hábitos?
- ¿Realiza algún tipo de meditación o actividad para desconectar y conectarse consigo mismo?
- ¿Suele pensar en sí mismo? ¿Se hace preguntas trascendentales? ¿Medita al comenzar o finalizar del día sobre lo que ha hecho bien o mal y cómo afrontar lo que viene?

Bloque 3

- ¿Con qué valores se identifica?
- ¿Se considera una persona de acción o idealista?
- ¿Espera al momento o intenta hacer que sea el momento?
- ¿Pone muchas excusas o es auto-responsable?
- ¿Se considera una persona paciente? ¿Por qué cree que hay gente que desiste?
- ¿Se considera disciplinado?

Bloque 4

- ¿Cuáles han sido sus mayores logros? Pueden ser personales…
- ¿Se considera un profesional que ha alcanzado éxito?
- ¿Qué considera éxito?
- ¿Qué cree que diferencia a las personas que alcanzan el éxito de los que no?
- ¿Se ha marcado/marca objetivos? ¿Cree que es necesario para saber dónde va?
- ¿Mejor objetivos pequeños o uno objetivo grande?
- ¿Ha alcanzado todos sus objetivos?
- ¿A qué cree que ha renunciado para alcanzar sus objetivos?
- ¿Cree que todo el mundo es capaz de sacrificarse para conseguir "lo que quiere"?
- ¿Si no consigue sus objetivos lo considera un fracaso? ¿Podría ser un aprendizaje o una oportunidad para replantearlos?
- ¿Ha fracasado alguna vez?
- ¿Casualidad o causalidad?

Bloque 5

- ¿Atraemos lo que pensamos? ¿Cree que nuestras creencias nos limitan?
- ¿Confía en sí mismo? ¿Desde siempre?
- ¿Se considera de mente abierta?
- ¿Se considera resiliente?
- ¿Qué es para usted un problema?
- ¿Se puede decir alguna vez no puedo?
- ¿Tiene miedos? ¿Son los mismos que cuando empezó?
- ¿Le afecta su vida personal a la profesional y viceversa?

Bloque 6

- ¿En necesario hacer un Máster o un curso caro para ser un buen profesional?
- ¿Cuánto de importante es seguir formándose?
- ¿Qué piensa de las recetas?
- ¿Se considera autodidacta? ¿Cree que hay que saber aprender solo?
- ¿Existe un límite para seguir mejorando?
- ¿Se debe buscar la excelencia? ¿Debería ser un hábito?
- ¿Es más importante el conocimiento o la experiencia?

Bloque 7

- ¿Qué considera lo más importante en la vida? ¿Y en la profesión?
- ¿Qué es la felicidad para usted?
- ¿Es feliz?
- ¿Cree que los compañeros son felices?
- ¿Qué nos puede causar frustración? ¿y ansiedad?
- ¿Cree que ha vivido la vida que quería o la que otros querían?

Bloque 8

- ¿De quién le gusta rodearse?
- ¿Cuál es su principal apoyo?
- ¿Tiene algún referente en lo personal y/o profesional?
- ¿Alguna frase o consejo que le haya calado?
- ¿Inspirar o ser inspirado?
- ¿Motivarse o ser motivado?
- ¿Dar para recibir? ¿Recibir para dar?

Bloque 9

- ¿Qué problemas diría que hay en la profesión?
- ¿Hay más envidia y ataques cuando uno es más visible? ¿Cómo lo afronta?
- ¿Vivimos en un momento donde es más importante parecer que ser? ¿Qué consecuencias puede tener?
- ¿Se puede ser buen profesional sin ser buena persona?
- ¿Qué le diría a su yo que acabó la carrera?

Bloque 10

- ¿Lee libros que no tengan que ver con la odontología? ¿podría recomendarnos alguno/s?
- ¿Quién cree que podría sumar en este proyecto?

Tengo claro que podría haber añadido o cambiado muchas preguntas, pero no quería que hubiera tanta diferencia entre las primeras y las últimas entrevistas y que al final lo importante es lo que el compañero se abriera y sincerara.

Cuando empecé a hacer las entrevistas tenía claro que en el libro debía haber más. Entonces pensé en darle un formato de artículo, no sé por qué la verdad, pero me dio por ahí y así se quedó. Y alguna parte es anecdótica, pero hay dos partes que quiero resaltar, aparte de las entrevistas: la introducción y los ejercicios prácticos. La primera ya la habéis visto, os ha puesto en situación, tal y como la que encontraríais en un artículo o, más bien, en una investigación (o tesis). La segunda la veréis después, pero con ella quiero ayudar un poco más, aunque todo sea interpretable, a poner en práctica los cambios que quizá quieras implementar en tu vida. Y hasta aquí voy a leer, prefiero que luego lo leas.

Y aquí no hay estadística, no hay nada bueno ni malo, todo es percepción, la interpretación que cada uno quiera darle y la utilidad que cada uno pueda sacarle.

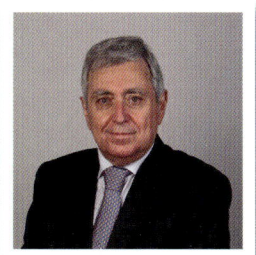

Alberto Cervera

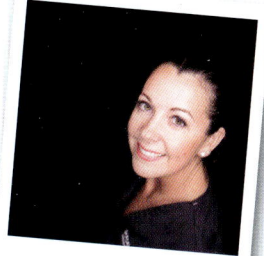

Ana Orozco

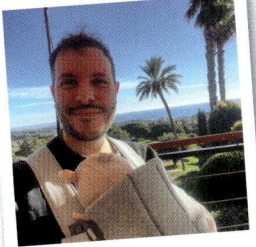

Antonio Mendoza

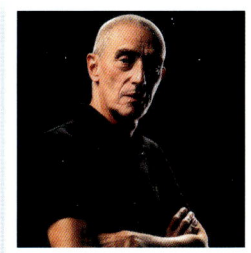

Armando Badet

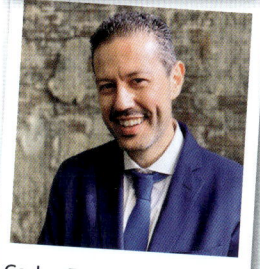

Carlos Fernández Villares

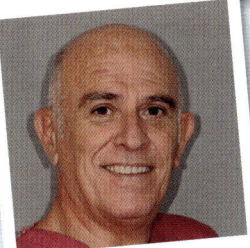

Carmelo Alustiza

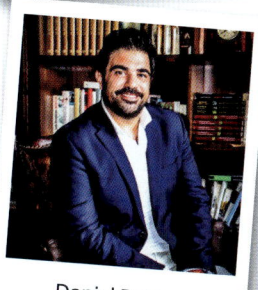

Daniel Robles

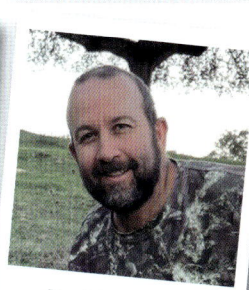

Daniel Rodrigo

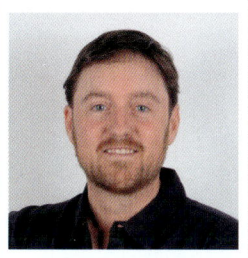

David García Baeza

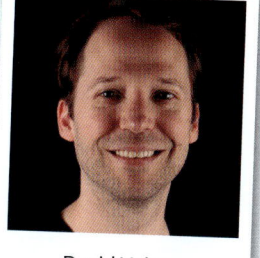

David Valero

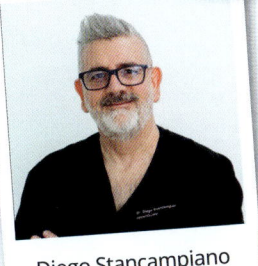

Diego Stancampiano

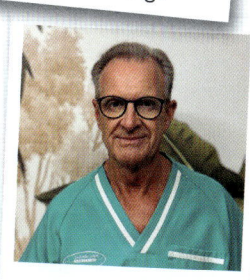

Emilio López Jiménez

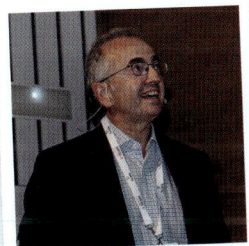

Ernest Mallat

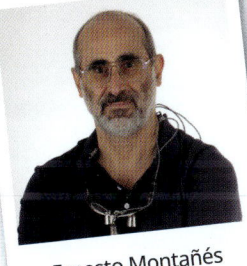

Ernesto Montañés

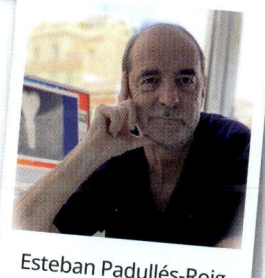

Esteban Padullés-Roig

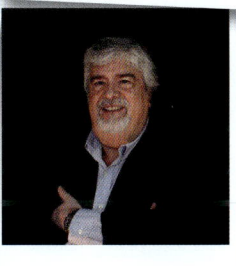

Fernando Autrán

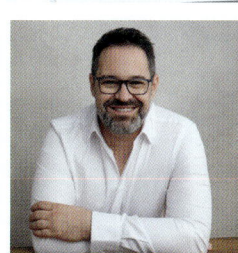

Fernando Rey Duro

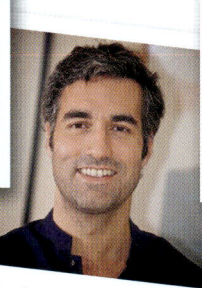

Francisco Teixeira (Cisco)

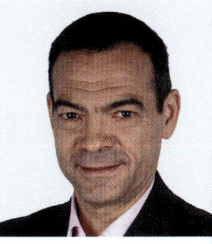

Guillermo Pradíes

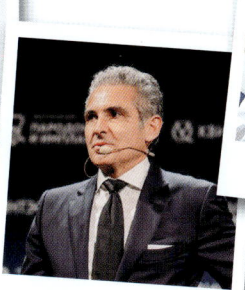

Iñaki Gamborena

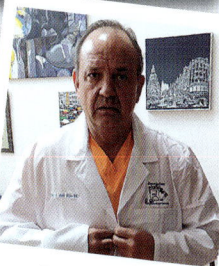

Jaime del Río

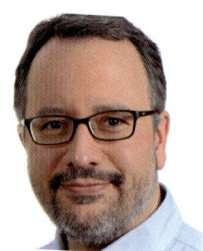

Javier Tapia

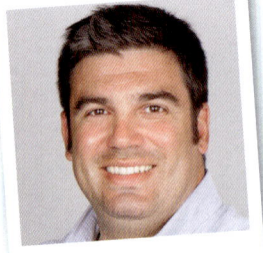

Jon Gurrea

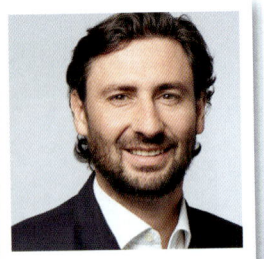

José Aranguren

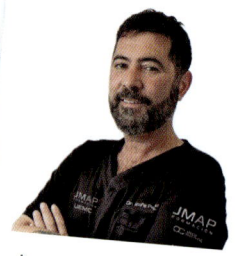

Juan Manuel Acuña

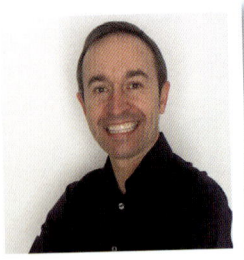

Juanma Badillo

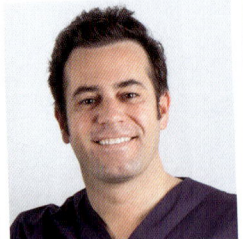

Juan Zufía

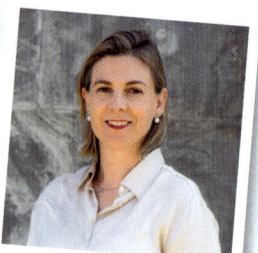

Laura Ceballos

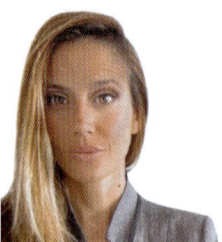

Laura San Martín

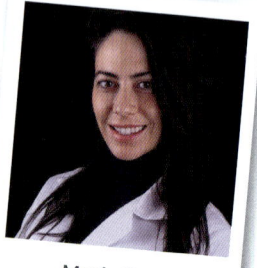

María Cura

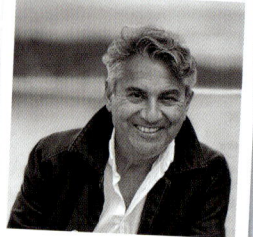

Mariano Follana

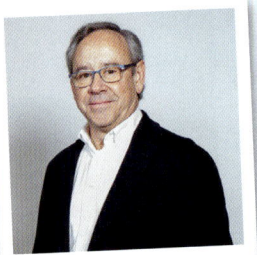

Mariano Sanz

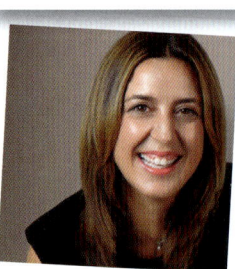

Maricarmen Ramos

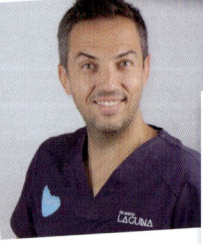

Martín Laguna

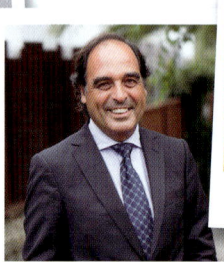

Nacho Rodríguez

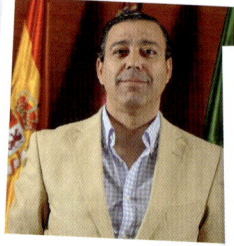

Óscar Castro

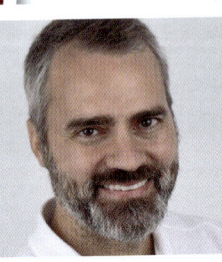

Óscar González

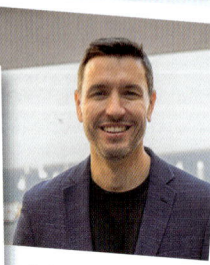

Primitivo Roig

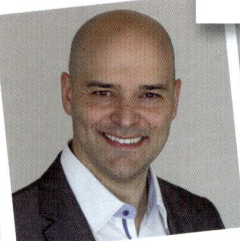

Ramón Gómez-Meda

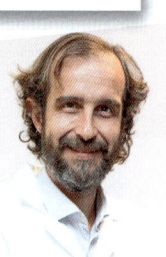

Ramón Lorenzo

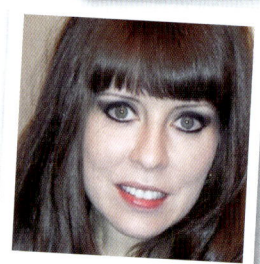

Raquel Castillo de Oyagüe

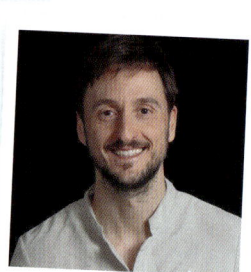

Rubén Agustín

ALBERTO CERVERA

"Creo que existen muchas formas de tener éxito personal o profesional, yo actúo con pasión en lo que hago, trabajo en grupo y miro el presente. Los objetivos que me planteo evolucionan continuamente y asumo que empiezan, crecen y acaban".

Alberto, desde niño, se ha sentido diferente a los demás, primero en el mal sentido porque en el colegio le dijeron que no podría estudiar una carrera por sus circunstancias especiales y eso le convirtió en una persona introvertida. Pero luego vio que todas las cosas tienen su lado bueno porque veía que siempre era capaz de superar los retos que la vida le traía. Siempre se sintió atraído por la ingeniería, hasta el punto de que de pequeño le llamaban "el bombillo", destacando, con sólo 14 años, en informática, matemáticas, física y estadística. Tuvo que seguir los pasos de su padre, médico y ortodoncista de renombre, Alberto Cervera, y, al contrario de lo que le dijeron de niño, entró en Medicina, donde tampoco tuvo las cosas fáciles por diferentes motivos, hasta que, en quinto, un profesor le dijo que él tenía que ser médico, no dentista. Probó y le encantó la Medicina, pero la tradición familiar pudo más y terminó haciendo Estomatología y posteriormente Ortodoncia, aunque hizo sus pinitos en Periodoncia con algunos estudios epidemiológicos con Mariano Sanz y Antonio Bascones. Más tarde pudo unir su pasión por la ingeniería y la ortodoncia gracias a su proyecto Euroortodoncia-Ceosa (fábrica de *brackets*), desarrollando, a lo largo de los años diferentes tipos de aparatología basada en su filosofía. Su vida profesional ha estado ligada a la clínica y a la formación siendo uno de los referentes en su especialidad, ortodoncia, desde un punto de vista más funcionalista (respiración y masticación), gracias a su padre. También ha participado en varios proyectos de investigación europeos.

Las dificultades son siempre oportunidades que pueden hacerte mejor, pero también pueden hundirte, dependerá de ti. Pensar que la vida tiene que ser fácil, resolver problemas para buscar tranquilidad, evitar tomar decisiones que puedan volverse en nuestra contra… La vida son problemas, pero cuando los superas vas superando niveles en el juego, si no lo afrontas, te quedas como estás o peor aún, te puede salir un "Game Over". *He tenido grandes crisis*

durante toda mi vida, pero que me han valido para reflexionar y crecer. No te tomes todo a mal, evita tener la piel muy fina y échale ganas y narices a la vida, en serio. Creo que toda esa gente a la que admiras, dentro o fuera de la profesión, han querido arriesgar siempre y algunas veces ganaron, claro está, pero otras seguro que perdieron. Y lo mismo te va a suceder a ti. Y como dice Alberto, *una cosa muy importante en la vida es la adaptación al cambio*, no querer ser siempre igual, no decir que soy así y quedarme tan tranquilo, siempre podemos mejorar y para eso tendremos que cambiar cosas durante nuestra existencia, es parte del crecimiento personal que será el que te haga también crecer como persona.

No pienso lo que quiero hacer mañana, pienso lo que quiero hacer hoy. Lo único seguro es el ahora, este mismo momento. Si estoy viviendo ahora, ¿por qué me voy a preocupar más de mañana? Esto no significa que no podamos planificar nuestro futuro, pero sabiendo que es incierto, que no lo tenemos bajo nuestro control y que deberemos aceptar lo que nos depare. *No podemos predecir el futuro e intentarlo es absurdo y pensar en el pasado, añorar, es fatal. Veo a la gente muy infeliz porque piensan demasiado en el futuro, la incertidumbre, y en el pasado, en la nostalgia.* Nos hacemos daño tan fácilmente a nosotros comiéndonos la cabeza por lo que ya pasó y nunca podremos cambiar como intentado controlar todo lo que puede pasar, cuando lo que imaginamos no suele pasar nunca tal cual. Y, además, *nos solemos acordar más de lo malo que de lo bueno y recordarlo nos hace daño,* así que disfruta de lo que haces, vive el momento presente y evita crear problemas donde no los hay, evita flagelarte por lo que ya pasó y evita la ansiedad de la incertidumbre del futuro, porque nuestro cerebro no puede con ese miedo y nos hace estar en constante alerta.

Debemos tener convicciones, no objetivos, porque necesitamos dar los pasos para conseguir algo, no marcarnos metas que puede que no alcancemos y nos produzca insatisfacción. Este punto de vista es diferente al que yo tengo, pero me gusta mucho. Si lo pensamos, los objetivos pueden esclavizarnos en cierto modo y que, si no pudiéramos lograrlos, podrían causarnos frustración, hasta el punto de venirnos abajo. Sin embargo, si lo que me mueve son esas convicciones, esas cosas que hacemos convencidos, decididos a sacarlas adelante, no esperas ningún resultado concreto, simplemente haces las cosas que quieres hacer. Podríamos decir que esas convicciones son las metas volantes de nuestro día a día, el estudio, la práctica de algún tipo, para poco a poco ir consiguiendo pequeños éxitos que a largo plazo pueda suponer, para nosotros, un éxito mayor.

Basar tu felicidad en algo que no existe, que no has llegado aún, es jugársela. Hay que ser feliz con las cosas que has hecho. *No apreciamos lo que tenemos. No podemos entender por qué hay gente que es feliz con tan poco y que nosotros podemos ser iguales.* Son pocos los que salen del juego de la rueda

de hámster que nos marca la sociedad, que parece que nos obliga a tener cada vez más y más, trabajar más para ganar más dinero y poder gastar más. Así es cómo funciona la sociedad capitalista, se necesita mucho consumo, más cuanto más somos, independientemente de que compremos cosas que no valen para nada, que sólo ocupan sitio en nuestra casa, pero un vacío en nuestro interior. *Tenemos que cubrir unas necesidades básicas para poder ser felices. El resto está de prestado.* No necesitamos más que lo necesario para vivir, pero tampoco pasa nada por tener un poco más, pero sabiendo que seríamos igual de felices sin ello. *Tu felicidad puede ir en contraposición a la felicidad de otras personas, cada una tendrá su momento.* No podemos tener todo, tendremos que elegir. *Lo peor de todo es plantearse dos cosas para ser feliz: no perder lo que tienes y subir escalones en eso que tienes. Eso no te acerca a la felicidad, más bien se aleja.*

Los protocolos escritos a modo de receta son necesarios para que lo que hagamos pueda ser catalogado de ciencia para poder ser rebatido. Cuando escuché esto que me dijo Alberto, me hizo pensar, ya que yo soy contrario a las recetas porque creo que la gente las quiere para no pensar, pero puede ser por otra cosa que me comentó: *quien da una receta o un protocolo tiene una gran responsabilidad, por eso nos da miedo darlas.* Y es cierto, quién soy yo para decir a alguien lo que tiene que hacer, habiendo muchas alternativas, prefiero darles las que creo mejores y que ellos elijan. Pero es cierto que pueden tener su utilidad para estandarizar nuestros protocolos diagnósticos y de tratamiento. *Deberíamos trabajar con protocolos o "check list" para intentar tener nuestros casos los más controlados que podamos.* Pero debemos tener claro que nuestra receta funciona, ¿cómo? poniéndola a prueba. *Cuando creamos algo tenemos que intentar tirarla como sea. Si no podemos, hemos hecho algo importante. Cuando doy una receta siempre digo que ese es mi punto de vista, pero… hay otros, que incluso pueden ser mejores.*

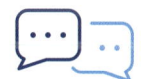

⇒ *Para poder hacer una cosa necesito sentirla.*
⇒ *Cuando estoy involucrado en una cosa, lo demás no existe.*
⇒ *Las cosas son finitas.*
⇒ *No corregimos dientes, tratamos personas.*
⇒ *En nuestra profesión tenemos que enseñar a liderar equipos y gestión. Hoy en día no podemos trabajar solos.*
⇒ *Para resolver un problema necesitas conocimiento y experiencia.*
⇒ *Todos los días me planteo cómo hacer las cosas mejor, es una obsesión*
⇒ *Las cosas necesitan tiempo, la precipitación es lo peor para hacer algo bien.*
⇒ *Asumo todo lo que hago con todas sus consecuencias.*
⇒ *Las decisiones no son ni mejores ni peores, simplemente son decisiones.*
⇒ *Las decisiones que tomas son tuyas, pensar que la has tomado por otros no son más que excusas.*

⇒ *El trabajo no debe ser un medio para conseguir otra cosa.*

⇒ *La pérdida de la vocación en nuestra profesión, convirtiéndola en un trabajo, puede que sea el por qué los dentistas ahora son infelices.*

⇒ *La involución de la sociedad es pensar que el trabajo es la alienación de la persona y el ocio, la plenitud.*

⇒ *Se puede ser buena persona en unas situaciones y en otras no, depende de las creencias y valores de esa persona.*

⇒ *En nuestra profesión los dos grandes problemas pueden ser la pérdida de vocación y no querer responsabilidades, depender de otros.*

⇒ *El fracaso puede ser creer que se ha fracasado.*

⇒ *Soy una persona tremendamente insegura, dudo de todo, hasta de mí mismo, porque sé que no hay un sí ni un no rotundos y tengo miedo de no estar a la altura.*

⇒ *Ser inseguro te ayuda a ser crítico con lo que haces y te obliga a hacerlo cada vez mejor.*

⇒ *El éxito es estar satisfecho con una cosa que hayas hecho y puede estar ligado a la felicidad, pero no tiene por qué ser siempre así.*

⇒ *Las recetas y protocolos que ahora damos por buenos, el tiempo los hará caer.*

⇒ *Individualizar el caso está muy bien, pero primero hay que aplicar el mismo protocolo a todos los casos que nos llegan.*

ANA OROZCO

"Éxito es vivir la vida que **tú** quieres, no otros. Para conseguirlo las claves son el autoconocimiento para saber qué quieres, hacia dónde caminar y el valor de tomar decisiones que te acerquen a donde quieres estar. Conseguir existir, no sobrevivir y montarte una vida en la que quieras quedarte, la que deseas **tú**, alineada con tus valores, con plenitud, valorando el ser, no el tener".

Odontología no era algo que tuviera claro hacer, pero la puso de opción por delante de Periodismo y descartó Medicina porque veía que el camino era quizá demasiado largo. Fue buena estudiante y acabó muy bien a nivel académico y se enamoró de la prótesis en cuanto la conoció. Comenzó a trabajar y, al mismo tiempo, estuvo siempre ligada a la docencia y sigue estándolo, como profesora asociada en la Universidad donde estudió, Sevilla. Algo que destaca a nivel personal es haber coincidido en la vida con una persona que le inspira a ser lo que quiere ser. Ambos priorizaron cosas que no son frecuentes poner por delante. Una de sus pasiones, que le han ayudado a crecer, han sido los viajes, de los que siempre saca experiencia y conocimiento. Comprometida con la vida, el trabajo y la docencia, ahora dedica mucho tiempo a meditar y estar bien consigo misma.

Cada amanecer es un regalo. La gratitud tiene que ser un hábito diario. Debemos valorar lo mucho que tenemos y dejar de anhelar aquello que tienen otros. Esta puede ser una de las claves para conseguir la tan ansiada felicidad. Cada día al despertar tenemos que dar gracias por el mero hecho de vivir, de tener un colchón donde dormir, un techo donde resguardarnos, comida en el plato, un trabajo con el que poder, al menos, ganar algo de dinero para vivir en esta sociedad que nos ha tocado y por un sinfín de cosas más. Y debemos dejar de maldecir lo poco que tenemos, porque si eres honesto, te darás cuenta de que estás equivocado, pero es más fácil quejarse y pedir más. Y el problema puede ser que *mucha gente se pasa la vida deseando la vida de otros y eso es un desperdiciar el tiempo y vida.* Y junto con la gratitud, la generosidad; *si el "para qué hago algo" es el recibir, no vamos bien, tiene que ser por tu satisfacción de dar, si luego recibes, genial, pero que no sea tu objetivo personal.* Así que tenlo en cuenta la próxima vez que te dejes llevar por ese sentimiento de no tener y esperar algo a cambio. *Gana más el que es generoso que el que recibe dicha generosidad.*

Si no sabes quién eres y qué quieres, ¿qué quieres conseguir? Una pregunta que no solemos hacernos es ¿quién soy?, ¿qué quiero?, ¿qué busco? La respuesta puede parecer clara, pero te pido que la respondas de forma sincera ahora… ¿Ha sido fácil? Como dice Ana, *el autoconocimiento es fundamental, pero para ello hay que estar a solas con uno mismo* y estar dispuesto a ver lo que realmente somos, nos guste o no, ya tendremos tiempo de mejorar. Si echamos la vista atrás puede que nos demos cuenta de que otros han decidido por nosotros, bien porque no sabíamos que queríamos, bien porque no queríamos defraudar, pero dejarse llevar, ir en contra de lo que tú quieres, a la larga es perjudicial para nuestra salud mental. Un problema que ha visto Ana es *que se confunde priorizarte con egoísmo; no voy a poder dar mi mejor versión a los demás si no estoy bien conmigo, si no estoy donde quiero estar yo.* Se podría decir que es un egoísmo solidario. *El cambio viene desde adentro, las circunstancias externas no van a cambiar para que cambiemos nosotros,* por eso saber cómo somos, saber de dónde partimos es clave para dejar el *yo soy así* por un *voy a hacer lo posible por ser como quiero ser.*

Si tus expectativas son las correctas, rara vez no las cumplirás. Las expectativas deben ser realistas y, sobre todo, tuyas, no de otros. La frustración aparece cuando no conseguimos lo que pretendíamos inicialmente, *el éxito es conseguir que las cosas pasen como tú querías que pasaran. Es sentir que estás donde tienes que estar.* Y para ello tenemos que ponernos objetivos factibles en tiempo y forma, no tener prisa en alcanzarlos y asumir los resultados, si los hay, o cambiar los objetivos si no los vemos realistas. *Vivimos en una sociedad en la que buscamos una recompensa inmediata que, sumado a la comparación con cierto punto de envidia, hace que nos olvidemos ver lo que realmente hay detrás de esa persona a la que admiramos.* Volvemos al punto de partida; no queramos lo que no es para nosotros, valora lo que tienes, sé consciente de hasta dónde estás dispuesto a llegar para alcanzar tus objetivos y sé sincero contigo mismo en ese proceso para no desviarte de tu verdadero camino. Y marcarte objetivos pequeños para ir paso a paso y evitar la frustración, que, si aparece, deberás saber manejarla.

Para las cosas importantes de la vida el mejor momento es hoy, es ahora. ¿A qué esperas a ponerte en marcha para conseguir lo que quieres? Nunca es buen momento para empezar para mucha gente, nos gusta ponernos excusas. *Todos nos ponemos excusas de vez en cuando, pero hay que ser consciente de que lo estás haciendo. No siempre tenemos ganas de hacer el esfuerzo que requiere.* Pero si lo hacemos, no podemos quejarnos. Hay que luchar contra la procrastinación, que no es siempre negativa porque evita que podamos hacer demasiadas cosas a la vez, pero cuando tengas que hacer algo, no pienses en cuando lo harás o pretendas acordarte luego, hazlo y punto. Eso es disciplina y como dice Ana la disciplina, entendida como hacer lo que tengo que hacer, me da paz mental. A ella y a todos. Es la satisfacción del trabajo hecho y mejor, del trabajo bien hecho, pero siendo flexibles para no frustrarnos si no nos salen las cosas. *Deja de soñar y cúm-plelo, pero si sueñas, hazlo para proyectar la acción. La mayoría de los "no puedo" son no proyectar lo que queremos que nos pase y/o una excusa, un no quiero.* Y aunque sabemos que no podemos todo, al menos intentémoslo.

La motivación externa, ese empujoncito, puede estar muy bien en algún momento dado, pero no motivarte tú es poco auto-responsable. No queremos pensar, queremos que nos den todo hecho, incluido que nos motiven. Podemos buscar inspiración fuera tanto como intentar inspirar a otros, es decir, trasmitir algo para que nosotros mismos busquemos nuestra propia motiva-ción, esa chispa que arranque nuestro motor. Como dicen algunos, hay que salir motivados de casa. Para estar motivados tenemos que sentir un progreso en nues-tros objetivos, los pequeños logros que nos acercan a la meta son, posiblemente, la mejor motivación. Y la conseguimos nosotros solos. "Siempre me pregunto el para qué hago algo, no el por qué", afirma Ana, porque sólo así puede saber si lo que hace le motiva o lo está haciendo por otros, algo que no pude controlar. Podemos sentir el fracaso en un primer momento, pero no te puedes anclar a eso, hay que proyectar nuevos objetivos y aprender a hacer las cosas de forma diferente, nunca desmotivarse (o casi nunca). No te sabotees a ti mismo, valórate como te mereces y que tengas una razón por la que despertarte todos los días, aunque creas que es la razón más tonta, es lo que necesitas para afrontar el día. La alegría es clave en la vida. Todo funciona mejor con alegría.

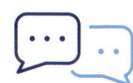

⇒ *Todo ser humano, si se lo propone, puede ser el escultor de su propio cerebro (Santiago Ramón y Cajal).*

⇒ *Hay malos días en los que te preguntas si lo que haces es realmente lo que quie-res hacer el resto de tu vida.*

⇒ *Hay que ponerle ganas a la vida, ganas de hacer la cosas bien, ganas de disfru-tarlo.*

⇒ *Cuando te sales de la norma a mucha gente le incomoda, posiblemente porque es lo que realmente ellos desean.*

⇒ *Creía que era incompatible ser humilde con reconocer que haces algo bien. Con el tiempo aprendes que no son incompatibles.*

⇒ *Nadie va a hacer por mí lo que yo quiero.*

⇒ *La inquietud y el inconformismo me han hecho preguntarme cosas e investigar el porqué de las cosas.*

⇒ *Puedes curar tomando decisiones.*

⇒ *La clave es la gestión de las emociones, la inteligencia emocional.*

⇒ *Si vibras en frecuencias negativas, tendrás una vida negativa.*

⇒ *¿Cómo puedes vivir con alguien en el que no confías? ¿Cómo no vas a confiar entonces en ti mismo?*

⇒ *La felicidad se puede ver como una forma de ser, una actitud. Tendremos momentos malos a lo largo de nuestra vida, pero esa forma de ser nos hará gestionar esas situaciones de una forma u otra.*

⇒ *Me gusta rodearme de gente que brille más que yo, porque al final ese brillo acaba iluminándote. Me gusta también modelarme a partir de la gente que admiro.*

⇒ *Los problemas que tiene actualmente la profesión son, principalmente, de carga emocional a causa de las relaciones con los pacientes y sus expectativas.*

⇒ *Soy apasionada en lo que hago, pero ya no soy extremista, ahora lo hago todo de manera más relajada.*

⇒ *Hemos normalizado que "no nos da la vida", pero basta con 5 minutos diarios para meditar, reflexionar, ser agradecido.*

ANTONIO MENDOZA

> "Para mí las claves para conseguir el éxito personal y profesional son sentirse bien con uno mismo, sentirte bien con lo que haces y creer en ti. Es la única forma de proyectar tu mejor versión. Sé feliz :)".

Granadino de nacimiento y barcelonés de adopción, tan buena persona como autoexigente, siempre quiere dar el máximo en cada una de las facetas de su vida. Trabajador nato, nunca se ha considerado más inteligente que nadie, pero sí constante, desde bien pequeño. Se planteó hacer Medicina, pero terminó decantándose por la Odontología, intentando aprender todo lo que podía para darlo todo con sus pacientes. Granada se le quedó corto y tras valorar diferentes posgrados de prótesis, algo que tenía claro desde cuarto de carrera, acabó en la Universidad de Barcelona. Sus inicios profesionales fueron una época complicada donde dormía en la habitación de un amigo suyo, madrugaba mucho y se acostaba tarde. Estudiaba por las mañanas, trabajaba por las tardes y hacía guardias nocturnas y días festivos en una clínica privada, pero no le quedaba otra para poder cumplir con sus objetivos. Dio tumbos por diferentes clínicas hasta que, con su compañera de Máster, la que es hoy su pareja de vida y otro colega de profesión decidieron dar un paso adelante y montar una clínica en la que poder trabajar con su filosofía. Tras unos primeros años de dificultades donde tuvieron que compaginar su consulta con otras colaboraciones externas, al final consiguieron que todo funcionara. Lo que más le ha cambiado la vida, claramente, ha sido su hija Leire, que le ha dado tranquilidad en su día a día ayudándole a relativizar las cosas. Su otra pasión es la formación, con la que disfruta compartiendo todo lo que sabe.

Yo voy a trabajar y no miro el reloj, disfruto y se me pasa el tiempo sin darme cuenta. ¿Trabajas en algo que dices que te gusta? ¿Trabajas en algo que te gusta? ¿Trabajas en lo que quieres trabajar? Cuando respondas a estas preguntas, sé sincero de verdad. *No considero que trabaje, me lo paso bien y además obtengo una retribución económica por ello.* Esa puede ser la mejor respuesta que podrías dar a cualquiera de las preguntas anteriores. Nos quejamos de cuanto trabajamos, pero como dice Antonio: *yo no podría echar tantas horas en algo que no me hace feliz. Me sorprende que muchos compañeros no sean realmente felices en su trabajo; simplemente trabajan en esto porque les da unos ingresos importantes.* Y es que el dinero es sólo eso, dinero. Hay muchas cosas, mucho más importantes en la vida, aunque para verlas necesitemos más tiempo. *Cuando te das cuenta de que lo que haces no te llena, muchas veces es complicado dejarlo todo y volver a empezar para intentar ser feliz.* Pero ese giro en tu vida puede que sea lo que necesites. Lo bueno nunca suele ser fácil. Trabajar en lo que te gusta es un privilegio.

La bondad es fundamental en la vida, todo lo demás es secundario.

Ser buena persona cuesta lo mismo o menos que ser mala. Cuando hacemos algo bueno por los demás, sin recibir nada a cambio, solemos sentirnos satisfechos, solemos sentirnos llenos. Hay pocas sensaciones mejores en la vida a mi parecer. La sonrisa de esa persona a la que das no tiene precio, aunque también es cierto que no todo el mundo se lo merece, pero eso es otro tema, prefiero pasarme de generoso y bondadoso a quedarme corto. *Hay que escuchar más al paciente y ser más observadores.* Vamos con prisa, creyendo que sabemos lo que queremos y lo que los demás deben querer, pero somos unos ingorantes, tenemos que parar. En muchas ocasiones "hacemos las cosas por hacer", pero creo sinceramente que *falta mayor honestidad con nuestros pacientes* y que nos hagamos todo lo que está en nuestra mano para solucionar sus problemas. En el trabajo y en el día a día, hay que dar todo lo que podamos a la sociedad, porque es nuestro deber, porque somos animales racionales y sociales. *Dar, dar, dar y dar, aunque te peguen, tú siempre da. Si proyectas buena vibración, todo fluye mejor.*

Soy una persona de hábitos y muy disciplinado. Me ayuda a organizarme y conseguir tranquilidad.

Si tu vida es un caos será más complicado que puedas lograr tus objetivos, que si lo piensas, puede que no sepas ni cuáles son porque no tienes foco. La mayoría de las personas necesitan tranquilidad y para ello tienen que organizarse, aunque siempre hay excepciones que necesitan el caos para encontrar serenidad. La organización de nuestra vida depende en gran parte de nuestros hábitos. *El éxito hay que dividirlo en personal y profesional.* Nuestra vida no es sólo trabajo y si descuidas la otra vida, no conseguirás el equilibrio tan deseado por todos. *Para conseguir el éxito en el trabajo hay que quitar tiempo a los tuyos, pero si tienes a alguien que te "mira mal" cuando te pasas, tienes la posibilidad de recular.* Debemos trabajarlos a través de la disciplina para interiorizarlos, automatizarlos, y todo ello requiere tiempo y perseverancia. Elimina aquellos hábitos que no te interesan, crea los que te harán mejor. En ocasiones las cosas buenas no suelen dar placer inmediato, pero sí una gran satisfacción a medio y largo plazo.

La vida pasa y hay que disfrutar del día a día.

Hay gente que define la vida como eso que te pasa entre ciertos acontecimientos. Y el problema es que no nos damos cuenta de lo rápido que pasa. *Hay que estar feliz en casa, en el trabajo y allá donde estés.* Eso es lo importante. El dinero, el estatus, las posesiones, el reconocimiento, nada tiene valor si no sabes disfrutarlo, si no estás bien contigo mismo. Por eso mismo quizá es mejor disfrutar lo que hacemos, estar bien con uno mismo, aunque nadie sepa de él, aunque nadie sepa que es bueno en lo suyo, él sólo quiere estar bien con los suyos y, en nuestro caso, con nuestros pacientes. Si trabajamos en algo que no nos llena, si nos rodeamos de gente con la que no compartimos valores, si intentamos ser alguien que no somos, si sólo queremos agradar a los demás, parecer lo que no somos, no podremos disfrutar del día a día.

Es mejor ser quien realmente sientes que eres, aunque tengas que tomar decisiones difíciles para ello: cambiar de trabajo, de entorno, de amigos. Pero disfruta, que la vida es muy corta y no es bueno darse cuenta cuando no hay tiempo para volver a empezar.

Me marco mis objetivos de cada año y cada mes, tanto personales como profesionales. Si somos organizados debemos saber lo que queremos y a dónde nos dirigimos y plantearnos cómo alcanzarlo. *Intento hacer todo lo posible para lograr mis objetivos, porque la felicidad que sientes cuando los consigues es genial.* Pero cuidado con las metas que te marcas, primero que sean factibles, luego tuyas, no esas que ves en la tele, o en compañeros que creen que son las que tú deberías tener. *Nuestros objetivos tienen que ser factibles y mejor, pequeños y asequibles que grandes y difíciles de conseguir.* Hay que tener siempre presente que llegar al destino no será fácil en muchas ocasiones y, en otras, no llegarás donde te imaginabas. Pero s*iempre se puede hacer algo, que esté en nuestra mano y que dependa de nosotros para conseguirlos. No podemos rendirnos antes de intentarlo.* Y si no los consigo, *intento ver qué no he hecho bien y cómo puedo cambiarlo para mejorar. Nada es gratis y conseguir tus objetivos cuesta, pero merece la pena.* Y si en algún momento desistes, piensas que no merecía la pena el esfuerzo, lo que está claro es que no era realmente tu objetivo. No pasa nada, el primer paso es ver que podemos habernos confundido en la meta. Sólo hay que replantear los objetivos y trazar el nuevo camino. Nunca el tiempo es perdido.

⇒ *Las ganas de superarme en cada detalle ha sido lo que me ha motivado toda mi vida.*

⇒ *Nunca te desanimes por muy fuerte que sea el palo. Siempre se pueden sacar conclusiones positivas de una experiencia negativa.*

⇒ *Me organizo el día cada mañana y evalúo cómo ha ido cada noche.*

⇒ *El dinero puede nublar la mente de la gente si ese es sólo su objetivo.*

⇒ *Hay que vivir lo mejor que podamos dentro de las posibilidades de cada uno.*

⇒ *Hay que aprender día a día y la fotografía clínica documental es fantástica autoevaluarse y mejorar.*

⇒ *La experiencia en nuestra profesión es vital, aunque hay que tener conocimiento.*

⇒ *Trato de escuchar y entender a la gente que opina diferente a mí y valoro si es algo que puedo integrar para complementarme.*

⇒ *Las recetas están bien para guiar a quien empieza, pero eso no quita que el alumno tenga conocimientos y pensamiento crítico para poder afrontar las complicaciones que puedan aparecer "fuera del guion". El alumno no puede esperar que se lo den todo hecho.*

⇒ *Las personas que son afines vibran en la misma onda.*

⇒ *No me cuesta dar el paso para hacer las cosas que quiero.*

⇒ *Las excusas es algo que no me gusta en una persona. Al que la da le hace sentirse mejor, pero sólo por un corto periodo de tiempo.*

⇒ *Soy paciente, pero si quiero algo y puedo hacer algo, voy a por ello.*

⇒ *Me considero bastante autodidacta.*

⇒ *Siempre he confiado en mí mismo, si no es en ti, ¿en quién puedes confiar?*

ARMANDO BADET

"El éxito es un concepto muy subjetivo, muy personal. Para mí alcanzar el éxito significa lograr aquello que es verdaderamente importante teniendo las necesidades que considero fundamentales cubiertas. Alcanzar los sueños que me llenan y me motivan, acorde con mis valores y apoyado por mi familia".

Aunque Armando ha tenido una cierta limitación visual al ver por un solo ojo por un accidente cuando era un bebé, esto no le ha impedido realizar lo que siempre ha querido hacer y dedicarse a sus pasiones, los dientes y la magia. Estudió Medicina y al acabar realizó una sustitución como médico rural en el pueblo donde veraneaba con sus padres, estuvo un tiempo de interno en cirugía, pero no tardó mucho en darse cuenta que aquello no le gustaba tanto como pensaba. Más adelante se animó a estudiar Odontología, que siempre lo había tenido en la cabeza, pero que en un primer momento no se decidió por ella. Dentista de profesión, actor y mago de vocación, de hecho, ya lo era antes de entrar en este mundo de los dientes actuando en espectáculos en teatros y bares. Esto quizá le haya ayudado a desenvolverse mejor, no sólo a nivel clínico con los pacientes, sino también con su experiencia como profesor y ponente, a la que dedica, actualmente, un 50 % de su jornada laboral. Actualmente está ya pensando en jubilarse de su ejercicio profesional en la clínica, para dedicarse a tiempo completa a la docencia. Apasionado de la prótesis y la oclusión, centra principalmente, su actividad clínica y docente en ambos campos; actualmente es el director de un título de Experto en Oclusión y Prótesis sobre Implantes en Madrid y Barcelona con la Universidad de la Salle, y da numerosos cursos en España y en el extranjero, además, tiene un proyecto de formación *online* conjuntamente con su amigo Milko Villarroel.

Hay que ser tolerante con todos, que cada uno piense lo que quiera y como quiera, siempre y cuando no dañe a nadie. Todos tenemos nuestra forma de pensar y de ver el mundo, lo que no significa que sea la única ni la mejor, ni siquiera que sea buena o correcta. Eso es lo primero que debemos tener en cuenta a la hora de interpretar lo que otros piensan. Yo por ser yo, no tengo por qué tener razón. La mentira está muy extendida hoy día, *vivimos en la época de las noticias fakes, transmitidas de forma viral e impune por las diferentes redes sociales y lo que es peor, por muchos de los medios de comunicación. Vivimos en una sociedad que ha perdido muchos de los valores éticos que antes eran fundamentales. Vivimos en una sociedad donde el mensaje populista triunfa frente al mensaje razonado y crítico.* No porque lo crea o lo haga más gente es mejor ni cierto. Por esa razón, porque cada uno somos de nuestro padre y nuestra madre, porque nos han educado diferente, porque hemos aprendido en lugares diferentes, porque tenemos creencias y valores diferentes, tenemos que seguir un principio básico universal, el respeto a los demás, independientemente que piensen o no como nosotros, sin que nosotros les dañemos ni ellos nos dañen. Incluso piensa que lo que el otro piensa pueda ayudarte a ti, no te cierres a escuchar nada ni a nadie.

La gente que triunfa antes ha fracasado diez veces como mínimo.

Muchas personas tienen la tendencia a menospreciar el esfuerzo de los demás (creo que en ocasiones a mí también me pasa) y exagerar el suyo propio. Todo cuesta y a todos puede nos cueste lo mismo, aunque la percepción de unos y otros no sea así. En nuestra profesión, cuando vemos un compañero que es un crack, un referente en algún tipo de tratamiento, no pensamos las veces que lo ha intentado, las horas de estudio y práctica que ha necesitado para conseguir ser así de predecible como le vemos, damos por hecho que tenía un don dado por un ser superior en el momento de su nacimiento o que al coger un instrumento había un insecto que le picó y le transformó en algo parecido a un superdentista. Pero claro, nosotros no corrimos tanta suerte y por eso nunca podremos estar a su nivel, para qué lo voy a intentar. Nadie nace sabiendo, poca gente tiene ese talento innato, que luego además tiene que desarrollar y potenciar, que no basta con tenerlo. Trabaja para ser mejor, fracasa en el camino para aprender cuál es el mejor camino y depura tu técnica y así quizá podrás tener el nivel deseado, como siempre recuerdo a mis alumnos, la primera impresión que haces en la carrera nunca te sale bien, ni la segunda, ni la tercera… *No hay aprendizaje sin fracaso, de los errores se aprende mucho. El fracaso puede ser por mala suerte o más bien por haber hecho algo muy mal.* No tengas miedo en que sea lo segundo porque *del fracaso debemos salir más fuertes.*

Nos hemos acostumbrado a que las cosas no cuesten, a la ley del mínimo esfuerzo. Puede que sea mi percepción, pero creo que la mayor parte de avances, principalmente tecnológicos, van enfocados a que lo tengamos todo más fácil, como esos inventos de la teletienda tipo la *"chorrimanguera"* o la *"batamanta"* que parece que todos necesitamos para vivir, pero que realmente no valen para nada. Pero no sólo creas que son esas mierdas, sino muchas más que hasta ahora no existieron y fuimos felices y prósperos, pero hoy parecen imprescindibles (no voy a mentar ninguna porque prefiero que tú imagines todas las que se te pasen por la cabeza). Queremos todo, para ya y sin mover un dedo, a todos los niveles, más aún si no nos gusta esa cosa en concreto. *Muchos alumnos no hacen un esfuerzo por aprender y quieren todo demasiado fácil y mascado.* Ya hemos dicho varias veces que lo fácil es tan efímero como inconsistente. La propia evolución parece que nos aleja de nuestro instinto de supervivencia que nos hacía actuar y nos acerca al inmovilismo. Cuando no hay necesidad nos cuesta más movernos, haz que necesites estar en acción para sentirte vivo.

Hay que estudiar más y dedicar más tiempo a lo que importa. Debemos aprovechar más el tiempo, porque es algo que no podremos recuperar. El problema es que nos damos cuenta tarde. No significa que no disfrutemos de lo que hayamos hecho, pero quizá deberíamos aprender a priorizar, porque ¿qué es lo que importa? ¿lo que es importante para mí lo es para ti? Todos sabemos que cada uno vive su realidad y que nos moveremos por cosas diferentes. Lo que debemos aprender es saber qué es para nosotros lo importante, pero de verdad, no ver a los demás, con sus vidas y preocupaciones, y pensar que nos vale lo que a ellos. Esto es como lo que nos decían nuestras madres de si menganito se tira de un puente tú también te vas a tirar. Pues quizá muchos sí lo harían porque no saben quiénes son ni lo que quieren. Ahí está el problema. Pues cuando tengas eso claro será mucho más fácil saber a qué quieres dedicar el tiempo. Pero no vayas a lo fácil como hemos dicho en el apartado anterior que se tiende ahora, ve a lo que quieres. Y para ayudarnos, estudiar, leer, simplemente saber más, es vital, porque si no lo conoces, para ti no existe y eso te va a limitar muchísimo. No te pongas límites, expande tu conocimiento, échale horas y dedica tu tiempo a lo que te importa.

Cuando me pongo con algo, me pongo de verdad, busco la excelencia. Para hacerlo mal, mejor no lo hagas. Si lo vas a hacer, hazlo lo mejor que puedas y sepas. *Cuando hay que hacer algo hay que hacerlo, no podemos esperar.* No procrastines, no lo dejes para otro momento, porque si no te apetecía ahora, no te apetecerá después, reconócelo. Y lo mejor es quitártelo de encima cuanto antes, porque así tienes una tarea menos que hacer y, por si no lo sabías, te vas a sentir muy bien contigo. 2×1. Y como a ti no te gusta hacer las cosas a medias o por hacer, hazlo mejor. *Hay que ser excelente en todo lo que hagas.* Si no pones ganas y empeño, haces las cosas por hacer, por quitártelas y a otra cosa mariposa, cogerás ese hábito con casi todo y serás una persona mediocre. Y de mediocres está lleno el mundo, hagamos lo que sabemos hacer, bien hecho. Y para los que estén pensando que la excelencia es una quimera, te lo compro, pero si esa es tu excusa, no llegarás ni al siete. No te quedes tan lejos de lo mejor, aunque lo mejor es enemigo de lo bueno, no te muevas en esa zona, quiere jugar otra liga, la *Champions* mejor que la *Europa League,* aunque luego no la ganes, no eres el mejor, pero estás ahí y trabajarás para quizá algún día serlo.

⇒ *Yo creo que soy un privilegiado, no soy consciente de que la vida me haya machacado y haya tenido que sufrir mucho.*

⇒ *Las redes sociales permiten conectar con cualquier persona en cualquier parte del mundo, pero tenemos que filtrar esa información falsa que vemos todos los días.*

⇒ *Absoluto en la vida no hay nada.*

⇒ *El todo y el nada no existen.*

⇒ *Si la gente fuera normal y tuviera más sentido común, el mundo sería mucho mejor.*

⇒ *No hay que hacer daño a nadie y menos a los que tienes cerca.*

⇒ *El dinero es importante, claro que sí, pero no debe ser el objetivo principal ni la motivación de nadie.*

⇒ *En nuestra profesión, si te dedicas a la docencia y tienes familia, tienes que llegar a un acuerdo.*

⇒ *Para hacer un máster lo suyo sería haber trabajado previamente para sacar mucho más partido, aunque con la formación que salen ahora es casi imperativo hacer algún tipo de formación de media o larga duración, modular o de dedicación semanal.*

⇒ *Cada vez somos más, la competencia es mayor, el mercadeo se ha establecido en nuestra profesión y esto juega en nuestra contra. Ahora da miedo invertir en una clínica y gestionar un equipo.*

⇒ *El "es que" es una forma de quitarte responsabilidad. Hay que ser consecuente con lo que haces.*

⇒ *Estoy muy contento con lo que he logrado en la vida.*

⇒ *Existen distintos niveles y tipos de éxito.*

⇒ *La experiencia clínica, siempre con criterio, es fundamental.*

⇒ *Para que las investigaciones científicas sean válidas, hay que poder aplicarlo a la clínica.*

⇒ *La mayor parte de los conceptos de antes ya no son válidos y los de ahora no lo serán en un tiempo.*

⇒ *El ego es bestial y en Odontología nos encanta poner nuestro nombre a cualquier cosa.*

⇒ *No sé qué es la felicidad, pero estar bien contigo mismo es necesario para conseguirla.*

⇒ *Yo necesito gente a mi alrededor, tanto si me pasan cosas buenas como malas. El entorno para mí es importantísimo para mi trabajo diario.*

⇒ *Suelo intentar aprender solo y si veo que necesito un poco más, me apunto al curso.*

CARLOS FERNÁNDEZ VILLARES

"Para conseguir el éxito es necesario darse cuenta lo antes posible que es necesario trabajar y esforzarse mucho siempre, creer en uno mismo ayuda, que también nos ayudará a mejorar y si piensas que has alcanzado el éxito es que no te has enterado de nada".

Dentista por casualidad porque no le dio la nota para Medicina, probó pensando en volver a intentarlo al siguiente año, pero le gustó esa cosa de los dientes. No fue fácil estudiar Odontología porque, como sabemos, es una carrera costosa, pero en tercero le surgió la posibilidad de trabajar como auxiliar-ayudante-"miranda"-chico para todo en la clínica de los doctores Herrero Climent, lo que supuso un antes y un después. Desde ese momento no tuvo vacaciones porque al acabar las clases se iba todo el día a la clínica, ayudando y aprendiendo. Eso le dio un conocimiento y una experiencia tremenda, yendo por delante de sus compañeros. Reconoce que fue duro compaginar los estudios con la clínica, pero ahora lo recuerda con cariño, porque sin eso, hoy no sería quien es. Por las circunstancias iba para perio o cirujano, pero vio tantas complicaciones, que, aunque se resolvían, decidió probar con la estética de la mano de Carlos Oteo en la Universidad Complutense de Madrid. Ahí descubrió un mundo nuevo, pero no pudo cursar el tercer año por diferentes circunstancias. Empezó a trabajar entonces con los doctores Blázquez, Echevarría y Cuesta y se dedicó sólo a la clínica, pero le faltaba algo, la parte de formación, en la que empezó de la mano de una casa comercial, aunque ya le habían dicho que comunicaba muy bien y que podría dedicarse a dar cursos. Y así fue, poco a poco le llamaban de más sitios dentro y también de fuera de España. Es líder opinión de diferentes casas comerciales del mundo de la estética y miembro de *Style Italiano*. Siempre le ha echado mucha cara haciendo que aparecieran grandes oportunidades en su vida y le han ayudado grandes amigos como Jon Gurrea y Baratieri, entre otros. Gracias a los consejos de Eduardo Padrós y a un arrebato se animó a montar su clínica junto a su mujer, Natalia, donde ya no están porque muy cerca de esa primera, han montado su actual clínica. Durante estos años a nivel personal tuvo momentos muy duros, pero pudo superarlos y le hicieron mejor gracias a la familia, la clínica y la formación. Smile.

Hay que aprovechar muy bien las oportunidades. Después de entrevistar a Carlos, creo que esta es una frase que todo el mundo debe grabársela a fuego, porque en su caso, y seguramente en el de prácticamente todo el mundo, hay trenes que sólo pasan una vez en la vida. La incógnita es si quiere o no coger ese tren, porque por mucho que otro te diga que lo cojas, tú tienes que ser quien tome esa decisión y que asuma las consecuencias, por supuesto. *Yo a todo digo que sí, no dejo pasar una.* Y aunque no estoy de acuerdo con esta afirmación porque soy de los que creen que hay que decir que no, y quizá más veces de las que lo decimos, si no quieres dejar pasar posibles, tienes que decir que sí, pero recuerda que por un sí a algo, habrá un no a otras cosas. La razón por la que nos dice esto Carlos es porque él *ha sabido aprovechar las oportunidades que la suerte le ha dado.* Pero hay que preguntarse si ha sido la suerte, el trabajo o el estar trabajando en el momento que llegaba la suerte. Al fin y al cabo, como se suele decir, *conseguir lo que quieres en la vida es más un tema de actitud que de aptitud.*

Tengo poca vergüenza y eso me ha ayudado a conseguir muchas cosas. Hay que echarle cara a la vida. Carlos es totalmente opuesto a mí en este sentido y por eso quizá cada uno estemos donde estamos. Que no es mejor ni peor, simplemente no todos podemos ser iguales y, en consecuencia, nuestras vidas no podrán ser iguales. A veces echo en falta tener ser un poco más lanzado, pero es que no sería yo. Y aunque no me gusten ciertas cosas, soy yo, podré trabajar para mejorar, que lo estoy haciendo y creo que, consiguiendo, pero me costará más que a otras personas. Hay gente que ha nacido para hablar en público, como Carlos, pero eso no significa que no puedas conseguir llegar a un nivel alto en ese sentido, porque yo, que leía las diapos tartamudeando en mis primeras clases, creo que he mejorado considerablemente. Es trabajo y como indica esta reflexión, echarle un poco de morro, tener confianza en uno mismo sin llegar a dejarse llevar por el ego, a no ser arrogante, mantener la humildad, pero vaciándose en cada cosa que hagas.

La gente no es feliz porque está siempre quejándose y se quejan porque seguramente no han vivido cosas difíciles de verdad. Somos unos privilegiados, hasta el punto de que somos una pijos sin medida y vivimos en una realidad fictícia. Como tenemos todo o casi todo lo que queremos, sin mencionar las necesidades básicas para vivir que están sobradamente cubiertas, nos fijamos en "tontás", como diría José Mota. *Cuando uno ve cosas verdaderamente terribles, dejas de quejarte por tonterías.* Y es cierto, aprendemos a relativizar cuando se nos presentan situaciones que sí que son importantes. Lo de dar importancia a lo que tiene y no a las cosas que o tienen fácil solución o no van a suponer un verdadero problema para tu vida es algo que todos deberíamos pensar, reflexionar y escribir para que no se nos olvide. *La gente cree que sólo ellos tienen problemas, hijos y poco tiempo.* Creemos que el mundo gira alrededor nuestro, pero es nuestra vida la que lo hace, el mundo pasa muy lejos de nosotros y cada uno tiene sus problemas y sus problemas son lo más importante. Es una visión egoísta y que nos ciega, por lo que deberíamos ver todo lo que les sucede a otros para saber que nuestros problemas quizá no lo son tanto.

A la hora de sacrificarse pocos están dispuestos. Decir que queremos algo es fácil, hacer lo necesario para conseguirlo, no. Esto es como lo de sujétame el cubata. Gallitos podemos ser cualquiera, pero ponerse en acción es algo diferente. Cuando decimos que queremos conseguir algo, tenemos que ver si lo decimos por decir, por moda o por quedar bien o, por el contrario, porque realmente queremos conseguirlo. Es fácil, si estás dispuesto a dejar de hacer cosas que te gustan por cumplir tu objetivo, es que lo quieres, pero si te surgen dudas, no lo quieres. El problema es que *ya no hay cultura del esfuerzo, se quiere que lo den todo hecho y rapidito*, y así malo. ¡Coño! no seas de la cultura "nini" (ni estudia ni trabaja) y sé más como tus abuelos, que se sacrificaron para sacar una familia y una sociedad mucho más complicada que la que tenemos ahora. *Soy un trabajador y luchador empedernido*. No hay excusas y tenemos tiempo para dedicar a lo que queremos conseguir, no digas que no. *Tiempo tenemos, otra cosa es que lo aprovechemos o gestionemos como es debido.*

Nunca hagas daño a nadie de manera intencionada. Buen consejo este. A propósito, nunca, que todo lo malo que podamos hacer sea sin querer, incluso pensando en que estamos haciendo lo correcto, pero de la misma manera tenemos que pensar que los demás actúan igual. Hay que ser justos y hacer lo mejor para la sociedad, para los nuestros. Pero debemos tener cuidado, si no, puede sucedernos lo mismo que a Carlos, *que todo lo hace para intentar complacer a los demás y a veces no se preocupa por él mismo. ¿Es esto algo malo?* Pues sí y no. Me explico. Es bueno querer dar todo a los demás, pero no por agradar, tenemos que hacerlo porque es lo correcto, porque es nuestro deber. Si hacemos las cosas para conseguir el beneplácito de los demás, algo que nunca podremos controlar, seremos esclavos. Si hacemos las cosas por nosotros, porque queremos aportar a los nuestros o nuestra sociedad, la cosa cambia, porque somos libres de hacerlo. No hacer daño y *ser agradecido y más con la gente que te ha ayudado,* como bien dice también Jon Gurrea. La vida es difícil, pero menos de lo que nosotros nos la hacemos.

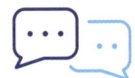

⇒ *En la vida hay mucha gente que parece bueno en lo que hace, pero luego hay que demostrarlo.*
⇒ *Si hoy cometes un error, en dos minutos eres viral y se te puede liar.*
⇒ *El fracaso absoluto puede existir, pero siempre se puede empezar de cero y re-montar.*
⇒ *Me siento agradecido de la suerte que he tenido, pero me lo he currado para conseguirlo.*
⇒ *Me han dicho muchas veces que no era tan bueno como yo creía y que tengo que mejorar, pero me di cuenta de que había otras cosas detrás.*

⇒ *La felicidad puede ser esa sensación de no agobio.*

⇒ *Es complicado el equilibrio entre lo personal y profesional, pero no es injusto, es voluntario, cada uno decide lo que quiere hacer.*

⇒ *Si te lo curras mucho, te esfuerzas mucho y te empeñas, puedes conseguir las cosas.*

⇒ *A veces tengo la sensación de qué bien he salido de esta, pero, ¿cómo saldrá la siguiente?*

⇒ *Me formé en una mentira. Se me educó para conseguir una excelencia, algo que me frustraba porque pensaba que no cumplía, pero cuando ves cómo trabajan esos que te empujaban y te dabas cuenta de que no siempre lo hacían tan bien como mostraban.*

⇒ *Cuando hablo de algo en un curso, hablo con mucha experiencia detrás y no me guardo nada, los fracasos tampoco.*

⇒ *Yo doy mucha formación, pero sigo formándome y trabajando mucho.*

⇒ *Aunque me guste lo que hago, yo trabajo por dinero.*

⇒ *Actualmente se nos vende que por ser persona tienes derecho a ciertas cosas, y por eso no hay cultura de esfuerzo. Los tiempos han cambiado.*

⇒ *Para llegar a donde estoy he recorrido un camino muy duro.*

⇒ *Estar ahí arriba requiere un trabajo constante, no puedes quedarte atrás en conocimiento y eso es mucha presión.*

⇒ *Hay mucha gente que se aprovecha de los demás por interés.*

⇒ *Tenemos que cuidarnos, disfrutar y descansar más.*

⇒ *Debemos creer más en nosotros.*

CARMELO ALUSTIZA

"Las claves para conseguir el éxito son: ser humilde sinceramente; ser agradecido con quien te enseña, tanto lo bueno como lo malo; que nada ni nadie te infle el ego, interiorizar que nunca es demasiado tarde para cambiar... a mejor; sentirte orgulloso de que alguien al que enseñaste supere tus logros como profesional, tener vocación de servicio y ayuda y pasar por la vida de puntillas... haciendo el bien".

Bilbaíno de nacimiento, ha desarrollado su vida de estudiante y profesional allí mismo. Se decidió por Medicina sin saber por qué y en cuarto empezó a gustarle, con la idea de hacer cirugía general, pero se apuntó a Estomatología para hacer tiempo para el MIR, y como no consiguió la plaza que quería, pues siguió con los dientes. Cuando termina la especialidad de Estomatología consideraba que no sabía nada y llamó a un profesor de prótesis para que le enseñara. En dos semanas aprendió mucho más que en toda la especialidad. A los 12 años de estar trabajando se formó en escuela Pankey y, posteriormente, se fue a Seattle para aprender con Kois, posiblemente la mejor decisión de su vida profesional porque le empezó a gustar lo que hacía. Trabajó los 15 primeros años sin parar (16 horas diarias y algunos días hasta las 2 de la mañana) para poder vivir en caso de no poder continuar por una enfermedad que le diagnosticaron. Siempre aconseja aprender de los originales, no de sucedáneos. No tiene pensado jubilarse de momento porque se lo sigue pasando muy bien.

No me tengo que preocupar de una situación en la que no he tenido nada que ver. Uno de los conceptos más importantes del estoicismo tiene que ver con esta frase de Carmelo. Epicteto hablaba de la dicotomía de control o, lo que es lo mismo, de que sólo tenemos que preocuparnos de las cosas que tenemos control, que no es más que nuestro juicio de las mismas. No podemos controlar lo que hagan los demás, pero ni siquiera los resultados de lo que hacemos. Y un ejemplo sería que puedes entrenarte para hacer un tratamiento de diez, pero no depende de ti el resultado, porque todo lo que tiene que ver con el paciente, que los materiales puedan no estar en buen estado y muchos factores más, no puedes controlarlos. Así que no le demos vueltas a esas cosas que no han salido como queríamos, porque no estaba sólo en nuestra mano. Pero como también dice Carmelo, *intento prevenir que nada me dañe*, y para eso tienes que saber diferenciar entre lo que puedes controlar y lo que no y prepararte para hacer las cosas lo mejor posible. *Si me equivoco o hago algo que no debía, lo primero que hago es disculparme, pero ya no puedo volver atrás*, de nada va a servir que tengas esos típicos pensamientos rumiantes, que sólo van a comerte tu tranquilidad y equilibrio.

Debemos hacer las cosas por elección, no por casualidad (by choice, not by chance), sabiendo lo que haces y si haces algo que está mal, lo tienes que saber se antemano. Creo que poca gente no estará de acuerdo con esta cita. Pero si puede existir cierto conflicto con la segunda parte, porque una idea generalizada es que las cosas que la gente hace mal, las hace así por desconocimiento e ignorancia, sin saber que lo está haciendo mal, más que por malicia. Pero es cierto que en muchas decisiones que tomamos en nuestra vida, en aquellas en las que sabemos que no hemos sido todo lo racionales que debíamos haber sido, somos conscientes que no es la mejor decisión, pero por distintos factores (las prisas, falta de honestidad con nosotros mismos...) lo hacemos no de la mejor forma posible, pero conscientes. No pongamos excusas diciendo que fue por mil cosas que no tienen nada que ver porque elegir esa decisión fue cosa tuya. Y una frase que me encanta es: *lo que le dices antes a un paciente es una advertencia, lo que digas después es una excusa.* Si sabías las más que posibles consecuencias de tu elección, por qué no lo dijiste antes de hacer nada.

Nunca hay buen viento para aquel que no sabe dónde va. Aunque Carmelo afirma que *no necesito metas, vivo al día*, sabe a dónde quiere llegar y cómo llegar. Hay personas que parece que improvisan todo lo que hacen, pero creo que es bastante insostenible y pocos soportarían tal incertidumbre. Por eso es bueno saber dónde vamos. Así es más fácil saber qué camino tomar, qué alternativas tenemos, los problemas que podremos encontrar, con quién podremos contar... Y aun así tocará improvisar alguna vez, pero teniendo claro hacia dónde reconducirnos. En la vida no se puede andar perdido, así no vamos bien y nos van a caer palos por todos lados, más pronto que tarde. Y aquí es cuando a mí me gusta que cada uno se pregunte si donde se encuentra es donde quiere estar o puede que haya tomado un camino indicado por otros. Aunque no sea fácil, nunca es tarde para empezar de nuevo, es muy duro, pero si por saber que el camino tomado es el que queremos, merece la pena. Cambiar de trabajo, de pareja, de ciudad, de cualquier cosa significa una decisión difícil, no es un sí o un no, si las hay, debemos buscar alternativas que no sean binarias, así podemos llegar a ver que podemos cambiar el "o" por un "y" y posiblemente la decisión será más fácil que sea correcta.

No te conformes nunca con lo que te cuente alguien. Si tienes alguna pregunta más, busca respuestas. Creo que a muchos nos pasa que cuando se nos presentan situaciones a las que no encontramos explicación, nuestra curiosidad o, casi mejor, nuestra lucha interna contra la incertidumbre nos hace buscar respuestas. Y es que como dice Carmelo: *sabes que ciertas cosas duran y otras no, pero no sabes por qué.* Pero todo, siempre, pasa por alguna razón. *La gente en la profesión está perdida y debe encontrarse en la formación y especializarse.* No debemos conformarnos con lo que ya sabemos, que puede que incluso ya esté pasado de moda o, peor aún, sea erróneo. *La vida profesional es como una escalera y la subida tiene que ser continua,* por eso no debemos pensar nunca que hemos llegado al piso más alto, porque vivimos en un edificio en constante construcción, de hecho, muchos ladrillos los ponemos nosotros. Y esto no sólo es aplicable a nuestra vida profesional, la personal es idéntica, hasta el punto de que crecemos al mismo ritmo.

Tú puedes conducir durante cuarenta años y ser un mal conductor. Experiencia sin conocimiento no vale para nada. Uno de los grandes dilemas, tema de discusión de debates, es si pesa más la experiencia o el conocimiento. Todos estamos de acuerdo que deben ir de la mano, pero lo que dice Carmelo es muy cierto y el ejemplo de los conductores viene al dedillo. Según los estudios, el 90 % de los conductores se consideran buenos conductores, pero todos sabemos que no es así, que tenemos malos hábitos, pero que como los tenemos interiorizados, pensamos que es la forma correcta, cuando no es así. Pues lo mismo puede pasarnos en nuestra profesión. Hacemos algo, que podría hacerse mejor, durante mucho tiempo y por eso pensamos que lo estamos haciendo bien. *La experiencia es útil si se aprende de ella.* Esto es importante porque, en ocasiones, deberíamos parar a evaluar cómo estamos haciendo los tratamientos, igual que deberíamos hacer con nuestras decisiones en la vida, medir nuestros índices de fracaso y ver si estamos en cifras permisibles o si por el contrario tenemos más fracasos y complicaciones que la media, lo que significaría que hay algo que no estamos haciendo todo lo bien que deberíamos. Un buen proceso sería aprender, ponerlo en práctica, repetir y repetir y sobreaprender a partir de la experiencia y la formación continua.

⇒ *Aquí nadie te regala nada, hay que ganárselo.*
⇒ *Yo no trabajo, practico una afición por el que me pagan.*
⇒ *Me cuesta mucho tomar decisiones. Pienso mucho las cosas.*
⇒ *Me motiva la satisfacción del deber cumplido.*
⇒ *De los errores lo que tienes que hacer es aprender y no repetirlos.*
⇒ *No hay pastillas para curar el no puedo, es un problema de voluntad.*
⇒ *Hago más por un paciente al escucharle y darle un pañuelo para secar sus lágrimas que de cualquier otra manera.*
⇒ *Cuando tú das y ayudas a una persona, lo que recibes es mucho más.*
⇒ *Cuando alguien es más feliz habiéndose jubilado, no debería serlo tanto trabajando.*

⇒ *Hay que tener una capacidad especial para resolver problemas.*

⇒ *Hay que enseñar a pensar.*

⇒ *Cada uno pone en valor lo que le interesa y a partir de ahí hará lo que tenga que hacer. Hay que ser tolerante.*

DANIEL ROBLES

"Para mí, la clave del éxito es pensar que lo mejor aún está por llegar. Asumir retos y metas que te obliguen a estar en movimiento. Mirar hacia atrás con la satisfacción de haber superado múltiples pruebas y dificultades que te permiten mirar hacia adelante con seguridad. Pero sobre todo saber que es para ti y donde está el éxito. Para mí, a veces está en tener quien te abrace y te diga: ¡tú puedes!"

Nacido en Burgos, pero madrileño de toda la vida, se considera un médico frustrado al que su abuelo le aconsejó que hiciera Odontología, aunque pusiera Medicina por delante a la hora de elegir universidad. Finalmente, entró en Odontología en la Universidad Complutense de Madrid y allí vio que cumplía con sus expectativas. Recuerda que fueron unos años agradables y se licenció en el 2004. Comenzó a trabajar inmediatamente y pasó por diferentes clínicas hasta que dos años más tarde se dio cuenta que no salimos preparados ni formados y se formó primero en endodoncia y poco a poco fue entrando en el mundo de la cirugía, un campo que siempre le había llamado la atención por diferentes motivos, tanto los que se ven por dentro como desde fuera. Por cuestiones personales y económicas no podía hacer un Máster con mucho tiempo de dedicación, pero pudo acceder a un experto en periodoncia e implantes en Almería en 2012. Tuvo la oportunidad de colaborar en ese título que poco después pasaría a Valladolid, y allí conoció su segunda vocación, la docente. Gracias a diferentes empresas comenzó a dar charlas pese a sus miedos, entre otros, a hablar en público. Actualmente colabora en diferentes universidades, es director clínico y académico de la UEMC y da charlas en territorio nacional e internacional.

Lo que diferencia a la gente que consigue sus metas es su actitud.

La gente que se come el mundo y no se deja comer es porque piensa de forma diferente, porque quiere ir a por todas, aun sabiendo que puede que no lo logre. La primera persona a la que tienes que demostrarle que vales, es a ti. *Hay que hacer lo que nosotros queremos, no lo que otros quieren, si no, es difícil tener una buena actitud haciendo algo que no nos gusta.* Hacer algo desganado porque nos dicen que tenemos que hacerlo, aunque no nos apetezca e incluso no creamos en ello, es mejor no hacerlo. *Los que piensan que todo les va a salir mal, al final les sale mal. Es esa gente que en un día soleado van con su nubarrón con lluvia encima de sus cabezas*, como en los dibujos animados, pero en la vida real, sustituyendo el nubarrón por "desgracias" (lo pongo entre comillas porque la mayoría, por no decir casi ninguna, no son tales, aunque la percepción que tiene esa persona sea esa). Un punto importante para tener y mantener esa actitud es que *no te frustres por no conseguir tus objetivos, aún estamos a tiempo y hay que reconocer que también conseguimos cosas que no nos esperábamos.* Fíjate si es importante la actitud, que cambiamos nuestra postura corporal cuando esta cambia. Así que saca pecho, hombros para atrás, cabeza alta, levanta barbilla y a intentar conseguir tus metas.

Siempre hay gente que lo hace mucho mejor que tú, pero si te gusta lo que haces y te demandan, será por algo y hay que creérselo. No mires tanto a lo que hacen y cómo lo hacen los demás, no te compares. Lo que tienes que hacer es ver lo que haces tú, cómo lo haces y los resultados. Algo bien estarás haciendo si tienes pacientes, si tienes gente que quiere escucharte, si alguien te busca. Que puede que tengan una percepción de ti que tú no tienes, pues puede ser también, *a veces pienso que estoy en un lugar que no me corresponde, me falla la confianza*; esto es lo que se conoce como el síndrome del impostor, que no es más que las dudas que nos entran a todos en algún momento de nuestras vidas y más, cuando las cosas parecen que están saliendo mejor de lo que esperabas y crees que no te lo mereces, que no has hecho nada especial (según tú) para estar en esa posición o tener cierto reconocimiento, ya sea por parte de los pacientes, compañeros o quien sea. *La confianza en ti mismo y la resiliencia son dos características fundamentales para estar bien contigo mismo*, lo que no quiere decir que en ocasiones tengas dudas o te subestimes, pero tienes que ser consciente que, si las cosas marchan bien, no es algo puntual, no estarás haciendo tan mal las cosas. Confía en ti y en tu trabajo, desde la humildad y la sinceridad.

La diferencia entre lo que hace uno y otro radica en la experiencia, de las veces que uno y otro lo haya hecho, no que ese otro esté tocado por la mano de Dios. ¿Por qué pensamos que fulanito ha tenido suerte y nosotros no? ¿Por qué pensamos que hay gente que ha tenido todo fácil y por eso está donde está y nosotros no podemos aspirar a eso? Solemos pensar así en lugar de intentar ver todo lo que esa persona ha hecho, a todo lo que ha renunciado, sus noches sin dormir, sus sacrificios, sus fracasos. Y en eso que no vemos está la diferencia entre él y tú. Por eso se dice que la experiencia es un grado y el trabajo, otro grado superior. La suerte se trabaja y como decía Severiano Ballesteros: "cuanto más entreno, más suerte tengo". *Cuando haces algo, tienes que poder medirlo de alguna manera para saber si lo estás haciendo bien o mal*, sólo así podrás sacar provecho de tu trabajo diario, a nivel profesional, pero también personal. No hay una receta mágica para alcanzar el éxito, cada caso es diferente, como cuando quieres aprender la receta o protocolo de una técnica, pero ves que no siempre $2 + 2 = 4$. La gente tiene que ser inquieta, aspirar a crecer, a evolucionar, no sólo quejarse y poner excusas para autosabotearse para no conseguir sus objetivos y así poder cumplir su autoprofecía, él mismo es su mayor obstáculo. Que cada paso que des sume, pero para sumar, tienes que ponerte en movimiento, tienes que empezar a andar.

Tranquilo, cada cosa lleva su tiempo. Como se suele decir: *"la paciencia es la madre de la ciencia"* o *"la paciencia es amarga, pero su fruto es dulce"*. Una de las cosas que la gente de éxito te va a repetir siempre es que las cosas llevan su tiempo, no tengas prisa, mantén tu foco, trabaja y los resultados no deberán hacerse esperar, aunque no esperes conseguir siempre todo como lo esperabas. *Todo requiere un esfuerzo y un tiempo, pero tenemos que pensar el esfuerzo que hacen y el tiempo que nos regalan los que están a nuestro alrededor para que nosotros podamos hacer lo que hacemos.* No somos el centro del universo, recuérdalo, todos vamos al baño, todos lloramos, todos perdemos algo. *Mis mejores logros profesionales están por venir, de eso no tengo duda, es cuestión de tiempo.* Si desistes, el tiempo te habrá ganado. La vida puede parecer una carrera contrarreloj, tú contra el tiempo. El tiempo va a su ritmo, no puede ir más rápido, tampoco más despacio, pero es quien determina cómo y cuándo aparecen los resultados. Tú que puedes ir más rápido que el tiempo, puede que llegues antes y no haya resultados de ningún tipo, has corrido demasiado. Hay que saber esperar, las cosas buenas rara vez son las que llegan pronto. En la espera, hay mucho aprendizaje y tu capacidad de adaptación puede marcar la diferencia. Tienes toda una vida, pero la vida termina en algún momento, disfruta de cada paso en el camino.

Ser feliz no es tener ausencia de preocupaciones, que te salga todo bien o estar sonriendo todo el día. Es saber llevar lo mejor posible lo que te vaya viniendo. Me he encontrado mucha gente que cree que cuando soluciona un problema es cuando podrá ser feliz, pero lo que ignora es que rápidamente aparecerá otro problema nuevo y que todo vuelve a empezar. *Todos tenemos problemas, en nuestros tratamientos y en la vida, pero la felicidad es más bien una actitud, el camino, no la meta.* Consigues ser más feliz, lo que no significa que tengas tus momentos malos y momentos de mierda, simplemente cuando aceptas la vida que tienes y si quieres cambiar sabes lo que hay que hacer. *La ausencia de criterio, querer las cosas para ya, el superávit en el que vivimos y la incapacidad de saber de qué van las cosas, hace que la gente no sea feliz.* Disfruta lo que tienes, olvida lo que anhelas y vive para mejorar en lo que puedas. Como dice Daniel: *La felicidad es la capacidad de sentirte bien contigo mismo cuando te vas a dormir*, aunque sepas que haya cosas con las que no estás satisfecho, hay que aceptar que no tenemos control sobre todo lo que nos concierne.

⇒ *Tan poco sirve un tonto motivado como un erudito que no sabe de lo que habla.*

⇒ *La gestión de la frustración en general, y en los jóvenes en particular, es una cuenta pendiente.*

⇒ *Hay gente a la que hace tiempo alguien les tenía que haber dicho que quizá esto no es lo suyo. Es duro, pero cuanto antes se den cuenta, mejor.*

⇒ *Me gusta rodearme de buena gente y gente muy buena.*

⇒ *Los que hemos tenido una formación más autodidacta nos hemos dado muchas leches, pero la curva de aprendizaje nos ha llevado a hacer cosas que de otra manera no hubiéramos hecho.*

⇒ *Hay un momento en la profesión que nos volvemos autómatas y nos olvidamos de que tratamos pacientes. A veces hacemos tratamientos más para nosotros que para el paciente.*

⇒ *Mi percepción es que no hay nada que me haya desgastado tanto. El trabajo, el estar en el momento adecuado, en el lugar adecuado con la gente adecuada, ayuda.*

⇒ *Los dentistas tenemos una tara, acabamos rodeados de dientes y dentistas.*

⇒ *He aprendido a pensar que en el caos hay cierta tranquilidad, intento no obsesionarme.*

⇒ *La familia, la gente que te importa es lo más importante.*

⇒ *El fracaso es haber sufrido algo que te haga no estar bien contigo mismo, que nos ayuda a aprender.*

⇒ *Tengo conversaciones conmigo mismo constantemente. A veces son fructíferas otras son discusiones.*

⇒ *Hay que darse cuenta de que no podemos abarcar todo.*

⇒ *No dejo que me digan "no puedo". A lo mejor te caes, pero no pasa nada, te levantas y lo vuelves a intentar.*

DANIEL RODRIGO

"Puede que la clave para ser feliz sea tener metas y relativizar los problemas. Poner en valor todo lo bueno que nos rodea y no eclipsarlo con preocupaciones estériles. Tiene una frase mi suegro, una de las personas más trabajadoras que conozco: 'Vive como si fueras a morir mañana y aprende como si fueras a vivir toda la vida'. Otra frase que me gusta de mi buen amigo Borja es 'El objetivo en esta vida es vivir con memorias, no sueños' y, a nivel profesional, me quedo con la de mi querido Luis Aracil 'Lo mejor es enemigo de lo bueno', que es una síntesis perfecta sobre el concepto de tratamientos racionales, sensatos y eficientes, la versión española del principio KISS (*keep it simple, stupid*)".

Amante acérrimo de la naturaleza, del campo y del mundo rural, de niño siempre quiso ser como su ídolo infantil, Félix Rodríguez de la Fuente. Con el tiempo, casualidades de la vida, se dio cuenta que su ídolo fue dentista y para más inri, se enteró de que fue también uno de los socios fundadores de la SEPA, sociedad que para Daniel es su casa. No pudo hacer la licenciatura en la UCM, donde su padre era profesor, quien le convenció de estudiar en una privada que acaba de abrir, el CEES (actualmente la UEM). Daniel tenía la mirada puesta en una carrera en biotecnología acuática o algo así. Tras terminar la licenciatura hizo el postgrado en Periodoncia e Implantes de la UCM, uno de los más prestigiosos e intensos del mundo del que salió muy preparado y donde tuvo la oportunidad de conocer a los que hoy en día son buenos amigos y con los que creó el grupo Periocentrum, una red de clínicas de dedicación exclusiva en perioimplantes, formación e investigación. Desde Periocentrum crearon uno de los grupos de Facebook más importantes sobre odontología de España, basado en debate y el espíritu crítico, Dental Campus. En dicho Máster también encontró a sus referentes, Mariano Sanz, Antonio Bascones y Luis Aracil con una filosofía de trabajo y una forma de entender la vida que le han marcado, comenta. Otro referente a nivel laboral es su padre de quien aprendió la honestidad como valor de peso en la consulta y en la vida en general.

Nuestra profesión quema, no hay duda, pero creo que también presenta ventajas obvias. Creo que muchas veces nos quejamos "de vicio", sinceramente. En mi opinión somos unos privilegiados, aunque nos cueste verlo. *Trabajar en lo que te gusta, con una buena remuneración y con posibilidades* *de decidir dónde, cómo y cuánto quieres trabajar es algo que hay que poner en valor.* Debemos ver las cosas desde un punto de vista más positivo y optimista. Podemos mirar cómo están otras profesiones para sentirnos afortunados. En caso contrario deberías reflexionar y hacerte una pregunta sencilla ¿estás trabajando realmente en lo que te gusta? *A nivel personal me encuentro, hoy en día, francamente cómodo trabajando, aunque sean muchas horas a la semana. Ese bienestar dentro de mi profesión me permite no desfallecer a pesar de estar en consulta entre 40 y 50 horas semanales.* Simplemente trabajo con pasión, pero sin presión. Si piensas como Daniel, estás donde creo que quieres estar, si no, mira dónde te gustaría estar.

Tengo la capacidad de desconectar totalmente del trabajo. ¿Cuando sales del trabajo, tu mente también sale de trabajar? Seguramente la respuesta de muchos sea que no. Y es que el nuestro no es un trabajo del que sea fácil desconectar porque podemos llevarnos a casa el caso para planificar y estudiarlo, dar vueltas a determinados acontecimientos acaecidos durante la jornada o, actualmente, a causa de las RRSS el problema puede acentuarse. Trabajamos con pacientes, es decir con personas, a las que queremos devolver su salud, su estética y su funcionalidad. Cada paciente es un mundo con un contexto muy específico, no es sencillo. Solucionar los problemas de personas que han depositado en ti su confianza y muchas veces sus ahorros puede generar frustración, impotencia y ansiedad que, en ocasiones, trasladamos del trabajo a casa. Es importante saber desconectar y convertir en rutina esa desconexión, para mi es crítico. Puede no ser sencillo y creo que influye mucho la personalidad de cada uno, pero sin duda merece la pena el esfuerzo, por nuestra familia, entorno y nosotros mismos.

Si tengo que destacar un defecto que me gustaría cambiar es mi tendencia a la procrastinación. Procrastinar, (posponer tareas relevantes y sustituirlas por otras más apetecibles) es algo que me sucede con cierta frecuencia, especialmente cuando vengo de un tiempo de inactividad y me encuentro con muchas tareas que debo resolver de forma simultánea. En esas situaciones no soy especialmente diligente y organizado. Otro defecto quizá es que, *aunque normalmente saco mi lado más reflexivo y analítico, en ocasiones puedo llegar a ser muy impulsivo. Cuando esto sucede, habitualmente luego me arrepiento.*

En esta vida hay que tener siempre proyectos ilusionantes en el horizonte. Debemos ser ambiciosos, no codiciosos. Como dice Daniel, se suele confundir el ser ambicioso con codicioso y no son lo mismo. La RAE define la primera como deseo intenso y vehemente de conseguir una cosa difícil de lograr, especialmente riqueza, poder o fama, mientras que el segundo es deseo vehemente de poseer muchas cosas, especialmente riquezas o bienes. Parece, pero no son iguales, aunque la línea que las separa es muy fina. *El ser humano, por naturaleza, nunca está contento con lo que tiene. La diferencia clave aquí es luchar por tus metas, tus sueños, no por ser más o tener más que el de al lado. Para mí, en eso radica la diferencia entre codicia y ambición. La ambición deber ser un motor de vida que nos ayude a ser felices, la codicia es un lastre que nos conduce irremediablemente hacia la infelicidad. Los retos y proyectos deben ser realistas y coherentes, en caso contrario pueden generar frustración, como la codicia. La frustración está ligada de forma inexorable con la infelicidad. Decía mi abuela que no es más rico quien más tiene sino el que menos necesita... y es una verdad como un templo. Esta verdad no está reñida con la ambición, con marcarse metas y retos, de hecho, son actitudes de vida que se complementan. Otro aspecto crítico bajo mi punto de vista es contextualizar y relativizar los problemas que tenemos.* Problemas serios realmente tenemos muy pocos. Sorprendentemente tenemos una querencia inusitada a sobredimensionarlos nosotros. Lamentablemente solemos tomar conciencia de los que digo cuando realmente llega un problema serio de verdad y pensamos…, he sido idiota. Entre los miedos por cosas negativas que podrían suceder (y que no pasan) y los pequeños problemas que convertimos en grandes transcurre la vida de muchos, especialmente en occidente. En mi opinión éste es uno de los lastres más grande para saber disfrutar de la vida y ser felices.

De los errores y de los fracasos debemos sacar un aprendizaje que nos ayude a construir un futuro eficientemente estructurado. Con lo
mal que llevamos perder, pero lo útil que puede llegar a ser. Daniel nos cuenta algo que le sucedió con lo que aprendió mucho, aunque seguramente, como a todos, le hubiera gustado que las cosas hubieran sido diferentes. Daniel tuvo en su día un proyecto fuera del ámbito odontológico que le ilusionaba. Invirtió todos sus ahorros y todo su tiempo libre pero el proyecto al final no funcionó. Comenta que en proyectos que vinieron luego, los errores cometidos en el fallido le fueron de una ayuda enorme. Quien no camina no se tropieza. El único fracaso es no caminar, estar parado, dejar de intentarlo.

⇒ *La única fórmula que tienes para avanzar es ser consciente de que nunca estás suficientemente preparado.*

⇒ *Nosotros no trabajamos en una cadena de montaje con pacientes iguales, no tratamos bocas sino personas y cada paciente tiene un contexto completamente diferente. Dos bocas iguales en dos pacientes diferentes pueden requerir de planes de tratamiento muy distintos.*

⇒ *Vamos aprendiendo día a día, caso a caso, y eso sirve de estímulo para seguir avanzando en tu práctica clínica y que no sea algo monótono. Debes implementar nuevas formar de enfocar y tratar los casos.*

⇒ *En la vida vamos soltando lastre, lo veo conveniente para emprender nuevos retos y proyectos. No podemos estar haciendo siempre lo mismo. La vida son etapas* que hay que vivirlas, pero que se van pasando. Cada etapa hay que vivirla con toda la intensidad que merece, ¡porque normalmente no vuelven!

⇒ Me gusta el paciente complicado y su manejo psicoemocional. Para mí suponen un reto, aunque son habitualmente denostados en la consulta.

⇒ No podemos estar quejándonos continuamente por todo, resulta agotador. Tenemos una profesión apasionante y bien remunerada. Somos unos afortunados.

⇒ Si de algo me arrepiento es de no haber dedicado más tiempo a mis hijos, no sólo por culpa del trabajo, sino también por mi afición al campo. Mi mujer y mis hijos son, sin duda, la piedra angular de mi vida.

⇒ Me considero una persona bastante realista y profundamente analítica para las cuestiones que considero relevantes en mi vida y en mi trabajo.

⇒ Personalmente me considero sumamente afortunado tanto a nivel laboral como familiar. Puedo presumir, además, de estar rodeado de muy buenos amigos. Trato de aprovechar este momento y su inercia tan positiva.

⇒ La búsqueda de la inmediatez y de las cosas fáciles en la sociedad actual, sobre todo en los mas jóvenes genera frustración en la sociedad. Y la frustración es muy difícil de gestionar.

⇒ A veces, la experiencia como argumento simplemente significa que se comete el mismo error durante mucho tiempo, nada mas. Creo fundamental pivotar nuestro argumentario en el conocimiento crítico y analítico basado en la ciencia como complemento a la experiencia para una práctica clínica óptima.

⇒ Hay que cuestionarse todo en la profesión, no hay que creerse el todo, el nada, el siempre y el nunca.

⇒ Las RRSS muchas veces son una trampa para los compañeros que empiezan, o directamente una mentira. Algunos compañeros muestran los 3 casos que le han quedado bien y se guardan los otros 20 que quedaron mal.

⇒ Nuestra profesión es el espejo de la sociedad, especialmente en redes sociales. Postureo, sin más.

⇒ Puede que en nuestra profesión cada vez exista menos sensatez. Nos quedamos en las formas y no en el fondo. Nos quedamos en el cómo se hace en lugar de el porqué se hace.

DAVID GARCÍA BAEZA

"Es importante marcar unos objetivos claros y alcanzables, unos sencillos y otros más complejos, y combinar la alegría de conseguirlos con el manejo de la frustración de los que no se consiguen. Otra cosa importante es hacerte a la idea de que tienes que pivotar constantemente, es decir, adaptarte continuamente, no cambiar de opinión, pero sí de estrategia, es muy difícil llevar a cabo un plan perfectamente como se diseñó desde un principio, es clave ser flexible en ese punto".

Hijo de odontopediatra, desde niño siempre veía dientes en casa y dibujos de los pacientes de su madre en las paredes de la clínica. Por esta razón parece que siempre consideró que es lo que tendría que hacer y no valoró nunca otra opción que no fuera Odontología y acabó haciéndola en la Universidad Europea de Madrid. De esos años guarda un buen recuerdo, así como muy buenos amigos. Mientras estudiaba por las mañanas, dedicaba las tardes a trabajar como auxiliar, algo que le ayudó a saber de ortodoncia. En tercero se fue a Cuba a aprender cirugía, en cuarto a Odontólogos sin Fronteras, aprovechando cada oportunidad que tenía para aprender y ayudar. Tras hacer el curso de Iñaki Gamborena en San Sebastián, cambió su forma de entender la profesión y supuso un punto de inflexión donde abrió los ojos y le marcó un punto de referencia de a dónde quería llegar. Disfruta enormemente de la profesión y de las tertulias de compañeros, tanto es así que hace unos años, poco antes de la pandemia, creo el podcast de *"Los Barberos"* junto con Juan Zufía, Ramón García Adánez, Nacho Charlen y Juan Flores (el quinto barbero, el de la música), donde hablan de temas de la profesión, entrevistan a compañeros y hacen que los dentistas nos sintamos menos solos. Compagina su clínica, donde trabaja como quiere y con una filosofía con la que se identifica, con la docencia y es conferenciante a nivel nacional e internacional, en ocasiones acompañado por su hermana Julia, ortodoncista.

Soy bastante creativo, pero necesito ver cosas, necesito inspiración.

La mayoría de la gente piensa que los compañeros que son reconocidos tienen algo dentro que les hace especiales, y puede ser así, pero son humanos, tienen problemas, días malos como tú y, como dice David, necesita inspirarse en otros compañeros para alimentar su creatividad. *El trabajo y el esfuerzo son clave para conseguir lo que te propones.* Y como se suele decir, que la suerte, que la inspiración, te pille trabajando para poder aprovecharla, porque de nada vale que pasen trenes y tú estés sentado en el sofá sin ganas de nada. Ayudémonos entre compañeros para crecer y evolucionar. *Poca gente tiene ahora la paciencia para estar detrás de alguien aprendiendo durante semanas, meses o años.* Para todo hay que tener paciencia y ganas de hacerlo, si no, pasará sin más y no se aprovechará la situación. *Me gusta ver trabajar a los demás para tener esa motivación. Soy un devorador de cursos.* Y la creatividad es algo que debemos intentar trabajar para hacer las cosas diferentes, para hacer las cosas mejor que las aprendimos.

Todo se puede cambiar, es sólo cuestión de querer hacerlo, encontrar la inspiración que te haga empezar. Al menos hay que intentarlo. Muchos se rinden, o nos rendimos, sin ni siquiera haberlo intentado, poniendo excusas de todo tipo que no son más que las limitaciones que nos autoimponemos debido a lo que hemos visto y aprendido del mundo que nos rodea. Los límites son más nuestros que del mundo, pero lo fácil es decir que algo es imposible o que tú no puedes hacer tal cosa, sin saber realmente que es, sin haberlo conocido, estudiado y ni mucho menos, intentado. Si no lo pruebas no puedes saber si puedes o no, si es cierto o no. El que se cierra está abocado a vivir en un mundo pequeñito, en el que se puede encontrar a gusto, pero sigue siendo pequeño. *Estoy en una continua pelea por conseguir el éxito. Todavía me queda para alcanzarlo.* Y para alcanzarlo, para empezar, hay que intentarlo. No llores antes de tiempo. Si lo intentas, te esfuerzas, sacrificas algo en el camino, eres disciplinado y tienes paciencia, puede que llegues a estar cerca de poder conseguirlo. Y, en ocasiones, puede que no podamos en ese momento, pero habrá más. *Lo bonito puede ser decir que uno puede con todo, pero hay cosas con las que no podemos en ese momento, pero quizá más adelante o de otra forma, sí.*

El estar contento con lo que estás haciendo es el camino. No todos los días serán buenos, pero lo importante es que en el cómputo global sí sea así y ver si de esos días malos hemos sacado algo positivo. *Éxito podría ser tenerlo prácticamente todo controlado.* Ese sería nuestro éxito, que sería independiente al juicio de los demás sobre nosotros, que al fin y al cabo es lo importante. *Para mí pocas personas consiguen el éxito realmente. Para mí el éxito no es dar charlas en un sitio chulo ni ganar mucho en tu clínica. Porque el éxito es diferente para cada persona.* Esto es algo muy importante tanto para juzgar a los demás, no hay que quedarse en lo que uno ve, porque hay mucho más que no vemos, como para juzgarse a uno mismo, recuerda que quizá para ti no vale nada para lo que a otro sí, no busques la aceptación de los demás con sus metas, busca valorarte con las tuyas y no seas ni muy duro ni blando contigo mismo, sólo sé justo. *Conseguir el equilibrio entre lo personal y profesional y estar tranquilo para mí es el éxito.* Para David y para la mayor parte de la gente, incluso para muchos que todavía no lo saben, pero algún día se darán cuenta.

Un punto de suerte es necesario, pero también depende de la actitud que tengas. No voy a negar la mala suerte, tampoco la buena, pero algo tendrás que hacer para que la diosa fortuna quiera pasar a visitarte, y que lo haga en el momento y lugar adecuado. *A la gente le viene lo que es*. El karma existe. Y no consiste en desear algo para que suceda, sino en trabajar en uno mismo, cambiar nuestra forma de ser. Así podremos atraer lo que somos. Es muy diferente. Conseguir lo que se desea es suerte, conseguir lo que se es, sería karma o que el universo confabula a tu favor porque te lo has ganado. Así que no dependas tanto de la suerte, no quieras que te toque la lotería, que te contraten debajo de tu casa con un sueldazo, pocas horas de trabajo y muchas vacaciones y haz que esas cosas puedan llegar porque te lo mereces. Deja la suerte para los que realmente la necesitan. Nosotros ya somos muy afortunados por poder recibir un dinero por hacer algo que nos encanta. Todo lo que supera las necesidades básicas podemos considerar que es un regalo. *La necesidad ayuda a sacrificarse para conseguir lo que quieres, es lo que te da ganas*. Sé tú mismo el motor de tu vida. Ponte en acción.

Hay miedos que te vienen cuando otros dependen de ti. Quien diga que no tiene miedo a algo, creo que miente. Hay muchas cosas que nos pueden afectar en la vida y al menos una de ellas nos puede causar ese miedo. Como dice David, esos miedos suelen tener más que ver con los que dependen de ti, tus hijos, tu equipo, tus amigos, que contigo mismo. No hay que tener vergüenza por decir que algo te da miedo, lo primero es asumirlo, sólo así podrás después intentar superarlos y trabajar para que eso nunca suceda. Como Séneca dijo, sufrimos más en nuestra imaginación que en la realidad. Si eres consciente de esto, el sufrimiento será mucho menor y si le sumas que no podemos preocuparnos de aquello que no tenemos el control, seremos más fuertes. Sólo tenemos que hacer aquello que sabemos que tenemos que hacer. Llegarán cosas malas, algunas se quedarán en anécdota, otras serán importantes, pero si estamos preparados para afrontarlas, será mucho más fácil superarlas y salir mejores. Pero también llegarán cosas buenas, que serán más en número, te lo aseguro. No sufras por lo que sabes que no debes sufrir. Y el miedo es bueno, ser vulnerable es una virtud que nos hace humanos.

⇒ *Hay momentos vitales salvajes donde tienes que hacer grandes esfuerzos.*

⇒ *Necesito echar muchas horas y estar centrado mentalmente.*

⇒ *No tienes sensación de que algo te cueste cuando te gusta.*

⇒ *Me ilusiono mucho con las cosas, por lo que veo fácil hacer las cosas, aunque luego cueste.*

⇒ *Intento ser cada vez más claro, sin rodeos.*

⇒ *Intento llevar a cabo muchas de las cosas que me propongo, me meto en el barro con cierta facilidad, y muchas veces me doy galletas, pero me ayuda a aprender.*

⇒ *A los dentistas nos gusta demasiado lo gratis.*

⇒ *Tiendo a ser optimista y ver el lado bueno de lo que me pasa.*

⇒ *Odio las excusas.*

⇒ *Cada vez me valoro más y tengo más confianza en mí. El tiempo te cambia.*

⇒ *Todo lo que haces suma.*

⇒ *Los objetivos están bien para ordenarse un poco y ver cómo vas, no para obsesionarse.*

⇒ *No se puede todo, siempre tendremos que renunciar a algo.*

⇒ *Hay gente que necesita un curso o un máster fuerte y unos pocos pueden aprender por sí solos.*

⇒ *Hacer un curso o un máster puede que dé seguridad a la persona más que conocimientos.*

⇒ *Hay gente que se forma mucho y le gusta la teoría, pero no la asimila bien y no sabe ponerla en práctica. Lo que dice su cerebro no lo hace su mano.*

⇒ *A todos nos gusta tener recetas para empezar y para un porcentaje de cosas.*

⇒ *Todos estamos en la búsqueda de ser felices, pero algunos están perdidos.*

⇒ *La frustración es un problema y en odontología puede aparecer con cierta facilidad por los resultados que esperamos.*

⇒ *Me gusta motivar y ayudar a la gente.*

⇒ *Me gustaría poder dedicar más tiempo al tratamiento.*

⇒ *Para vivir bien parece que tienes que ver más pacientes y trabajar más.*

⇒ *Las redes sociales son como los libros, hay buenos y malos, sólo hay que saber elegirlos y controlar lo que cogemos.*

⇒ *Los jóvenes tienen que espabilar cuanto antes, que esto de los dientes es divertidísimo.*

DAVID VALERO

"Somos creadores de nuestra propia realidad, de nuestra propia vida. Que nada ni nadie te diga lo que tienes que hacer, sigue a tu intuición y tu corazón. Eso te hará llegar lejos. Disfruta de la vida, ama a los demás como si fuera tu último día. Disfruta de nuestra profesión, que es preciosa, que te puede aportar cosas maravillosas y conocer gente excepcional".

David nunca se ha considerado buen estudiante y de joven no entendía por qué. Perdió un año durante su etapa escolar por un problema de salud y un año más durante la universidad, por lo que se licenció en el año 2004. No se arrepiente lo más mínimo de ese tiempo "perdido" porque le ha hecho conocer gente maravillosa y aprender mucho. Durante el 2012 tuvo un año a nivel profesional complicado, posiblemente origen de su actitud hasta el verano de 2020, donde a nivel personal y profesional supuso un punto de partida de una nueva filosofía. Empezó a trabajar en una franquicia y estuvo once meses perdiendo dinero hasta que le rescataron. Las franquicias y seguros supusieron gran parte del inicio de su actividad profesional y nunca dejó de formarse en cosas con sentido común. En 2015 empezó a trabajar en otro nivel. Ser DJ es de las cosas que más ilusión le hace. Codirector de máster de cirugía de la Universidad Mississippi y profesor de Nuevas Tecnologías de la UCM. Fundó Implant Detective en 2016. Ha estado haciendo sesiones de *coach* (orientador) con el que ha aprendido a pensar y actuar de forma diferente. Su referente ha sido Luis Blanco Jerez por su filosofía de vida. Su mantra podría ser que tienes que estar siempre *open mind*.

Somos incapaces de cambiar nuestra vida porque no vemos más allá. Como dice David, *lo que yo veo no es lo mismo que lo que ven los demás*. No hay nada más cierto. Solemos creer que somos lo más importante, que el mundo gira a nuestro alrededor y que la realidad es la que vemos nosotros y si otro lo ve distinto, está equivocado. Y puede que así sea, pero también puede ser al contrario. *Depende de las gafas que tengas (tus creencias), así verás el mundo*. Y debemos tener la mente abierta y respetar a los que lo ven distinto a nosotros, incluso deberíamos acercarnos a ellos para saber si nos puede ayudar su punto de vista, su realidad, a nuestra forma de ver el mundo. También nos dejamos llevar por lo que otros quieren que veamos, como *si matrix fuera una buena metáfora de la vida*, o como le gusta decir a David, *"emosido engañado"*. Tenemos que ver más allá de lo que siempre hemos visto, tenemos que darnos cuenta (a veces obligados por una gran caída), para así saber qué queremos cambiar y poder cambiar nuestra vida a mejor, siempre siendo nosotros dueños de nuestro destino.

Ser feliz no depende de lo de fuera, sino de lo dentro. Nos comparamos constantemente, vemos y creemos que la vida y las posesiones de los demás son mejores que lo nuestro, nos quejamos, no agradecemos todo lo que tenemos y eso no frustra y como consecuencia nos hace infelices. No significa que no debamos ser ambiciosos, significa que tenemos que saber vivir con lo que tenemos y que todo lo que venga será simplemente un extra. Hay quien dice que la felicidad es no desear lo que no se tiene. Y para ello, *los objetivos que nos marcamos tienen que ser reales y factibles, si no, pueden causarnos frustración y ésta es causa de infelicidad y depresión.* Y como suele decir a menudo David, *hay que quererse uno mismo, estar bien contigo, para así poder ayudar a las personas que quieres.* Y es que esto último, el ser generoso es clave para ser feliz, tanto como ser agradecido. No pierdas el tiempo buscando la felicidad fuera de tu ciudadela, búscala dentro de ti. No creas que siempre podrás ser feliz, tendrás altibajos, es parte del proceso. Si algo es común a todos, es considerar que se alcanza el éxito personal cuando uno consigue estar bien consigo mismo y con lo que hace y tiene. Y para estar bien con uno mismo, *hay que hablarse, hay que conocerse de forma sincera, algo poco común y no siempre agradable.*

Los problemas pueden ser eso, un problema, o una oportunidad, todo depende de cómo veas las cosas. No podemos pensar que puede haber tantas cosas que se nos presentan en la vida que no se puedan superar. No se puede negar que una enfermedad, la muerte de un ser querido o la pérdida de un trabajo que supone el sustento de una familia, sean situaciones difíciles de superar, pero son cosas que no podemos controlar. Como añadía Nietzsche a los conceptos clásicos del estoicismo, hay que abrazar el destino (*amor fati*), y a partir de ahí buscar las soluciones a los problemas, porque cuando los soluciones o sepas vivir con ellos, estarás más cerca de evolucionar y mejorar en cualquier aspecto de la vida. Si piensas en positivo (eres), atraerás más cosas buenas, como afirma David, y yo añado, cambia tu identidad y haz que los problemas sean necesarios para poder progresar. Y por supuesto, ten paciencia, las cosas no llegan cuando uno quiere, sino cuando llegan, tú no puedes controlar lo que no depende de ti. No pienses que los demás no tienen problemas, como afirma David, todos vamos al baño, todos tenemos hambre y todos sufrimos. Al fin y al cabo, nuestros problemas son los que nosotros creamos en nuestra mente, lo que quiere decir que lo que para uno es un problema, para otro es un reto, una oportunidad.

Nadie nace sabiendo. Si tenemos una necesidad y no podemos cubrirla por nosotros mismos, debemos buscar quien nos enseñe a cubrir esa necesidad. Enseña a la gente a cultivar, no a darle comida. El aprendizaje, la formación, más en nuestra profesión, es algo imperativo, nuestros pacientes se lo merecen. Muchas veces ves a jóvenes que quieren ir muy rápido, pero *hay que conocer nuestras limitaciones para poder superarlas y hacer todo (o* *casi) lo que nos propongamos, sólo hay que tener paciencia*, y es que las prisas no son buenas para casi nada. No te fijes tanto en lo que hacen los demás en las redes, incluso en lo que te dice gente cercana, porque vivimos en la era de la apariencia, donde por querer ser aceptados y reconocidos, adornamos la realidad o incluso engañamos a los que llamamos nuestros amigos. Evita caer en esa trampa y se honesto y sincero, primero contigo, luego, con los demás. Para ser un experto en algo hay que echarle horas y sumar fracasos, nadie hace bien todo a la primera. Para aprender hay que saber desaprender y David siempre usa una frase de Einstein, *"las mentes son como un paracaídas, sólo funcionan si están abiertas", por eso cuando enseño quiero que aprendan a pensar y a solucionar cualquier cosa que se les presente, no el caso típico.* Aprende a gestionar el fracaso y la frustración que produce para convertirlo en aprendizaje. Y cuando hagas formación aprovéchala, *los títulos no significan conocimiento, sólo son un papel.*

Las decisiones las tomo yo. Qué difícil es tomar decisiones y, tomar las correctas, ni te cuento. Pero hay que tomarlas porque somos las decisiones que tomamos. *El equilibrio entre nuestra vida personal y profesional depende de las decisiones que tomemos, basadas en nuestras prioridades, ten cuidado.* Tienes que saber lo que puedes ganar y perder al tomar una decisión. No pienses que hay decisiones buenas o malas, porque eso no es más que un juicio. A veces tenemos que buscar el apoyo de nuestra gente para poder visualizar mejor todo el entorno, porque un punto de vista, la mayoría de las ocasiones tiene muchos puntos ciegos. Sabemos que ciertas decisiones hacen que perdamos oportunidades, pero como piensa David, *todo lo que pasa está escrito*, así que continúa adelante, esa no era tu parada. Igual que a veces nos damos cuenta *a posteriori* que una mala decisión fue muy acertada. Por eso, toma tus decisiones, porque es tu vida, pero aprende a saber llevarlas y no te quejes ni eches la culpa a nada ni nadie. *No tomes las decisiones mirando a los demás, muchos a los que admiras puede que no tengan la vida que crees.*

⇒ *No puedes pasar el día mirando lo que hacen los demás. Tienes que ser tú, tienes que ser auténtico.*

⇒ *Damos demasiadas vueltas a las cosas.*

⇒ *No te fíes de nada de lo que ves ni de lo que escuches, todo puede ser mentira.*

⇒ *Yo no creo en la motivación, la motivación la tiene el individuo. Yo como mucho puedo inspirar como muchos me han inspirado a mí.*

⇒ *La experiencia es el conocimiento que surge de tus errores. Y para ello documentar tus casos y revisar tanto los que van bien como los que no, te hace subir de nivel en la búsqueda de la excelencia.*

⇒ *Siempre hay que hacer las cosas lo mejor que podamos, así podemos convertirnos en nuestra mejor versión.*

⇒ *Creemos que el paciente quema mucho, pero somos nosotros los que nos quemamos. En nuestra profesión hay que ser un poco sanitario, psicólogo, artesano, relaciones públicas, administrativo. Y si no puedes, hay que aprender a delegar.*

⇒ *Hay que salir de nosotros para vernos desde arriba y poder aprender a visualizarnos a nosotros y nuestro entorno. Cuanto más arriba subes, flipas más con tu vida.*

⇒ *Para empezar a cambiar muchas veces hay que darse una buena torta.*

⇒ *Cuanto más cerca creas que estás de la excelencia, puede que más lejos te encuentres.*

⇒ *Gracias a la oscuridad, podemos ver la luz.*

DIEGO STANCAMPIANO

"Lo que nos recomiendan hoy las neurociencias como claves para vivir con éxito y bienestar:

1. Hacer menos cosas y vivir con atención plena al presente. Práctica de Mindfulness.
2. Dedicar más tiempo a profundizar esas cosas que elegimos hacer. Instalarse en la calma. Práctica del Movimiento Slow.
3. Tener menos cosas. No se llega al Ser a través del Tener, sino más bien a la inversa. Si te ocupas en manifestar tu verdadero Ser, lo que precises tener... vendrá solo. Práctica del Minimalismo".

Diego Stancampiano De familia de odontólogos argentinos, siempre quiso hacer Psicología a la vez que Odontología, pero no pudo ser. Por eso, decidió enfocar la psicología a cómo ser feliz en nuestra profesión. Estudió en Córdoba (Argentina) y colaboró en la cátedra de Medicina Bucal por lo abierta que era a otras áreas. En tercer año de carrera supo que le gustaba la odontología, pero también se empezó a hacer muchas preguntas acerca del estrés en nuestra profesión, tal cual veía en su propia casa. Estudiaba por su cuenta metafísica y psicología, y luego neurociencia, para saber cómo funciona nuestro cerebro y, a partir de ahí, y de una forma práctica, aplicarlo para ser más felices. Antes de trabajar como dentista se dedicó a otros empleos como vendedor de enciclopedias, por ejemplo. Vino a España hace 18 años y tras una complicada homologación, pero que le hizo más fuerte, empezó a trabajar en una clínica en la que le tocó ser casi el jefe, puesto que el dueño no era dentista. Tras 10 años, junto a su socia, montó su clínica en Armilla, Granada. Es autor de tres libros de neurociencia: *Metafísica y neurociencia, Manejo del estrés en Odontología* y *Eficiente-mente*.

Hay compañeros que están anclados en discusiones que no les importan a nuestros pacientes. El paciente quiere solucionar un problema que él tiene, no un problema de ego del profesional. No sé si sólo me sucede a mí, pero hay veces que nos obsesionamos por hacer un tratamiento que acabamos de aprender en un curso o incluso que hemos visto en un congreso, sin prestar atención a lo que realmente quiere y necesita nuestro paciente. Es lo que se conoce como odontología para dentistas y odontología para pacientes. Aunque muchas veces va a coincidir, otras no, por lo que deberemos tener cuidado para no dejarnos llevar por esas emociones, por ese sentimiento de conseguir lo imposible o igualar a fulanito. *Hay muchos compañeros que tienen mucha pasión, pero la utilizan para discrepar y pierden de vista el verdadero objetivo, curar a los pacientes.* Y es que nuestro ego, en ocasiones, nos nubla la vista y la razón. No debemos olvidar esta frase de Diego: *la pasión es el combustible del coche, pero el GPS es nuestra mente.* Como animal racional, debemos actuar según nuestra naturaleza.

Nunca vas a ser exitoso si no eres feliz. La felicidad no está en el reconocimiento ni en los títulos. Todo lo importante está dentro de nosotros, no fuera. Es muy común ver a famosos, gente con dinero, cargos importantes y pensar que por su estatus y/o por sus posesiones son personas de éxito (profesional) y felices (personal), pero no es raro ver cuando profundizamos en sus vidas, que muchos se sienten solos y vacíos, tienen depresión y ansiedad, entre otros motivos, porque no son felices, pero tienen que aparentar serlo. Quizá si conociéramos todo lo que hay detrás de esa persona a la que admiramos/envidiamos ya no nos gustase tanto ser como ellos. *Hemos reemplazado el ser por el tener y la felicidad no viene de factores externos. Los éxitos son cumplir nuestros objetivos; no debemos compararnos y ver los objetivos de los otros.* No copies de un examen que no coincide con el tuyo, no te va a valer para nada. Y *nos tenemos que permitir algún día estar tristes, cansados, frágiles… no somos perfectos*, la felicidad no va a ser algo constante, permítete llorar, pero como un descanso en el camino, no como un final. Otra cosa importante es saber que *ser conocido no significa ser bueno y viceversa,* hay compañeros en el anonimato que son profesionales como la copa de un pino, al igual que otros de reconocido prestigio no llegan ni a la media. *Hoy en día hay una felicidad/éxito virtual y una infelicidad/mediocridad real.* ¿Cuál prefieres tú?

Soy un paranoico inverso, pienso que el universo está constantemente conspirando a mi favor. Si algo se puede decir de Diego es que es un optimista sin remedio, pero como él dice, "lo soy porque no concibo la vida de otra forma que no sea hacer todo lo mejor que pueda". El karma existe, llámalo así o como quieras, pero atraemos lo que somos, no vale con pensar y desear algo, hay que serlo para que forme parte de nosotros y para que la vida nos traiga a otros que sean como nosotros y nos hagan mejores. Pero esto es tanto para lo bueno como para lo malo, si eres un cenizo, crees que tu vida es la peor, y encima te lo crees, pues así será, deseo concedido. Normalmente pensamos que las cosas malas que nos suceden son porque tenemos mala suerte, por culpa de otro o cualquier razón que no nos incluya, sin embargo, la buena suerte no existe, es porque nos lo hemos ganado. Nadie conspira contra ti, a nadie le interesas tanto, no eres el centro del universo, aunque todo lo que vives indique que sí. *Las cosas materiales te manejan, las opiniones de los demás te manejan, lo que se dice que tiene que ser un odontólogo te maneja a ti; hay gente que no despierta nunca.* Tus creencias y tus acciones son las que crean tu vida, no dependes de nadie.

Sólo somos responsables de nosotros mismos, para siempre. Esto va muy al hilo de lo anterior. Una frase que le gusta mucho a Diego para referirse a esto es: *si te tiran el café es porque llevas café, no porque te hayan empujado*. Tenemos que dejar de poner excusas y echar la culpa a todo y todos y empezar a asumir la responsabilidad de aquello que pensamos, decimos y hacemos y sus consecuencias. Es una forma genial de aprender, viendo donde nos hemos equivocado, donde hemos fallado, para poder hacerlo mejor la próxima vez. Si te autoconvences de que la culpa no ha sido tuya, no habrá nada que aprender. El problema es que *la gente no quiere tomar decisiones por miedo a equivocarse y por eso prefiere ir en automático*, sin mirar por qué pasan las cosas para poder aprender y crecer, en lo profesional y en lo personal. Siempre hay margen de mejora, en todo. Nadie es perfecto, no tienen por qué salirnos las cosas a la primera, a la segunda e incluso a la tercera. Tenemos que ser bueno con nosotros y saber que podemos fallar y que hemos sido nosotros los responsables. *Podemos confiar en nosotros, pero de forma responsable.*

El futuro nos crea ansiedad, el pasado frustración, por eso hay que estar en el momento presente. Seguramente te haya pasado, y más de una vez, estar tranquilo, pensando que las cosas van bastante bien y de repente, sin previo aviso, tu cerebro te manda un mensaje de algo pasado o de algo futuro, como queriéndote hacer ver algo que no quiere que se te olvide, aunque deberías. Si es algo que ya ha pasado, nos crea frustración porque no podemos cambiar el pasado, pero por esa misma razón no deberíamos sufrir, porque no se puede hacer nada, no podemos controlarlo. Pero con eso que no ha pasado, y que ni sabemos que vaya a pasar, pasa lo mismo, no depende de nosotros, podremos intentar hacer todo lo mejor posible, pero cuando la flecha abandone el arco, no dependerá de nosotros conseguir el resultado esperado, por lo que no sufras tampoco por lo que va a pasar. Disfruta el momento, trabaja el momento, y hazlo con atención plena, siendo consciente plenamente de lo que haces, no seas de las personas multitarea que hacen muchas cosas, pero que no hacen ninguna. *Todo puede cambiar, lo único seguro es el cambio. Cuando no comprendes el escenario es resignación y hay sufrimiento, si lo comprendes, es resiliencia y no hay sufrimiento.* Preocúpate de lo que puedas controlar y ten miedo, no pasa nada, valiente es quien reconoce y afronta sus miedos, pero vive el ahora, vive el presente.

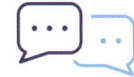

⇒ *La ley de vibración hace que los iguales se atraigan. Cuando cambias, atraes otras cosas.*

⇒ *En nuestra profesión hay una gran falta de corporativismo. Deberíamos imitar a los chefs españoles, que se juntaron para darse a conocer y que se les reconociera. Buscaron un objetivo común.*

⇒ *Mi mejor logro es conocerme a mí mismo, llevarme bien conmigo.*

⇒ *Todos los días cuando me levanto pienso que puedo ser una mejor versión de mí, aunque ya sea feliz.*

⇒ *Por la noche hago una meditación retrospectiva, una reflexión inversa repasando desde la cena al desayuno, observando todo lo que te ha sucedido, cómo ha sido tu actitud, con vistas a corregir y mejorar cada día.*

⇒ *El fracaso no existe, simplemente son objetivos que no necesitamos. El fracaso o el éxito son cosas que etiqueta como tales tu mente. El fracaso es una etapa necesaria para conseguir el éxito.*

⇒ *La mayoría de la gente no quiere verse a sí mismo porque no quiere cambiar.*

⇒ *Las metas pequeñas a nivel cerebral son preferibles para conseguir pequeños triunfos que nos retroalimentan.*

⇒ *Las cosas hay que hacerlas, hay que tener fuerza de voluntad y la motivación serán empujones que nos ayuden.*

⇒ *La ilusión es una mentira, algo que depende de algo externo y que no depende de nosotros. La emoción es propia y la podemos controlar nosotros.*

⇒ *Las recetas son la experiencia de alguien en concreto, una forma de hacerlo no un conocimiento.*

⇒ *Ser autodidacta no es ir en contra de lo establecido, significa usar eso, pero hacerlo de forma diferente.*

⇒ *Es más fácil engañar a la gente que convencerles de que han sido engañados.*

EMILIO LÓPEZ JIMÉNEZ

"Mi abuela me decía: 'Nene, come despacio y por los dos lados'.
Mi padre me decía los días invernales: 'Cierra la boca y ponte el tapabocas'.
En mi infancia empezó a forjarse el dentista de la nariz, apodo que me pusieron mis pacientes y es como me conocen ahora en el mundo odontológico.
Las funciones orales equilibradas, masticación bilateral, respiración nasal y deglución madura, las vivo con tanta intensidad que han marcado mi forma de entender la odontología y mi vida".

Se considera un enamorado de la odontología, aunque dice que llegó accidentalmente a ella. En el último año de la carrera de Medicina conoció a un otorrinolaringólogo célebre en aquella época y con el que mantendría una gran amistad, el Dr. José Francisco Padilla. En sus largas conversaciones con Padilla, hablar de la nariz y sus funciones era un tema recurrente, que luego marcaría toda su vida profesional. Preparándose el MIR tenía en su cabeza hacer alguna especialidad médico-quirúrgica, ya que había sido alumno interno durante dos años en el Servicio de Traumatología y Cirugía general, pero se presentó a las pruebas de acceso a la escuela de Estomatología de Granada y obtuvo el número siete de entre los ochocientos y pico participantes. Decidió que merecía la pena explorar esta posibilidad y quedó enamorado desde el primer día del mundo apasionante que le ofrecía la boca, con un flechazo casi inmediato durante el primer trimestre de formación. Emilio hace suya la frase *"Nací para ser dentista"* que ha repetido en infinidad de ocasiones. Al terminar, junto a tres compañeros, comenzó a trabajar como socio fundador en la primera policlínica dental de Andalucía (CESADENT). También colaboró en la Facultad de Odontología de Granada, tiempo que aprovechó para hacer su tesis doctoral. Acabó dejando la universidad para poder dedicarse al trabajo clínico, ya que el contacto directo con el paciente y trabajar en la boca era lo que más le satisfacía. Luego apareció en su camino el gran maestro Pedro Planas, padre de la RNO (rehabilitación neurooclusal) lo que supuso un antes y un después en su carrera, al redescubrir la odontología desde un punto de vista más funcional. Se formó en ortodoncia en Madrid con uno de los más grandes de la época, Alberto Cervera, y con la idea de dominar todas las especialidades dentales, cursó el máster de Cirugía, Implantes y Periodoncia. Hoy en día sigue con las mismas ganas de aprender. Un buen día, se empezó a fijar en el aspecto exterior de la base de la nariz cuando tenía a los pacientes tumbados en el sillón dental. Observando esa gran variedad de formas, casi siempre con las narinas asimétricas, empezó a dibujarlas. Con cientos de dibujos y miles de fotografías, empezó a establecer las relaciones entre el tamaño de las ventanas nasales y el lado de la boca (derecho o izquierdo) con el que las personas masticamos preferentemente. Estudió la relación de la nariz con los ángulos funcionales masticatorios del Dr. Planas y llegó a la conclusión de que la narina del lado de masticación habitual es la más estrecha y con la que se respira peor. Así comenzó a forjarse el "Dentista de la Nariz" y la RMR (rehabilitación masticatoria respiratoria). Hoy en día su Máster de Odontología Biológica-RMR está en plena expansión en Europa y Latinoamérica y lo han cursado los más de mil profesionales de la odontología que comprenden la importancia de este enfoque. Hoy en día su visión de la odontología, desde la RMR, sigue llenando de satisfacciones y retos su vida laboral.

De pequeño mi madre me decía: "nene, tú te fijas mucho". Y es verdad, siempre me he fijado mucho y me he preguntado el porqué de todo lo que veo. Hacer las cosas por inercia, porque alguien lo dijo, aunque tú no estés del todo convencido, no conduce a ningún sitio. Busca alternativas que te satisfagan. Tanto en el trabajo como en la vida diaria debemos buscar respuestas y no dejarnos llevar por lo establecido. *Observo, me hago preguntas y si no encuentro respuestas, sufro,* dice Emilio, y creo que como a él, nos pasa a muchos. No queremos caer en lo mismo siempre, queremos aprender para hacerlo cada vez mejor. Lo normal es que *una respuesta te lleve a formularte nuevas preguntas y así sucesivamente, el cuento que nunca se acaba. Me gusta la gente curiosa, la que no se conforma con lo que otros dicen.* Tenemos que picar de aquí y de allá, escuchar y conocer cosas que pueden complementar lo que ya sabemos y no conformarnos nunca hasta que al final surge eso que andábamos buscando. Debemos hacer nuestro propio camino y disfrutarlo. Fíjate mucho cuando algo funcione o cuando no y, basado en la biología, busca el porqué para encontrar una solución, no un remedio. *Mis pacientes han sido y siguen siendo mis verdaderos maestros. A ellos les debo todo. Horas y horas de trabajo duro y mucha observación han dado sus frutos.*

Hay que estar preparado, la vida te puede dar un vuelco en cualquier momento. Sólo es cuestión de estar abierto a nuevas posibilidades.
Quién me iba a decir a mí que ahora, a los sesenta y pico, iba a estar dirigiendo un Máster que está dando la vuelta al mundo. Nunca es tarde para empezar de nuevo o para reinventarse, como a muchos le gusta decir. Eso de no encontrar respuestas puede deberse a que buscamos en lugares equivocados, recurrimos a lo de siempre. Pero en ocasiones tendremos que salir de ahí y buscar fuera, en esa zona de peligro donde cuesta entrar pero que, una vez la pasas, empiezan a ocurrir cosas extraordinarias y la vida adquiere otro sentido. Puede que ese camino sea largo o que no sea el correcto y tengamos que volver a empezar. ¿Qué tiene de malo volver a la casilla de salida? Nada. Todo lo que haya pasado te habrá aportado cosas nuevas, como cuando alguien triunfa en los negocios en el intento "x" y no a la primera como

todos piensan. Se trata de hacer lo que te gusta, tu propósito de vida, y ponerlo al servicio de los demás, esto no falla nunca. *Nacemos para servir a los demás, voy cada mañana a trabajar como si fuera el primer día y cada minuto que pasa estoy más enamorado de mi profesión. Tal y como yo la entiendo, la odontología es la primera especialidad médica y el tiempo y mis pacientes me van dando la razón.*

Si siempre haces lo mismo, ¿esperas que algo cambie? Si quieres cambiar algo en tu vida, tendrás que hacer cosas diferentes y si no quieres, no te quejes y sigue con tus rutinas. *La maestría es algo reservado sólo para unos cuantos elegidos. Me considero aprendiz de maestro y por eso estudio un par de horas todos los días.* Y es que, en el conocimiento que adquieres cada día está la base del cambio que te hará cada vez un poquito mejor. *La edad y las ganas de aprender te hacen tener la mente abierta.* Tiempo y entusiasmo conforman ese tándem mágico para crecer. Así es como la mayoría de la gente consigue el éxito, atendiendo al corazón, con pasión y dejándose el alma en cada intento si fuera necesario. Como decía el poeta: *"Si has de escoger entre dos caminos, elige aquel que tenga corazón".*

En la equivocación está la virtud. Si no te equivocas, no aprendes y para llegar a la excelencia te tienes que equivocar mil veces. Si algo sale bien a la primera, puede que sea más bien fruto de la casualidad. Lo normal es hacerlo mal a la primera, a la segunda regular, a la tercera algo mejor y poco a poco ir escalando. Unas cosas saldrán antes y en otras tardaremos más o quizá no consigamos el nivel deseado. Tampoco pasa nada. *Si no cometemos errores no podemos evolucionar.* Incluso fallaremos en cosas que aparentemente dominábamos, porque tenemos un mal día, porque se nos pasó algo por alto, por cualquier razón. *Todos los días fracasamos, pero lo hacemos para aprender y ser mejores.* Y esto es aplicable tanto a lo que hacemos cada día como a cuando tomamos decisiones. No todas las decisiones que tomemos serán las mejores, habrá buenas y malas y tú acabarás siendo el resultado de todas ellas. Para tomar buenas decisiones, no lo hagas en caliente, llevado por las emociones, cuantos más datos objetivos y conocimientos tengas y más preparado estés, más fácil te resultará anticipar el resultado. No temas equivocarte, equivocarse no es el fin del mundo, sino que puede ser algo mejor que no haberse equivocado.

En la vida hay que estar atento a cada momento y hacer las cosas con calma. No vayas tan deprisa. ¿Es que llegas tarde a algún lugar? ¿Tienes que apagar algún fuego? Nos contagiamos del ritmo de la sociedad, que no sabemos si es impuesto o no, y vamos como locos, sin prestar atención, y así nos va. Seguramente una de las claves para ser feliz y estar contento con tu vida es estar más o menos tranquilo, con preocupaciones más o menos controladas. Si no te paras, no puedes ver todo lo que hay a tu alrededor. Lo más importante en la vida es despertarse y estar en paz contigo mismo. La atención plena en cada cosa que hacemos en el trabajo, en tu vida personal, es vital para hacerla bien y aprender, pero también para disfrutar de ese momento. Vive el aquí y el ahora, olvida el pasado, deja que el futuro llegue cuando tenga que llegar y dedícale tu atención al momento presente. Hay que saber distinguir entre lo urgente y lo importante. Céntrate en lo segundo. No hay prisa, de verdad. ¿No te has dado cuenta de que cuanto más prisa tienes, más lento vas? Prueba a hacerlo, al contrario, quizá ganas ese tiempo que deseas.

⇒ *Aprovecho mucho las primeras horas del día para estudiar con la mente fresca. En esas primeras horas del día es cuando sale a flote mi vena creativa.*

⇒ *Las emociones tienen gran repercusión en nuestro cuerpo físico y en nuestra boca.*

⇒ *Estoy muy agradecido con la vida, con mis pacientes, con mis trabajadores y con todo lo que me rodea. Por eso doy gracias cada mañana. No hay nada más reconfortante que un paciente satisfecho con tu trabajo.*

⇒ *Para conseguir el equilibrio es necesario dar su espacio al trabajo y a la familia. Cuidar al máximo el núcleo familiar es imprescindible para alcanzar el éxito.*

⇒ *Debemos conocernos a nosotros, a nuestros padres y abuelos para saber de dónde venimos y adónde vamos. A menudo me hago esa pregunta: ¿Quién soy?*

⇒ *Lo que cada día tengo más claro (los tiempos no ayudan) es que un hijo necesita un padre y una madre, a ser posible muy unidos.*

⇒ *Mi amor por la odontología me ha dado unos frutos extraordinarios: dos hijos odontólogos. Son el espejo perfecto donde me miro cada día y el motor que me impulsa a seguir atendiendo a mis pacientes como en mis primeros tiempos.*

⇒ *Ir a trabajar no lo siento como un castigo, sino como un placer, aunque ahora disfruto más enseñando que trabajando.*

⇒ *Depende de lo que te exijas, tendrás mayor o menor grado de perfección.*

⇒ *Me fío mucho de mí y mucho más de mi mujer. ¡Vaya suerte que tuve el día que la conocí! Sin ella, nada de todo esto habría sido posible.*

⇒ *La vida es puro cambio y el que no lo entienda así, está literalmente muerto.*

⇒ *Sin grandes maestros se avanza muy lento. Hay que buscar a los mejores para que el camino sea más rápido.*

⇒ *Las pantallitas nos están fastidiando la vida. Nos consumen en todos los aspectos y no pasará mucho tiempo para que se restrinja su uso, sobre todo en los niños.*

⇒ *Que no se pase un día siendo un día más. Que cada día sea algo nuevo: ese es mi motor de vida.*

⇒ *También es importante saber parar. No está de más sacar algo de tiempo para aburrirse. En ocasiones esto puede ser una virtud.*

⇒ *Si das, inevitablemente recibirás. Es la ley del karma.*

⇒ *Estamos en la era de la facturación (franquicias) y con esto quien pierde es el paciente, aunque espero y deseo que la gente vuelva a su dentista de cabecera.*

⇒ *La felicidad es una mezcla de estar en paz contigo mismo, encontrar tu propósito en la vida y hacer el camino con la gente que uno elige.*

ERNEST MALLAT

"Interés por lo que haces, ilusión por mejorar continuamente, trabajar con intensidad, buscar estímulos para seguir creciendo y compromiso con la sociedad dentro de tu parcela (en nuestro caso, ofrecer los mejores tratamientos a los pacientes con una atención humana y empática y, desde un punto de vista docente, darlo todo para que los compañeros crezcan profesionalmente), esa es la clave del éxito".

Después de una etapa inicial algo confusa donde comenzó Físicas para ser astrónomo y luego Psicología, finalmente acabó haciendo Medicina para después estudiar Odontología. Él siempre supo que sería dentista, pero la adolescencia le jugó una mala pasada. Nunca lo consideró tiempo perdido, sino una forma de madurar. El siguiente punto de inflexión fue cuando comenzó a colaborar al poco de terminar el posgrado de prótesis de la Universidad de Barcelona, en ese mismo título. Nunca quiso meterse en su consulta y aislarse, sino que tuvo claro que la docencia formaría parte de su vida. Acabó dejando la universidad después de cuatro años, primero la pública (tres años) y luego la privada (1 año), algo que considera que fue vital para su progreso, porque se sentía frenado y necesitaba más. Comenzó a dar formación junto a su padre, reconocido profesional y docente, lo que le facilitó conocer los entresijos de la formación, hasta que le propusieron llevar el posgrado de Prótesis y Rehabilitación oral de la SCOE (Sociedad Catalana de Odontología y Estomatología), donde plasmó todo lo que no pudo hacer en universidad. Actualmente, ejerce de presidente de dicha sociedad por méritos propios (desde 2016).

Algunos entornos son un obstáculo para nuestro crecimiento. Creo que esto es algo que todos sabemos, pero que nos cuesta aceptar y, especialmente, ponerle remedio. Aunque nosotros debemos cambiar primero, el espacio y la gente que nos rodea suele condicionarnos, hasta tal punto que nos haga quedarnos en un desagradable punto muerto en nuestras vidas. *En la profesión y en la vida existen personas que tienen miedo de aquellos que tiene ganas de trabajar, porque se sienten amenazados.* Esto es algo que sucede y de lo que debemos huir si nos damos cuenta. Como dice Ernest, *nadie me puede frenar, necesito aprovechar los caballos que tengo para sacar rendimiento.* Y es que ya sea por impedimentos internos o externos, el crecimiento, mejorar está en nuestra mano. Hay que tener cuidado de quien nos rodeamos porque *la palabra hoy en día se ha perdido mucho* y no podemos esperar demasiado de los demás a no ser que te demuestren lo contrario.

Hay que invertir mucho tiempo para aprender, no podemos ponernos a trabajar y no progresar. Se puede aprender de muchas formas, de hecho, Ernest reconoce que su mejor maestro, su principal referente en la profesión ha sido su padre, pero lo importante es no parar de aprender y crecer. Y para eso *hay que ser una persona exigente, porque no hay otra forma de mejorar. Nuestra profesión es una carrera de fondo,* hay que evitar correr demasiado, algo que vemos mucho en los jóvenes. *En los cursos les pongo a los alumnos una gráfica de experiencia/tiempo ascendente, pero luego les pongo una lupa donde se ve que, aunque la línea sube, no es continua, sino llena de picos y valles.* El ansia viva nos nubla el camino correcto, hay que ir con calma, hay tiempo para todo, hay que subir las escaleras escalón a escalón. Ernest nos afirma que *hasta que no llevas diez años dedicándote a una disciplina, no consigues dominarla* y por eso *debemos ver trabajar los primeros años como un aprendizaje, como unas prácticas.* Y es que nos lo dicen siempre y no aprendemos, pero el dinero no es lo más importante, lo necesitamos, pero una vez conseguido una base, hay que buscar otras cosas. Y a parte del tiempo, la experiencia y la dedicación, tendremos que aprender de nuestros fracasos porque como dice, *muchos compañeros fracasan y no piensan por qué han fracasado; así no es posible aprender y mejorar.* Hagamos caso al maestro porque en su vida profesional y docente, en ese camino del aprendizaje ha cambiado tanto, que ya no es el mismo dentista que cuando empezó, ni hace ni piensa lo mismo.

Miro para atrás y veo que lo que más he hecho ha sido trabajar, pero lo he disfrutado. Trabajar no lo es todo, pero para muchos sí que puede significar una parte fundamental de su vida, hasta el punto de abandonar otras cosas importantes como puede ser la familia o los amigos. *Para tener tiempo para todo es mejor quitar horas de sueño que a los tuyos.* Pero es que como dice Ernest, *mi profesión me gusta más allá de lo normal, disfruto de mi trabajo y eso hay gente que no lo entiende ni lo llegará a entender.* Aquí, creo, no hay una posición buena y otra mala, simplemente son diferentes. Lo que yo recomiendo es no obsesionarse, puedes disfrutar, sí, pero sabiendo que hay vida más allá del trabajo e intentando separar, en medida de lo posible, lo personal de lo profesional y viceversa, aunque esto puede ser muy complicado porque sólo somos uno. Normalmente a la gente que trabaja para ser mejor y conseguir cumplir sus objetivos (al menos tomar un camino para conseguirlos), le suele ir bien en la vida. Si no es así, tenemos que replantearnos por un lado dichas metas y por otro, qué hacer para conseguirlos. Y que esas metas, esos objetivos, realmente sean tuyos, no quieras copiar al que está al lado o más allá, esto no es un examen.

La mala suerte no existe, es sólo falta de interés (Ernest Mallat Padre). Lo que está claro es que *la actitud marca el destino de tu vida, el que las cosas te vayan bien o mal.* Y un claro ejemplo es cuando tenemos un mal día, lo que solemos llamar un día de mierda. Esos días te vas a casa pensando en dejarlo todo e irte al monte a vivir como un cazador-recolector, pero no podemos dejarnos llevar por algo que no haya salido como esperábamos o, incluso, por una mala racha, debemos rehacernos, aprender de la experiencia y mejorar. *Sólo con un verdadero compromiso podemos crecer.* No hay que ser de los que esperan que pasen las cosas, hay que ser ese tipo de personas que hacen que las cosas sean posibles. O por lo menos luego no te quejes. Si no haces lo que debes hacer para conseguir algo, debes asumir el resultado que seguramente obtendrás. *Cuando se cierra una puerta, siempre se abre otra.* No debemos dejarnos vencer, ver sólo el fracaso, siempre aparece una nueva oportunidad, pero debes saber y hacer por verla.

Un miedo universal es la incertidumbre, sobre todo si no tienes capacidad de control de lo que va a suceder. Una de las cosas que más nos paralizan o evitan que cambiemos cosas en nuestra vida es la incertidumbre. Aunque hay personas como Ernest que reconoce que le gusta el jaleo, incluso lo necesita, siempre solemos buscar lo que podemos controlar y el problema que las pocas cosas que podemos controlar son nuestros juicios, no el resultado de nuestras acciones y mucho menos de las de otros. El ser humano busca tranquilidad, su tranquilidad más bien, establecer su zona cómoda para vivir y trabajar y salir de ella puede suponer un peligro, por eso poca gente sale y eso les condiciona sus vidas. Se podría decir que nos autolimitamos por miedo. Pero como afirma Ernest, *cuando haces algo nuevo, te exiges aprender y ser mejor*, es decir, de algo que vemos negativo, podemos sacar provecho, como con los obstáculos o los fracasos. Aprovecha la oportunidad de crecer.

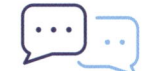

⇒ *Lo que no hago bien y sé que tengo que hacerlo mejor, lo trabajo.*

⇒ *Me he dejado llevar por mi intuición muchas veces y me alegro, porque soy lo que soy gracias a ella.*

⇒ *Hay compañeros que no quieren parar, con demasiados objetivos, que tienen muchas prisas. Esto puede frustrar o ser una salida para otras cosas que no van bien.*

⇒ *La competencia no es intentar frenar a los otros, sino una excusa para ser mejor.*

⇒ *Hay mucho pavo real en la odontología, congresos y redes sociales. Se enseñan cosas sin decir cómo lo hacen, cuánto tiempo y cuántos fracasos han tenido antes de conseguirlo.*

⇒ *Es imposible hacer bien un trabajo que no te guste. Hay que buscar la pasión en lo que haces.*

⇒ *Si podemos llegar lejos es porque nos subimos a los hombros de los que nos precedieron.*

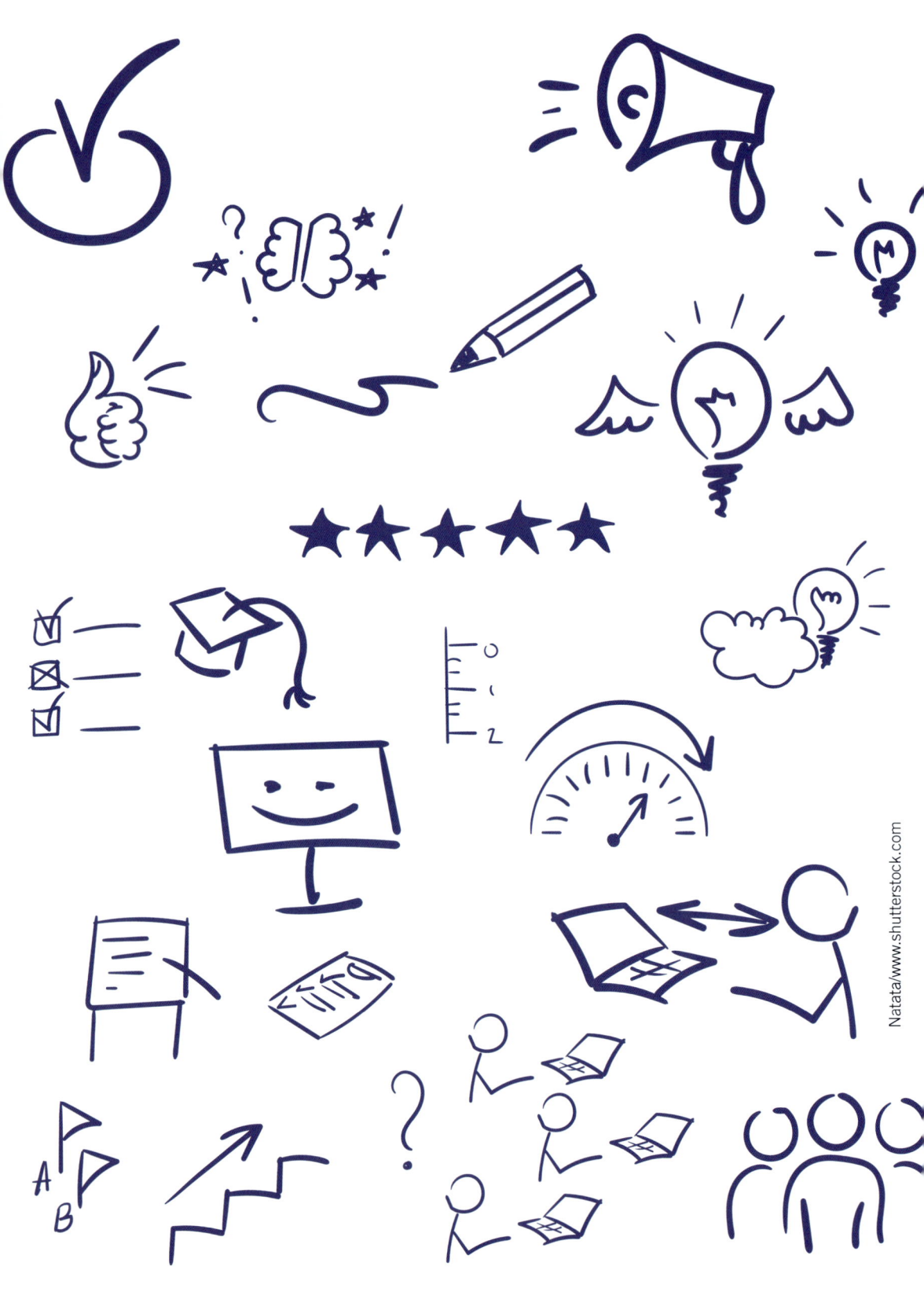

ERNESTO MONTAÑÉS

"El éxito es estar satisfecho con lo que haces, que al final es ser feliz, tanto en lo personal como en lo profesional. Si te sientes bien física y mentalmente tendrás una actitud más positiva y se reflejará en tu trabajo y en tu vida".

Cuando tenía 18 años no tenía muy claro qué estudiar, aunque se decantaba por algo sanitario. Se acabó decidiendo por Odontología por un hermano dos años mayor que él, porque realmente no sabía bien de qué iba, ya que la idea que tenía de sus visitas al dentista pudo comprobar que era muy equivocada. Se dio cuenta de lo que era esta profesión cuando llevaba unos años trabajando, como casi todos. Una vez finalizó la carrera comenzó a trabajar en una clínica, según él, cutre, y fue viendo un poco lo que era ser dentista, insatisfacciones, frustración y muchas horas, y que lo que él quería era lo que había hecho toda su vida, trabajar bien. Siempre se ha estado formando de forma parcialmente autodidacta, apoyándose en cursos y congresos de implantes y prótesis, mamando de muchas fuentes distintas y haciéndose a él mismo, sin pertenecer a ninguna escuela en concreto. Alguien que le marcó fue Pascal Magne, quien le cambió su forma de ver la estética y la adhesión, teniendo una gran influencia en su actual forma de trabajar. Otro referente para él ha sido Iñaki Gamborena, a quien considera un pionero y quien nos ha mostrado el camino hacia la excelencia en Odontología. Pero quien más le influyó fue Marc Obretch cuando hizo su Máster en Prótesis, debido a su nivel en los procedimientos clínicos y de cómo ver la Odontología. Actualmente se dedica a su clínica en Málaga, con una filosofía muy concreta, da cursos, es uno de los conferenciantes españoles más importantes y puede que uno de los mejores dentistas que tenemos en España.

Ahora mismo lo que siento por mi profesión es una relación amor-odio. Me siento totalmente identificado con Ernesto. Hay días que todo te sale, los pacientes están contentos, parece que todo fluye y todo va a tu favor y días en los que parece que te ha mirado una legión de tuertos, todo te sale mal y no sabes por qué. Lo peor es que esos días malos pesan mucho, quizá demasiado, porque no sabemos aceptar que no siempre todo va a ir como nosotros esperamos porque hay muchas cosas que no podemos controlar, hay factores que son ajenos a nosotros, especialmente el más importante, el paciente. *Puede haber un momento en el que te quemes por todo ese tiempo que dedicas al trabajo y que dejes de disfrutar con lo que haces. Hay que tener cuidado en no pasar ese límite.* Aunque veas que alguien es reconocido, da cursos, le llaman de todas partes, no creas que es oro todo lo que reluce, puede que quiera otras cosas que tú si tienes. *Mi vida son muchas más cosas por encima de la odontología.* Al final *la vida son etapas en las que valoras cosas diferentes,* ni mejores ni peores, sólo distintas.

El término de "pasión"... no me gusta cómo se emplea, como pasa con la excelencia, porque creo que todo el mundo lo busca, no hay que decirlo tanto. Cuando se emplean palabras de forma banal, por decir, sin querer decir realmente lo que significa, pierden su valor. Lo que quiero decir con que no me gusta que se hable tanto de la excelencia es porque pienso que es algo que hay que buscar con humildad, como filosofía de vida, y eso es algo que se lleva dentro y se trasmite, lo mismo pasa con la pasión. No es necesario estar diciéndolo continuamente, por decirlas mil veces no significa que vayan a ser verdad. Igual que cuando alguien está con alguien significa algo, cuando nosotros hacemos un tratamiento queremos hacerlo lo mejor que sabemos, lo mejor que podemos y con todo nuestro amor. Si no es así, seguramente es que no te gusta lo que haces y tienes que renovarte, seguir formándote y aprender cosas nuevas que te hagan mejor o, por qué no, dedicarte a otra cosa. En nuestra profesión, mantener un nivel alto, es muy difícil por cómo evoluciona y por los niveles de estrés con los que trabajamos por el paciente, el equipo y la gestión de la clínica. Y nadie nos prepara para esto. Ama lo que haces, aunque no siempre consigas lo que esperas, irás por buen camino. No hay que dar esperando recibir, aunque siempre vas a recibir más. Hay que ser generoso en la vida.

Todos tenemos nuestro cajón lleno de mierda. Quien diga que no, puede que haya hecho poco, mienta o no sepa lo que es mierda. Yo no te voy a decir que todo es maravilloso. Ni nadie debería hacerlo. Para llegar a ciertos niveles hay que echarle muchas horas de estudio y práctica, de casos y más casos, y dudo que todos salgan de diez. Hay que aprender a manejar el fracaso en la profesión y en la vida. Aunque busquemos un 10, nos puede llegar a valer un 6. Hay que saber vivir con eso y que es parte del juego. No debes sentirte avergonzado ni menos que los demás, simplemente estás progresando y habrá casos mejores y peores, que deberemos mostrar, porque así podemos aprovecharnos del criterio de otros para saber qué tal vamos y no sólo fiarnos de nosotros, porque nos encanta engañarnos a nosotros mismos, ese es el motivo del porqué metemos "la mierda en el cajón y el polvo debajo de la alfombra". Si no somos sinceros pasa lo que pasa. Somos un reflejo de la sociedad actual. Se muestra sólo lo que se quiere mostrar. Muchas veces te vuelves de los cursos y congresos con una frustración muy grande porque crees que nunca podrás hacer lo que has visto. Cambia tu forma de pensar, vivirás más tranquilo y serás más feliz. Al final será cuestión de tiempo. Si tú le dedicas mucho tiempo a algo, obtienes frutos seguro.

Lo bueno de formarte de forma autodidacta, por libre, es que no perteneces a nadie ni a ninguna filosofía concreta y tienes los ojos y oídos muy abiertos. La clave para alcanzar un nivel alto en odontología como en cualquier otra profesión es formarse, cada uno tiene que ver qué tipo de formación es la que más le conviene por tiempo y por facilidad en el proceso de aprendizaje. Aparte, tenemos que hacer casos y casos e ir aprendiendo de nuestros errores, corrigiéndolos y siendo más predecibles. Hay gente que no sale de su cueva y cree que lo está haciendo bien, pero no sabe hacer cosas diferentes a lo que aprendió en la carrera. Y es raro que las cosas no hayan cambiado, que no puedan hacerse mejor. Hay una fase en tu vida profesional, durante tu etapa de formación, en la que empiezas a evolucionar, en la que tienes que dedicar un tiempo que quitas a tu vida personal. Y tienes que hacerte a ti mismo, no ser un incondicional de algo que pueda que no sea adecuado para ti, por tu forma de trabajar, por el tipo de paciente que tienes, por la razón que sea. No hagas las cosas como un mono adiestrado y sé más libre para poder tomar tus decisiones en tus planificaciones y a la hora de ejecutar el tratamiento, siempre desde la evidencia científica y clínica. Coge de aquí y de allí, quédate con lo bueno y desecha lo malo, desaprende y aprende, no cierres los ojos ni la mente ante cosas nuevas que puede que te sorprendan para bien y no digas nunca de esta agua no beberé.

Durante mucho tiempo me he recriminado todo el tiempo invertido, quizá demasiado, como el esfuerzo dedicado, pero al final estoy donde estoy y soy lo que soy gracias a todo eso y estoy muy satisfecho. A los que ya tienen una edad probablemente les haya pasado algo similar, el pensar qué hubiera pasado si hubieras tomado la pastilla azul y no la roja (como en *Matrix*), pudiendo tener así remordimientos o frustración inútil porque el pasado no se puede cambiar, es pasado. Sin embargo, los jóvenes, con esas ganas de comerse el mundo no verán más allá y pensarán sólo en el futuro, imaginarán un mundo que sólo existe en su cabeza y que puede causarle ansiedad porque nadie conoce su futuro, simplemente se hace con cada paso, como el caminante de Machado. Y para todos, el camino será complicado, diferente, pero no fácil, aunque unos piensen que otros lo tienen más fácil. Cuando alguien dice que quiere conseguir lo que fulanito, tiene que saber si está dispuesto a hacer lo mismo que él para conseguirlo. No todo el mundo querrá. Y Ernesto da un consejo a los jóvenes que puedan ser cómo él en el sentido de buscar hacer el mejor trabajo, que siempre viene bien escuchar y reflexionarlo. Intentaría decir a los jóvenes que disfruten más del camino, pero que no dejen de esforzarse.

⇒ *Cuando empiezas te sientes muy solo, todo es difícil, pero te va curtiendo para el futuro.*

⇒ *He sentido emoción cuando iba a por las diapositivas de las fotos que había hecho con la cámara analógica sin saber qué me iba a encontrar.*

⇒ *Muchos casos los haces más por ti que por el paciente. Me motiva trabajar para mí. Creo que es algo que no podemos negar.*

⇒ *Nuestra profesión es muy difícil. Es muy complicado conseguir un nivel alto y que dure.*

⇒ *He cambiado mucho en los dos últimos años a nivel de planteamiento de vida. Ahora le doy más importancia a muchas cosas que me hacen desconectar y recargar energía que al trabajo.*

⇒ *Una persona que no se haya enfrentado a problemas no creo que haya llegado muy lejos.*

⇒ *Yo he sacrificado muchas cosas. He dedicado mucho tiempo tanto con paciente como sin paciente.*

⇒ *Hay que administrarse bien, organizarse y no perder el tiempo.*

⇒ *Si mi recompensa trabajando sólo fuera económica, dejaría mi trabajo, necesito algo más que me llene.*

⇒ *Necesitamos desconectar igual que necesitamos dormir por la noche.*

⇒ *Durante mucho tiempo no he hablado conmigo y no me conocía y me estaba pasando factura.*

⇒ *Cuando un tímido oculta la timidez puede parecer borde, aunque no lo sea, y dar una imagen que no es. Por eso hay que conocer a la persona.*

⇒ *Aunque no podemos perder nuestra esencia, tenemos que mejorar como personas.*

⇒ *He sido de castigarme mucho, de hablarme mal por los fracasos, cuando eso es un error porque sabes que lo hiciste lo mejor posible y que puedes aprender de lo sucedido.*

⇒ *Cuando mejoras como persona, mejoras las relaciones con los demás.*

⇒ *Si somos negativos, transmitimos negatividad y nos llega negatividad. A nadie le gusta tener una persona así, nos gusta más gente que te alegre la vida y te anime a hacer cosas.*

⇒ *Hay pacientes de todo tipo y para todo tipo de dentista.*

⇒ *El ignorante es más valiente que el sabio, que es más prudente.*

⇒ *No se puede pasar de 0 a 100, todo lleva su proceso, su tiempo.*

⇒ *La confianza se va adquiriendo por los resultados que obtienes.*

⇒ *Lo difícil en odontología es terminar bien un caso y que se mantenga con el tiempo.*

⇒ *Yo necesito tiempo para planificar y tenemos que hacerlo de forma interdisciplinar, en conjunto, no cada especialidad por su lado.*

ESTEBAN PADULLÉS-ROIG

"La actitud ante el trabajo, es a veces más importante que tu capacidad. Hay que disfrutar con tu profesión. Poder desarrollarla es una suerte, no una maldición. Tener el afán de superación y mejora es la motivación principal que debe guiarnos. Conocerse. Ser consciente de nuestras limitaciones y fortalezas, y controlar el ego. Entusiasmarse con la vida. Humildad, honradez, paciencia, perseverancia, adaptabilidad y empatía; y cuando sea necesario, actuar para que las cosas cambien. Mi mayor éxito es mi familia".

Ya de pequeño quería ser médico, toda su vida ha sido eso. La Medicina le atraía por el servicio, era vocación lo que tenía, aparte de familiares médicos. Hizo Medicina en un momento complicado por los *numerus clausus*, muy encaminado a temas quirúrgicos. A través de un familiar conoció a Alejandro Padrós, que era un dentista muy inquieto. Con él descubrió una cirugía más fina de lo que estaba acostumbrado y el mundo de los implantes dentales, algo que le enamoró. Así cambió la medicina por la estomatología y odontología. Aunque destaca como cirujano e implantólogo, no ha dejado de hacer la odontología de batalla diaria. Ha sido uno de los españoles que más ayudó y ha ayudado al crecimiento de la implantología, siempre con mucho sentido común y sensatez. Aunque dejó el mundo universitario por decisión propia, siguió con sus propias investigaciones y anotaciones para avanzar, especialmente en el mundo de la implantología y concretamente en el tema de las complicaciones y fracasos, porque él tenía y parecía que, en un mundo rebajado a vender, nadie más sufría. Y en la SEI del año 95 dio una conferencia sobre ello para que todo el mundo se sintiera identificado. Tanto le gustaba este tema que ha publicado dos libros sobre patología periimplantaria, siendo uno de los referentes hoy y, posiblemente, el que haya normalizado más este mundo de las complicaciones en implantología, tanto a nivel de investigaciones científicas como en textos.

No debemos hacer parecer que todo es una maravilla, sino contar todo lo que nos pasa, lo malo también. Esto es algo que todos tendríamos que hacer en nuestro día a día, en lo personal y sin duda en lo profesional. Dejarnos ya de parecer algo que no es, algo que no somos. Primero por nosotros mismos, porque no hay que engañar, porque eso es mentirse a uno mismo, y segundo, por los demás, porque podemos estar haciendo un mal a los que nos ven y creen que todo puede salir bien siempre. *Nadie tiene un 100 % de éxito, que no te mientan. Hoy nos dejamos influir mucho por lo que otros aparentan y muestran. El problema* *es del receptor porque se va a dar un batacazo cuando no le salga todo bien*. Pero, como he comentado al principio, no hay que pensar en esto sólo en lo profesional. Si pensamos en toda esa gente que en redes parece que tiene unas vacaciones idílicas o una vida plena, ¿sabes si es realmente así? Lo mejor es no compararse, pero si lo haces, hazlo con filtros antiengaño. Volviendo a lo profesional, aunque podría extrapolarse a la vida misma, *somos una profesión muy individualista y no asumimos nuestros fracasos y en ocasiones se falsean las tasas de éxito. Esto debería cambiar. Tan importante para el avance del conocimiento es presentar algo que no va bien, como algo que si funciona. La conclusión siempre es positiva.* Una de las posibles claves para ser feliz es no basarse en lo que hacen los demás, sólo intentar hacer las cosas mejor cada día. *Si me enseñan que todo es bueno y perfecto, cuando no sea así, será un desastre.* No dejemos nuestra vida en manos de otros.

Dominar el ego es muy importante. Cuando eres algo conocido tienes que seguir siendo humilde y honesto. El ego es complicado. Lo necesitamos para sentirnos necesarios y útiles, pero si se crece en exceso puede tomar el control y todo lo que hagamos será para mejorar la imagen que los demás tienen de nosotros, por buscar esa aceptación o adoración por parte del grupo o la tribu. Debemos conocer y controlar este ego para conseguir resultados sin dañar a otros cuando llegamos al destino, para que no nos tire y cuando caigamos, para no llevarnos a todo y todos con nosotros. *Hay que vivir la vida intentando no molestar a los demás.* Tenemos que hacer las cosas sin mirar qué piensan o dicen los demás y a la vez, sin dañar, sino al contrario, intentando aportar al grupo. *Mucha gente sigue una ideología y cree que es idealista. En una ideología, las ideas son de otro. Eso no tiene valor. El movimiento se demuestra andando y es importante tener tus propias ideas, que por qué no, pueden, y de hecho lo hacen, cambiar a lo largo de la vida, y esto es crecer.* No podemos creernos más que nadie, seguramente no hayamos inventado o pensado nada que otro no haya hecho. Nunca debemos sobreestimarnos, la humildad es un buen compañero de viaje, como la honestidad. El ego puede hacer daño a los demás, pero al que más, a uno mismo. *Conseguir el éxito a partir del daño a otros, no se podría considerar como tal.* Mejor ser un ninja, alguien que consigue mucho, pero nadie o casi nadie sabe, que un elefante en una cacharrería, que lo único que hace es *mucho ruido porque lo rompe todo*.

En la vida, lo que para uno es bueno, puede no serlo para otro. Es curioso cuando decimos a alguien que luche por conseguir un mejor trabajo, una pareja mejor, una casa más grande o lo que sea, porque no contamos con lo que la otra persona quiere. Creemos que aconsejamos, pero en realidad sólo nos hablamos a nosotros mismos. No todos queremos lo mismo, ni tenemos las mismas necesidades. No todos quieren ser un reputado conferenciante, ni rico, ni tener una clínica enorme. Quizá uno sólo quiere ser un buen dentista, cada día mejor, para dar lo mejor a sus pacientes. Y a veces puede que creamos que queremos algo que no queremos,

RESULTADOS. EL LOCO DE LA COLINA

sólo por ver que los demás si lo desean. En mi vida siempre me he marcado metas, pequeños objetivos, siempre, una motivación. *El éxito sería conseguir lo que te hayas marcado.* No lo que los demás, tu grupo, tu tribu, tu sociedad, te marque. No hay por qué estudiar una carrera, no hay por qué casarse y tener hijos, no hay por qué nada, sólo lo que tú quieras. *El éxito depende del ámbito en la vida en el que te muevas. Se puede tener éxito en uno y fracaso en otro.* Asumamos que no todo podrán ser éxitos, tendremos muchos fracasos, que serán necesarios para crecer. *Cada fracaso es un aprendizaje. El ensayo/error sigue siendo válido para encontrar el camino correcto.* Tú marcas tu camino, con tus éxitos y tus fracasos, no los demás. Independientemente del éxito o del fracaso, la experiencia obtenida es un éxito en sí misma.

Cada vez la persona se aísla más, pero sigue siendo un animal social y depende del resto.

Necesitamos nuestro espacio para mejorar y crecer; el silencio del resto del mundo para reflexionar, meditar, leer y estudiar. El ruido sólo nos distrae. Actualmente las personas se aíslan, pero con ruido, con ese jaleo de las redes sociales, de las noticias, de correos electrónicos y de mensajería instantánea. Se aíslan para seguir siendo sociales, pero deberíamos salir y conectar con los demás en vivo, en persona, después de nuestros momentos para nosotros. Necesitamos relacionarnos con gente que nos aporte. Necesitamos un grupo, de más o menos personas, en el que sincerarnos y ver lo bueno y lo malo que nos pasa y les pasa a los demás. *Cuando te relacionas con mucha gente ves que todos tenemos problemas muy parecidos.* Busca relaciones y contactos de calidad y huye de la toxicidad que generan algunas personas, aunque te duela y sepas que harás daño, porque a la larga el herido grave podrías ser tú. Y esas amistades que no convienen hay que dejarlas que pasen. Las cosas cambian (y mucho) a lo largo de la vida, no temas lo nuevo, no tiene por qué ser ni peor ni mejor, pero seguro que será diferente. Con las personas igual. No seamos ermitaños como lo fueron los dentistas de antaño, ábrete, pero déjate tiempo para ti, y probablemente la vida te premiará.

Profesionalmente, hacemos las cosas como creemos que tenemos que hacerlas, según el conocimiento de ese momento.

Es muy común cuando algo no nos sale como esperábamos que pensemos que podríamos haberlo hecho de otra manera mucho mejor, pero de nada sirve vivir en el pasado, sólo nos queda aprender para hacerlo diferente la próxima vez. Cuando haces algo lo haces porque crees que es lo mejor. No hacemos las cosas mal a propósito, nadie quiere hacer daño a sabiendas, bueno sí, puede que los psicópatas, no seas uno de ellos. Si estamos aprendiendo algo, si estamos empezando, probablemente no lo haremos bien a la primera. *Al principio se es un aprendiz de todo y no sabes nada, pero con los años y la experiencia vas confiando más en ti, aunque debes sentirte siempre un aprendiz.* No dudes de tus decisiones, y menos, si te has formado en el tema, puede que lo que te falte sea esa confianza que da la experiencia. *Hoy en día somos muy mecanicistas, se pueden hacer tratamientos sin saber por qué funcionan. En muchos aspectos, estamos pasando de ser una profesión a ser un oficio.* Esto puede tener ventajas, pero también provoca que disminuya el conocimiento y el saber por qué hacemos las cosas, y esto limitará nuestras acciones en caso de dificultades. Tú tienes que saber qué tienes que mejorar para que los fracasos mengüen y los éxitos crezcan. No pidamos menos problemas, desarrollemos más habilidades porque los problemas no desaparecerán; son un reto y deben ser una ocasión para crecer.

⇒ *Lo que hacemos los médicos y los dentistas es actuar de intermediarios para que la naturaleza haga su trabajo.*

⇒ *La vocación es algo que muy pocas personas pueden tener y, actualmente, tampoco realizar, aunque se tenga, por lo difícil que está todo.*

⇒ *Ser una persona libre me ha ayudado a conseguir las cosas, porque he escogido los caminos, con mayor o menor dificultad.*

⇒ *Me encuentro a gusto yendo contracorriente. Soy rebelde. Necesito que vayan contra mí para crecer.*

⇒ *Soy un friki intermitente. Hay épocas que estás mucho más receptivo y otras en las que te dejas por cansancio.*

⇒ *Las primeras horas de la mañana son maravillosas y tendríamos que aprovecharlas más.*

⇒ *Muchas veces me hablo a mí mismo y desde hace un tiempo escribo mucho. Me sirve como desahogo y como reflexión. También me grabo notas de voz para que no se me olvide nada y poder luego escribirlo.*

⇒ *Hoy se abusa mucho de la excusa. Si algo funciona mal, hay que buscar un culpable o un motivo que generalmente le excluye a uno mismo.*

⇒ *Cuando hay un conflicto, para sentirnos cómodos con nosotros, buscamos la satisfacción de no ser nosotros los causantes.*

⇒ *Nadie puede engañar a su conciencia.*

⇒ *El que intenta ser muy "algo", llega a serlo bastante.*

⇒ *No hay mayor logro que una familia unida y parecida a lo que habías imaginado.*

⇒ *El querer saber más te hace ser autodidacta, aunque hay que tener cuidado con inventar cosas al margen de la biología.*

⇒ *Aunque hagamos bien las cosas, puede que no salgan como esperábamos.*

⇒ *Es importante aprender también de la experiencia de otros, sin dejar de lado el conocimiento.*

⇒ *Haz lo que yo haga, no lo que yo te diga. Al mundo le importa más lo que has hecho que lo que digas.*

⇒ *Si eres infeliz en algún ámbito se traslada al resto.*

⇒ *Hay gente que no es feliz porque es envidiosa, porque se compara con otros y quiere agradar a todos constantemente.*

⇒ *La motivación debe ser personal. El día que no me ponga objetivos estaré muerto.*

⇒ *Recibir es una consecuencia de dar, no un motivo.*

FERNANDO AUTRÁN

"Me preguntan que cuáles son las claves del éxito. Se supone que debería dar alguna respuesta ingeniosa, algún consejo secreto e infalible y, así, parecer una persona brillante. Siento decepcionar a quien espere eso. Para mí, la clave del éxito es una mezcla de ilusión, trabajo duro, audacia, perseverancia y esfuerzo, honestidad y un cierto toque de humildad. Para empezar, uno debe tener una ilusión, un deseo, un proyecto, una meta que le motive. Por descontado, hay que perseguir ese sueño, pero no "soñando" lo bonito que sería si eso pasara, sino trabajando duro para ir consiguiendo avanzar en ese sueño. Hay que ser audaz. Hay que tomar algún riesgo. La vida es eso. Por cada tren que tomamos en una dirección, dejamos de tomar otros en direcciones distintas incluso opuestas. Hay que saber recompensarse por el camino, y celebrar y saborear cada pequeño avance, cada pequeño logro. Y hay que perseverar cuando las cosas se tuercen y no salen como nos gustaría. Hay que esforzarse doblemente ante el fracaso y volver a intentarlo. Cambiar de estrategia, cambiar el camino, pero no la meta. En todo este proceso hay que ser honesto. La falsedad y la mentira no se sostienen mucho tiempo, y eso te apartará del camino del éxito. Y por último, hay que ser humilde y saber mantener la humildad cuando el éxito va llegando. Eso nos ayudará a disfrutar mucho más de ese éxito".

Nacido en Barcelona en una familia trabajadora, burguesa. Tuvo una infancia feliz sin ningún trauma provocado por estudiar en un colegio de curas. Se decidió por la medicina, aunque su padre se dedicaba a las finanzas, pero tuvo el apoyo de toda su familia. Su idea inicial fue hacer psiquiatría, nunca pensó en ser dentista. Durante la carrera conoció al que luego sería su cuñado, causante de que hiciera más tarde estomatología en el clínico de Barcelona. Nunca se ha arrepentido de haberlo hecho. Al terminar la especialidad montó su propia clínica, algo muy normal en aquella época. Siempre se estuvo formando en diferentes ámbitos, entre ellos marketing dental (año 83) donde tuvo como compañeros a grandes de la profesión.

A los 8 años de trabajo tuvo una importante crisis personal y profesional que le apartó un tiempo de la profesión. Se aburría de hacer siempre lo mismo, pero gracias al apoyo de gente cercana y un profesor de la Universidad de Barcelona, Jaime Murtra, y sus cursos en su clínica durante dos años, conoció la estética dental, la cual le hizo resurgir. Fue a Estados Unidos y allí se enamoró de las carillas de composite y lo que se podía conseguir en horas con ellos sobre los pacientes. Y volvió a ilusionarse por la profesión y se dedicó exclusivamente a hacer composites. Al ver que en España no había mucha formación de composites estéticos, en el año 2000 le propusieron impartir cursos y a dar charlas en congresos y ahí fue donde conoció su segunda pasión, la formación, a la que pone incluso por delante de la clínica. Actualmente tiene su propia academia para formación, donde él mismo y otros grandes profesionales dan cursos enfocados a la estética y rehabilitación oral.

Repetiría hasta lo malo de mi vida, porque sin las malas experiencias no puedes saborear lo bueno. Cuando nos suceden cosas que etiquetamos como malas no vemos las repercusiones positivas que pueden tener sobre nosotros a medio y largo plazo y es que de los errores se aprende y se sale mejores, nos hacen crecer y evolucionar. Como dice Fernando, *cuando tienes un fracaso aprendes a hacer las cosas de otra manera para no repetir.* Por eso hay que saber encajar que las cosas no salgan como esperamos, porque pasará y seguramente continuamente durante nuestra vida. Y puede que sea así porque tiene que ser así, porque es un paso necesario para que podamos evolucionar, para cambiar nuestros objetivos, que los que tengo hoy no serán los que tenga mañana porque yo no seré la misma persona. Cuando tomamos decisiones, tenemos que ser conscientes de sus repercusiones, por eso afirma que *no considera que haya renunciado a lo personal por lo profesional, es una decisión que tomé, sabía lo que había.* Somos lo que somos por las decisiones que tomamos, si te gusta como eres, lo malo pasado no debe importarte, si por el contrario, no te gustas, cambia tus decisiones y te cambiarás a ti.

Que no te limiten tus creencias, que te limiten tus valores. Si algo tiene que condicionar nuestras acciones son nuestros valores, los principios por los que nos regimos. Cómo vemos nosotros el mundo, todo lo que desconocemos no debe impedir que hagamos cosas nuevas, que aprendamos que otra realidad es posible. *El no puedo es consecuencia, en la mayoría de las ocasiones, de no quiero intentarlo; es la respuesta fácil (miedo + no me interesa).* Y es cierto. Todos sabemos que existen limitaciones físicas que nos impiden hacer cosas, pero otras limitaciones son mentales y si se unen las pocas ganas de hacer, está todo dicho. A parte tenemos el miedo, que no es más que un mecanismo de defensa ancestral para la supervivencia, que ahora lo que busca no es evitar un peligro, sino cualquier posibilidad de fracaso. *Primero inténtalo y si no sale, lo vuelves a intentar,* no hagas siempre lo mismo, aprende y prueba cosas nuevas. *Hay que estar abierto de mente, escuchar distintas formas de hacer las cosas nunca ha hecho daño a nadie.*

Busca siempre algo para disfrutar de la profesión. ¿Te imaginas que el resto de tu vida no vas a trabajar, sino que vas a pasártelo bien? Pues justamente se trata de eso, de no ver nuestra profesión como un medio para hacer dinero y poder vivir, que también, sino algo que te gusta, lo disfrutas y además puedes ganar un dinero para vivir. Con este pequeño cambio en la forma de pensar puede cambiar tu vida radicalmente. Fernando afirma que *quiere disfrutar de esto que hace cada día de su vida,* como deberíamos hacer todos. Pero ten cuidado y no descuides otros aspectos importantes de la vida, complementa tu pasión por el trabajo con otras pasiones y con otra gente. Además, el paciente percibe tu compromiso, tu dedicación y tu pasión, y la compra. Todos queremos que cuando alguien nos hace un trabajo ponga todo de su parte para que salga bien. *Lo importante es sentirse bien con lo que hacemos y con uno mismo,* y es que la sensación de un trabajo bien hecho es de las cosas más satisfactorias que podemos vivir. Como dicen, debemos hacer de la excelencia un hábito.

Cuanto más sé, más cuenta me doy que menos sé. Me encanta esta frase. Aunque parece que debiera ser al contrario, cuando aprendemos algo, nos damos cuenta de lo poco que sabemos, por eso hay que seguir formándose. *En los tiempos que vivimos el conocimiento está al alcance de todos y tenemos que hacernos nuestro propio plan de formación, incluyendo temas que no tengan que ver con odontología,* pero que pueden enriquecerte como persona y como profesional. Y estoy de acuerdo con Fernando cuando nos dice que lo que quiere conseguir cuando da formación es *que la gente aprenda a pensar, que no busque la receta fácil,* que es útil para empezar, pero tenemos que adaptarla a nosotros, darle nuestro toque, sin olvidar el conocimiento que la sustenta. Durante el proceso de aprendizaje, es decir, durante toda la vida, *debemos aprender a filtrar muy bien la información,* porque es fácil engañar a alguien que no sabe o, mejor dicho, es fácil que alguien que no sabe se crea cualquier cosa. La formación se podría decir que nos puede proteger, siempre y cuando lo hagamos desde la humildad. *No dejes de formarte jamás.* Y si aprendes algo nuevo, ponlo en práctica, sácale partido.

Mi diálogo interno es constante, me gusta cuestionarme lo que hago. Tenemos que conocernos y para eso hay que hablar con uno mismo y ver, de forma objetiva, como actuamos en nuestro día a día. Sólo así podemos hacerlo mejor cada día, ser mejor persona, mejor amigo, mejor docente, mejor dentista. Cuando nos hablamos podemos saber los valores que rigen nuestra vida, al menos en el momento en cuestión y, para Fernando, *la honestidad, la perseverancia y la amistad verdadera* son lo que más valora. Si vemos algo que no nos gusta, trabajaremos para cambiarlo, pero *deberemos ser pacientes y reflexivos* durante el proceso de ponernos en marcha. *Para ser feliz y tener éxito es importante tener buen fondo, no tener maldad y no mentir.* Puede que no siempre hayamos confiado en nosotros, pero cuando nos conocemos un poco más y aprendemos, es más fácil recuperar nuestra autoestima, nuestro amor propio que nos proteja de los demás. Trabaja tu yo interior y sé un poquito mejor cada día, contigo y con los demás y, si quieres, aplícalo a tu trabajo.

⇒ *Hoy en día el conocimiento está al alcance de todos, quien no se forma y actualiza es porque no quiere.*

⇒ *Hay que cuidar el aspecto humano de la profesión, tratamos con personas. Con los pacientes hay que generar confianza y empatizar.*

⇒ *Las reacciones a lo que nos sucede las podemos modular nosotros mismos.*

⇒ *La suerte es perseguir lo que te gusta.*

⇒ *En la vida hay que dar las cosas a fondo perdido, nunca esperar nada a cambio, ni siquiera un gracias.*

⇒ *La ambición ayuda a buscar lo mejor cada día. No hay que confundir ambición con codicia.*

⇒ *La falsedad de hoy en día te puede causar frustración. Nadie suele mostrar lo que hace mal, pero eso no significa que no lo tenga.*

FERNANDO REY DURO

"El éxito es como un gráfico de araña, con múltiples ramas donde lo importante depende de cada uno. La clave está en conseguir el equilibrio que cada uno necesita en cada momento. Y ahí está el factor que lo condiciona todo, el tiempo. No es lo mismo a los 30, que a los 40. Pero sí que hay ciertas ramas comunes a todos, ¡que cada uno enumere los suyos! la vida personal, la familia, el trabajo, la salud, el dinero, etc.".

Aunque no quería ser dentista, lo eligió casi por obligación por su padre, eso o física, pero realmente no sabía que quería hacer con su vida. Y durante la carrera vio que no le gustaba la odontología, pero su madre le animó a terminarla. El cambio del colegio a la Universidad fue muy duro para él, aunque David Valero se lo puso más fácil. Al terminar trabajó con su padre y la experiencia fue bastante dura. Intentó hacer prótesis y luego cirugía en la UCM, pero no lo consiguió y acabó haciendo un curso de estética donde conoció a Carlos Oteo, Carlos Fernández Villares y Ramón García Adánez, que consiguieron motivarle porque veía que él quería trabajar como ellos. Le aceptaron en el Máster de Estética de la UCM y reconoce que se pasó de intensidad porque no quería dejar pasar la oportunidad que se le había presentado. Se dedica a su clínica y a la formación de fotografía y estética y es conferenciante a nivel nacional e internacional: además, fue miembro del grupo Bioemulation (2011-2020).

A veces el problema es que no sabemos hablar las cosas. Con lo que suele hablar la gente y lo que nos cuesta hablar de cosas importantes. Es una incongruencia, pero es cierto. Es más fácil hablar y hablar de algo sin profundizar, aparentando que se está hablando todo, pero que sabemos perfectamente que no, porque es más seguro. No profundizamos en nuestros sentimientos, ni cuando hablamos de finanzas ni de la verdad de tu día a día y, mucho menos, de cómo te sientes. Si no nos sinceramos con nosotros mismos y con los demás, será cómo tener un disfraz y nadie sabrá cómo somos ni cómo nos encontramos. *No tenemos inteligencia para hablar y conectar con todo el mundo.* Por eso sería bueno, primero, conocernos mejor y hablar con nosotros mismos y, segundo, encontrar gente con la que conectemos y podamos ser como somos y hablar y escuchar sin tapujos. *Enseñamos las cosas que nos quedan bien y que sabemos que más o menos controlamos.* No hagamos esto porque es parte del disfraz. Sentirse vulnerable no es tan malo y te puede ayudar a mejorar.

No tenemos que conseguir siempre el 10. Quizá no somos felices porque nos ponemos metas demasiado altas. Es un dilema para todos concretar tus objetivos, si pocos y grandes o muchos y pequeños, pero independientemente de lo que busquemos, tenemos que conseguir un equilibrio. *Trato de conformarme cómo vienen las cosas y cómo las hago. Me cuesta gestionar mi frustración, creo que es mi batalla pendiente.* Este es el equilibrio del que hablamos, de conseguir lo suficiente. Si la balanza se inclina hacia el lado del pasotismo no estaremos dando todo nuestro potencial, pero si lo hace hacia el lado de la exigencia, te costará tu felicidad. *He estudiado mucho, me he obsesionado con los dientes, pero me di cuenta de que no era feliz así.* Busca aquello con lo que consigas la tranquilidad que siempre anhelamos, nunca exenta de problemas, pero con casi todo bajo control. *Soy muchísimo más feliz quedándome en un 8.* Para algunos es mucho, para otros poco, pero para todos debería ser suficiente conseguir un buen resultado, aunque no sea el esperado.

Tenemos todo lo que necesitamos para ser felices, pero hay problemas que nos lo ponen difícil. Posiblemente, el mayor impedimento para ser feliz seamos nosotros mismos, aunque echaremos la culpa a cualquier problema que tengamos delante. No podemos creer que la vida es un camino fácil, al contrario, tendremos que enfrentarnos a multitud de obstáculos cada día. Por eso tenemos que ser conscientes de todo lo que tenemos y ver si esos contratiempos que suceden tienen que ver o no con eso, para valorar si merece la pena o no. Busca dentro de ti la respuesta. Que quieres tal cosa, pero supone que puedan pasar ciertas cosas desagradables, decide si es prioridad o no. Los problemas de las cosas que nos gustan nos divierten o nos generan algo que queremos, parecen menos problemas y, si no es así, es que no es para nosotros. Así de sencillo. La vida es difícil, sólo hay que aprender a gestionarla. *No hemos aprendido a gestionar los fracasos, por eso nos hundimos ante cualquier problema, parece el fin del mundo, cuando puede suponer una oportunidad.* Lo que consigues superar te hace sentir mejor y te acerca a la felicidad.

Como me ves te verás, me decía mi padre. Y es cierto que el tiempo te enseña y te pone en su sitio. Esto dice también la canción de Siniestro Total, que os aconsejo que escuchéis. Aunque no siempre sea así y muchas veces no queramos verlo, somos una especie de espejo de la gente que nos rodea, principalmente de aquellos que nos hayan marcado de un modo u otro. Solemos buscar un patrón, de forma consciente o no, observa cuál puede ser el tuyo. Cuando eres muy parecido a una persona sueles confrontarte más a ella, especialmente cuando en tu interior te niegas a que sea cierto. *Mi padre me puso muchas veces en mi sitio al enseñarme que las cosas que hacía él, aunque no me gustaran, funcionaban.* Es también parecido a lo que hacemos todos los que tenemos hijos, acabamos diciendo muchas de las frases hechas que nuestros progenitores nos decían, de forma totalmente inconsciente. Y la razón es clara, aprendimos de ellos y aunque en nuestra juventud creyéramos que íbamos a ser diferentes, acabamos siendo parte de lo que vimos y vivimos. En el caso de Fernando creo que sabe por qué le cuesta no cumplir con sus expectativas. *Siempre me he exigido porque es lo que siempre he vivido.*

Enfócate en lo realmente importante y no pierdas el tiempo en cosas insustanciales. Lección número uno para sacar el máximo provecho a la vida: organízate. Y para ello necesitas saber qué es importante para ti. *Fíjate bien en el tiempo que dedicas a cada cosa.* El tiempo que dedicas a una cosa se lo quitas a otra y si quieres repartirlo entre muchas, quizá no sea el suficiente para alguna o para ninguna. Y saber qué es importante y prioritario para ti sólo puedes saberlo tú, no preguntes a alguien cómo lo hace para copiarle, como mucho para orientarte. *Creo que pierdo mucho el tiempo en la parte de darle vueltas al coco.* No siempre será una pérdida de tiempo parar a pensar para tomar decisiones, fundamentalmente cuando son importantes. Hay cosas que hay que meditar, pero para tener claridad mental y saber a qué dedicar y cuánto tiempo. En nuestra profesión ya hemos visto que el equilibrio entre lo personal y lo profesional es difícil, la balanza seguramente esté moviéndose constantemente, lo que hay que procurar es que no se desequilibre en exceso y tener cuidado en restar tiempo a tus objetivos fundamentales con otras cosas que puede que sólo sean una moda, un capricho o algo que a larga no te aporte nada.

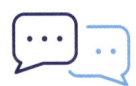

⇒ *Siempre quería más, más y más y el tiempo puso mi ego en su lugar.*

⇒ *El trabajar y hacer casos te hace aprender, no hay que quedarse en la foto bonita.*

⇒ *Hay veces que hablan bien de uno sin haberte visto directamente, sólo con lo que les han contado.*

⇒ *Nuestra forma de trabajar tiene que ir en relación con la exigencia de nuestros pacientes, no tenemos que hacer las cosas tanto para nosotros en muchos casos.*

⇒ *He visto lo que sacrifican los grandes de la odontología; yo eso no lo quiero.*

⇒ *No todo el mundo aprende de la misma forma.*

⇒ *No podemos creer que existen límites para mejorar, pero eso no significa que no tengas que parar, porque te puedes volver loco.*

⇒ *La burbuja de las redes sociales y congresos es un problema, se busca más la foto para demostrar que eres el mejor y no resolver el problema del paciente.*

⇒ *Es curioso cómo la gente se queda con los casos que no te quedan tan bien.*

⇒ *No me apasiona la odontología, aunque soy friki en algunas cosas.*

⇒ *La gestión psicológica del paciente es muy difícil.*

⇒ *Lo que no intentas es porque no es una prioridad.*

⇒ *Me tiene que motivar mucho algo para dejar otra cosa que me importa.*

⇒ *Las cosas se suelen conseguir entrenándolas.*

⇒ *Cada vez me cuesta más salir de mi círculo, me agobia.*

⇒ *Prefiero a la gente que prueba, le sale mal e intenta aprender que a los que ponen excusas antes de empezar. No soporto la mediocridad.*

⇒ *El éxito personal es la felicidad, estar tranquilo contigo mismo en las cosas que son importantes para ti.*

⇒ *Tenemos lo que nos merecemos, lo que somos.*

⇒ *Vemos la vida como pensamos, por eso cada uno interpreta el mundo a su manera.*

⇒ *El síndrome del impostor está arraigado en mí.*

⇒ *Yo llamo los días de luna llena a aquellos días malos en la clínica cuando vienen los pacientes insoportables y las cosas salen además mal.*

⇒ *Hay que dar con la gente adecuada para que te enseñen bien, pero el nivel lo pone el alumno, no el profesorado.*

⇒ *Yo a mis cursos llevo la receta para que sea el punto de partida del alumno, pero insisto en que deben hacerla suya.*

⇒ *Aunque el conocimiento es importante, a mí la vida me ha demostrado que la experiencia es más importante.*

⇒ *Soy demasiado inconformista y eso me hace parecer el malo, porque nunca me quedo contento. Es un problema más que otra cosa por mí y para por los demás.*

⇒ *Te puede quedar mejor o peor, pero lo has intentado.*

FRANCISCO TEIXEIRA (CISCO)

> "Sentirte bien contigo mismo, no sólo física sino también personalmente, y ver que ese éxito es compartido con los que te rodean. Esa, para mí, es la clave".

Portugués de cuna, con España como parte de su vida profesional y personal. De pequeño, al ver cómo un familiar cercano superaba una grave enfermedad, tuvo claro que ya no quería ser astronauta, quería ser médico. Medicina no pudo ser por su castellano y por la nota de corte (también por culpa del idioma) y acabó haciendo Odontología, por probar, en la Universidad Alfonso X El Sabio y le gustó, en concreto, la cirugía oral. Realizó un posgrado en esta disciplina en Santiago y allí cerca conoció a su actual mujer, a la que siguió después hasta Barcelona, presentándose en su puerta con las maletas para irse a vivir con ella. Estuvo trabajando en varias clínicas de sol a sol (más bien de noche a noche). Tuvo la oportunidad de hacer una interinidad en el Hospital del Mar en el Servicio de Maxilofacial al mismo tiempo que trabajaba en la privada. Abrió una pequeña clínica con su mujer, para ir dejando las colaboraciones, a la par que aumentaba su interés en la enseñanza para no estar metido solo entre cuatro paredes y poder tener más relación con sus compañeros, enseñándoles. Empezó en Phibo como director de formación donde aprendió mucho de la industria y del mundo de la empresa, de la que obtuvo una motivación extra por tener la posibilidad de ser escuchado en cuanto a producto. Años más tarde estuvo junto a Anitua, pero no podía conciliar como él hubiera querido. Después tuvo la oportunidad de entrar en Straumann, que es responsable de que actualmente toda la familia resida en Suiza. Ha cursado un MBA no odontológico para mejorar otros aspectos de su vida, pero relacionados con la profesión y de ahí el nacimiento o más bien transformación de una primitiva web (de Periospot), para llevar el conocimiento de una forma cercana a otros compañeros. Actualmente compagina su trabajo en una de las casas comerciales más importantes a nivel mundial, un poco de clínica y mucha formación.

Es un privilegio hacer lo que uno quiere cuando quiere. Vivimos tan enfrascados en nuestro mundo, que no vemos la suerte que tenemos. Suele ser frecuente que cuanto más fácil es tu vida, mejor dicho, cuando tienes cubiertas las necesidades básicas como persona, parece que tienes derecho a mucho más porque sí. Pero es que además nuestra profesión, que es una profesión liberal, nos permite hacer lo que nos gusta y, muchas veces, cuando nos apetezca. Eso no lo puede decir mucha gente. Por eso tenemos que ser agradecidos y dar al mundo algo a cambio, como dice Cisco: *hay que ser un dador nato.* No dudes que el mundo corresponde a los que dan sin esperar nada cambio, ni siquiera un gracias. La próxima vez que pienses que tienes un trabajo de mierda, que nadie te valora y no sé qué tonterías más, no te retroalimentes con la mierda y mira todo lo bueno, toda la suerte que tienes e intenta aprovecharla, ser agradecido y muy generoso. Ese camino seguramente te lleve a donde quieras y más lejos.

Aunque todo te esté saliendo bien, hay que recordar que en cualquier momento algo puede salir mal, que te ponga en tu sitio. Igual que no podemos quejarnos todo el día y maldecir nuestra mala suerte, no podemos pensar que somos invencibles y que todo va a ir siempre como nosotros queramos. Debemos estar preparados para lo malo más que para lo bueno, es como cuando intento rebajar las expectativas a mis pacientes para que siempre consiga más de lo esperado. Y la razón por la que tenemos que estar preparados para lo que pueda pasar es porque por mucho que queramos, hay muchas cosas que se escapan de nuestro control. No olvides esto nunca. También tenemos que saber *uno debe ser consciente de que no lo sabe todo y conocer sus limitaciones*, por muy seguro que estés de que dominas algo, en otra cosa flojearás, y no podrás conseguir que siempre salga todo como esperabas. Si no lo tienes en cuenta, puede *que todo lo que has tardado años en conseguir se pueda desvanecer por un día malo, por cualquier tontería.* Pies de plomo y con la razón por delante y sin dejarnos llevar por el ego. *Hay que ser humilde por encima de todo.*

Para tener buenos hábitos hace falta ejercitarlos cada día. Es muy complicado repetir cada día las mismas acciones. Para llegar a un consenso sobre si un hábito es bueno o malo creo que podríamos estar discutiendo eternamente, aunque creo que, si somos sinceros, todos sabemos cuáles pueden ser universales, no hay que mentirse. Cuando uno se da cuenta de que no lo está haciendo todo lo bien que podría estar haciéndolo, lo primero que intenta es crear nuevos hábitos más sanos y eliminar los que no lo son. Y tanto una cosa como la otra es muy complicada, porque el nuevo debemos hacerlo e implementarlo en nuestra rutina día tras día, sin fallar, hasta automatizarlo, mientras que el viejo tenemos que desautomatizarlo para que no lo hagamos de forma inconsciente. *Si no corres y quieres hacerlo, no hace falta que corras una maratón el primer día; empieza corriendo 5 minutos, luego 10 y así sucesivamente hasta crear un hábito.* Y para quitarte un hábito, lucha contra tu instinto de ir a lo fácil y cómodo. Un consejo para poder ver nuestra evolución y hacernos conscientes es hacer lo que nos dice Francisco: *diariamente escribo cómo me ha ido el día y hago reflexión para intentar saber por qué han salido las cosas bien o mal.*

El éxito es relativo, lo que yo soy hoy es fruto de lo que un chaval de 17 años pensó que era lo mejor para mi futuro. Pero mi yo del pasado, con su madurez y experiencia tenía unos objetivos distintos a los que hoy tengo y las decisiones que tome ahora serán las responsables de lo que me pase a partir de ahora. Para mí tu éxito lo marcan los demás, tu felicidad la sientes tú. *Hay gente con la familia ideal, el trabajo ideal, alguien al que todo el mundo envidia, pero son infelices, porque sus aspiraciones actuales no son las que eran.* Veamos siempre más allá de lo que vemos o de lo que los demás quieren que veamos de ellos. No podemos pensar que todo el mundo tiene una vida mejor que nosotros y es feliz, así como tampoco podemos creer que nuestra vida es la mejor, todo es relativo según cómo se interprete con los datos que uno tiene, cada vida es diferente, es única. Además, debemos tener en cuenta que el *éxito y fracaso son conceptos complementarios; el segundo se puede convertir en el primero con trabajo.* No pensemos que todo es blanco o negro, que todo es una dicotomía, sino que pueden existir alternativas hasta el punto de no tener que elegir y poder quedarte con las dos opciones. Lo que sí *debemos es asumir la responsabilidad de nuestros actos y no culpar a otros.*

El factor tiempo es limitado y hay que aprender a decir que no. Si hay una cosa en la vida que no podemos recuperar es el tiempo. Y querer hacer muchas cosas es no dedicar el tiempo necesario a nada, desaprovechando el tiempo. Es una paradoja, querer aprovechar el tiempo haciendo multitareas, pero cuando lo haces es tardar más en hacer lo mismo. Aprende a priorizar, diferencia lo que es importante y/o urgente y elimina el ruido, las cosas secundarias que pueden esperar. Para esto y para crearse buenos hábitos, Cisco es extraordinario, pero para llegar a ese nivel hay que conocerse muy bien, ser muy disciplinado y tener paciencia. Hay que saber que no podemos estar siempre en el mismo sitio haciendo lo mismo, que en algunos momentos de nuestra vida tendremos que cambiar y decir no, ya no a cosas que nos vengan, sino a cosas que teníamos implementadas, que formaban parte de la famosa zona de confort, en la que se está cómodo, aunque nos perjudique, porque en la certidumbre, aunque no sea positiva, se vive mejor que en la incertidumbre. Aprende a decir no a lo que no es importante y a lo que no te apetezca, sé un poco egoísta si la ocasión lo merece.

⇒ *Muchos compañeros no son felices por la monotonía y la soledad de nuestra profesión. La carga psicológica y la presión del paciente no es fácil de gestionar.*

⇒ *En el momento en que pierdes la pasión por lo que haces, pierdes la motivación.*

⇒ *El contenido obvio, el que todo el mundo asume, es el que vende hoy en día, sin embargo, el no obvio, el que casi nadie ve, no suele gustar.*

⇒ *Hay que poner un valor a lo que hacemos, por el tiempo y por el respeto a uno mismo y a la gente que participa en el proyecto.*

⇒ *Se puede ser un gran profesional sin máster y uno pésimo con él.*

⇒ *El conocimiento está bien, pero si no lo aplicas, no vale para nada. Serás una persona culta con conversaciones interesantes, pero tienes que darle un sentido.*

⇒ *El trabajo es importante, es parte fundamental de tu vida, pero la familia es lo primero.*

⇒ *Hay muchos tipos de limitaciones de fuera (sociales) a dentro (propias).*

⇒ *Depende de la sociedad y el entorno en el que vivas, tendrás unos valores u otros. No eres sólo por cómo eres, sino por dónde estás.*

⇒ *He dejado de señalar con el dedo.*

⇒ *El fracaso, como el éxito, es relativo, depende de quién lo vea y cómo lo vea.*

⇒ *Hay mensajes y tareas importantes y otras que son ruido.*

⇒ *Intento aprender algo nuevo, de lo que sea que me aporte, todos los días.*

⇒ *No me gusta vivir en la incertidumbre, prefiero trabajar para crear el momento donde algo pasa, preferiblemente bueno.*

GUILLERMO PRADÍES

"Para contestar ¿cuál es la clave del éxito? debería saber correctamente cómo se define la palabra éxito. He revisado la definición de la RAE y lo define como:

1. Resultado feliz de un negocio, actuación, etc.

2. Buena aceptación que tiene alguien o algo.

Siendo así, ¿soy yo una persona de éxito? Si es así, debería entenderse que la clave es: el trabajo constante, disciplinado y sincero, así como la entrega a los demás en distintos ámbitos de la vida. Si eso se considera éxito, de eso se habría alimentado el mío, pero creo que eso lo tienen que juzgar los demás...".

Desde siempre quiso que su vida girara en torno a la formación, de hecho, antes de comenzar Odontología ya era profesor de música y tenía su propia academia, pero su padre, que era protésico, soñaba con tener un hijo dentista y él no supo decir que no. Tras finalizar la carrera en la UCM se quedó como profesor colaborador comenzando su carrera docente hasta lo que es hoy, profesor titular y director del Departamento de Odontología Conservadora y Prótesis. Nunca ha dejado de formarse, hizo el Máster de Prótesis a la vez que realizaba la tesis y a partir de ahí se ha formado en diferentes países y con grandes profesionales con estancias cortas por sus obligaciones con la Universidad, siendo el primer español que obtuvo el título de Especialista en Prótesis por la European Prosthodontics Association. Comenzó trabajando en una clínica/casa, que era como estaban antes muchas consultas y actualmente compatibiliza su actividad en la Universidad en la que, además de sus cargos expuestos anteriormente, dirige el Máster de Odontología restauradora Basado en las Nuevas tecnologías en su centro "Pradíes & Laffond Dental Institute" donde colabora científicamente y lidera cursos de formación continuada especialmente en el campo de la odontología digital. Todo ello lo compagina con otras dedicaciones como ser miembro del equipo del Colegio de Odontólogos de Madrid, presidente de SEPES, colaborador de diferentes revistas nacionales e internacionales y muchos otros cargos relacionados con la profesión y la formación, incluso a nivel internacional en la EPA. Hoy en día es un referente mundial en prótesis dental y especialmente en nuevas tecnologías, como la utilización de la inteligencia artificial en nuestra profesión.

La inseguridad es el sentimiento que más me ha hecho apretar el acelerador porque nunca tengo la sensación de que sea suficientemente bueno. Si crees que eres el único que tiene miedo y que no sabe si está haciendo bien las cosas, bienvenido al mundo real. La confianza en uno mismo no es lineal y, aunque se pueda trabajar, tendremos momentos de bajón que deberemos superar. Nadie nos prepara para afrontar problemas, de mayor o menor complejidad, tomar decisiones o a gestionar las emociones para que no afecte a lo anterior. *Soy un dentista con una preparación razonable que intenta hacer las cosas bien y que le hace mucha ilusión seguir formando alumnos.* Al final es lo que tenemos que hacer, vivir intentando hacer las cosas cada día mejor, ser mejores personas, ayudar a los que nos rodean y aprender a encajar los golpes y las alegrías, buscando hacer nuestro propio camino sin preocuparnos por el qué dirán y todo aquello que no podemos controlar. *Hoy ya no sé quién soy después de tantos años.* En ocasiones, para tirar adelante hay que dar un paso atrás para coger impulso, teniendo claro quiénes somos.

Cuando te marcas un objetivo que parece que va a cambiar tu vida y lo consigues, ves que no te ha llenado como pensabas y vas a por el siguiente. Y así sucesivamente. Esto muchos lo llaman la rueda de Hámster, porque una vez que te metes en ella y echas a correr, siempre vuelves al mismo punto de partida y repites lo mismo. No creas que vas a ser más feliz o que todo va a ir mejor cuando consigas eso que soñabas. Cuando suceda, te sentirás igual y buscarás otra cosa, luego otra y luego otra, así hasta que llegue el final o te des cuenta de lo que pasa. Y todo es inercia, el siguiente caso, artículo, viaje, casa, coche... sin llegar a saber si es lo que querías, lo que tocaba o vete tú a saber qué. Está bien saber a dónde queremos ir, cómo ir, pero no cerrarse a otras posibilidades que pueden llegar ni esperar que conseguiremos lo que nos habíamos propuesto. La mayor parte de la gente sigue el mismo patrón, cada uno vive en su mundo, sintiendo que son el centro del universo, y no falta razón, porque somos el centro del nuestro. *No todos buscamos lo mismo, ni queremos dedicar el tiempo a lo que otros.* No podemos criticar porque pensemos que nosotros lo hacemos bien y el resto mal. Para de correr y céntrate. *Las cosas no salen bien cuando no te organizas y no las preparas bien. Ahora, para llegar lejos, tienes que ser un fiera, ya no vale cualquiera.*

Existe la cultura de que todo tiene que ser instantáneo y la mayor parte de las cosas que hacemos en Odontología tiene su curva de aprendizaje. Si alguna vez has jugado a un videojuego me imagino que antes de pasar de nivel y más aún cuando te pasas el juego, habrás perdido muchas, pero que muchas vidas. Hay pantallas que se pasan a la primera, las menos, otras que tardas un tiempo y muchas vidas y, por último, algunas que parece que nunca las vamos a pasar, aunque sólo será si dejamos de insistir e intentarlo. Hemos llegado a un punto que, si no conseguimos inmediatamente lo que buscamos, pasamos a otra cosa. *Hoy en día cuesta mantener la atención más de 2 minutos.* Ese que te enseña en un curso, un congreso, ha tardado su tiempo en poder contarte eso que tú ahora quieres hacer nada más llegar a tu clínica. Lo siento, pero personas así hay muy pocas en el mundo. Pero no pierdas tu "focus", trabaja y dedícale tiempo para conseguirlo porque ese es el propósito de todo profesor que se precie. *Lo mejor que nos puede pasar a los que enseñamos es que un alumno te supere.* Ese creo que es nuestro fin, poner las cosas fáciles al que quiere aprender y hacerlo mejor.

La gente feliz es la que no se queja de nada y está satisfecha con todo lo que le viene, disfruta de casi cualquier cosa.

Todos conocemos gente que sabemos que es feliz. No que parece feliz, no me refiero a eso, sino que le conocemos lo suficiente como para saber que es así. Tomemos ejemplo. *Me gusta intentar copiar lo bueno de cada uno, pero me gusta motivarme a mí mismo, dentro y fuera de lo profesional.* Podemos considerar y definir la felicidad de mil maneras distintas, depende de la persona y el momento en el que nos pregunten, pero la palabra tranquilidad suele ser recurrente. *El éxito o la felicidad, que son términos muy relacionados, se consigue cuando estás bien contigo mismo y con lo que haces, pero si eres inseguro o exigente, es difícil que puedas tener esa sensación.* Para conseguirlo necesitarás tener controlados los pensamientos que tienes hacia ti mismo para que no te domine el ego ni te creas menos de lo que eres. *Me reprocho y me exijo muchas cosas como para considerar estar en paz conmigo mismo.* Disfruta lo que tienes, no quieras más y agradece lo que eres cada mañana. *Hay gente sin prácticamente nada que son mucho más felices que nosotros.*

Los hábitos hay que comenzarlos haciéndolos cómodos y fáciles y mantenerlos mediante disciplina.

Todos sabemos que cuando hemos instaurado unos hábitos durante tanto tiempo, desde pequeños incluso, es muy difícil cambiarlos por otros. Además, no se sabe por qué los que pueden considerarse menos saludables son más fáciles de establecer y complicados de eliminar. Pues una forma es empezar poco a poco, hacerlo fácil, obtener algo bueno por el sacrificio, aunque sea una tontería, pero que hará que tu cerebro no lo asocie a una obligación incómoda, sino a algo que le interesa repetir cada cierto tiempo. Se trata, en parte, de engañar al cerebro, pero luego toca el automatizarlo, el hacerlo necesario para que parezca que no te falta nada. Y eso se consigue con disciplina. Aunque no veamos resultados inmediatos, porque como dijimos en el punto correspondiente, no van a llegar. Bueno sí, pero es con esos hábitos quizá menos aconsejables. No voy a hablar de buenos o malos porque eso lo determina cada persona o grupo social, por lo que tú tienes que decidir qué tipo de persona eres en función de tu forma de vida y de tus hábitos. *Si pones de un lado, quitas de otro.* Eso sucede en la vida, en el trabajo y en los hábitos.

⇒ *Yo he trabajado y sigo haciéndolo 24/7.*

⇒ *Si echo la mirada hacia atrás y veo todo el esfuerzo, no repetiría, aunque tampoco me arrepentiría.*

⇒ *Hay que intentar dar tiempo de calidad a los tuyos porque si no puede que algún día te lo reprochen.*

⇒ *Parece que todo lo que ocurre en la boca de un paciente es responsabilidad del dentista. No se da el mismo margen de error a otras disciplinas.*

⇒ *Todos tenemos tratamientos malos, pero si tú has hecho lo que considerabas que tenías de hacer, no tienes que sentir esa responsabilidad y el paciente no debería percibirlo como un error tuyo.*

⇒ *Existe una filosofía de usar y tirar en la sociedad, con las cosas y las personas.*

⇒ *Me identifico con los early adopters en la curva de Rogers porque soy un usuario, no he llegado a estar implicado en el desarrollo, aunque sí intento ser de los primeros.*

⇒ *Me acuesto con todos los problemas que tengo y eso no me deja descansar. Por la noche se desata mi ansiedad.*

⇒ *Debemos ser rigurosos y disciplinados y respetar a los demás.*

⇒ *Hay gente que puede que no encaje en tu grupo, y por lo tanto puede desestabilizarlo.*

⇒ *La gente que me rodea es mucho más brillante que yo. Por lo tanto para llegar a su altura, tengo que echarle horas.*

⇒ *La suerte existe, pero las cosas no llegan por casualidad.*

⇒ *Aunque no debería preocuparnos lo que piensan lo demás de nosotros, nos suele afectar, aunque sepamos que están equivocados.*

⇒ *Una persona que tiene éxito produce rechazo automáticamente entre muchos de sus compañeros.*

⇒ *Si nadie alrededor te supera, te acomodas y te estancas.*

⇒ *Hay que saber escuchar a los demás y confiar en ellos.*

⇒ *Para aprender ciertas cosas antes debemos desaprender otras que chocan.*

⇒ *La experiencia te hace adaptar el conocimiento previo.*

⇒ *Conozco pocas profesiones tan frustrantes como la nuestra, desde el primer día y para todos, pero cada uno lo interpreta a su manera.*

⇒ *El orgullo nos hace no ser un sujeto pasivo.*

⇒ *Hay que dar para recibir el placer de haberlo hecho.*

⇒ *Lo que peor llevo es que haya tanto mentiroso, tanto héroe en nuestra profesión, que lo único que hacen es frustrar a los demás.*

IÑAKI GAMBORENA

"Tres recomendaciones que podría ofrecer:

1. Invierte en educación, no hay nada mejor en tu vida profesional que ser feliz con lo que haces, saber lo que tienes que hacer o debes de hacer. No dominar lo que haces tiene que ser un infierno.

2. Sé constante y trabaja duro. Es una profesión muy bonita pero física y mentalmente es estresante. Haz deporte.

3. Ten paciencia. Es una profesión a veces muy frustrante. Tienes toda una vida por delante, los resultados llegarán, si le das dedicación".

Aunque siempre quiso ser futbolista y llegó a estar en el equipo más importante de su ciudad, San Sebastián, se dio cuenta de que quizá no era lo suficientemente bueno, y aunque lo que él quería era jugar al fútbol porque no le gustaba estudiar, no le quedó más remedio que hacerlo, y creo que la profesión le agradece esa decisión. Por la proximidad, estudió en Francia, donde reconoce que fue muy duro para él a nivel personal y no llegó a pasar el corte en una dificilísima prueba de acceso a Medicina. Gracias a un cliente de su padre se animó a estudiar Odontología en República Dominicana y al terminar se desplazó hasta Monterrey, México, para seguir formándose en estética dental. Años más tarde coincidió en un congreso con John Kois, considerado como el prostodoncista más relevante de aquella época, el cual le dio la enhorabuena por el premio a la mejor presentación. Su meta, en aquel momento, era poder formarse en Seattle en la Universidad de Washington junto al que, a la postre, sería su maestro y años más tarde un gran amigo, pero no sabía inglés y quería afianzar sus conocimientos en periodoncia. Decidió desembarcar en Seattle para estudiar durante un año periodoncia y aprender inglés. El postgrado de la Universidad de Washington donde se formó el Dr. Kois duró tres años y a su finalización completó su formación implantológica en Houston, con un exigente y completo programa de implantes sobre pacientes complejos. Como no encajaba en la mentalidad americana, tras más de una década de formación terminó regresando a su ciudad natal para asentarse. Su vida de cursos y conferencias empezó en Seattle, donde les entrenaban para ello, pero su regreso no fue fácil. Tuvo que empezar impartiendo los primeros cursos a sus amigos, pero poco a poco sus conferencias y su trabajo empezaron a ser admirados dejando su impronta en muchos de los dentistas más relevantes de esta generación. En la actualidad, probablemente sea uno de los conferenciantes españoles más reconocidos en el panorama internacional e inspiración para muchos dentistas de aquí y del resto del mundo.

Puedes tener mucha habilidad, que si no entrenas, no te valdrá de mucho. Yo me levanto a las 5:00 de la mañana para trabajar y aprender, y eso lo enseño a quien viene a aprender conmigo. Lo que hace especiales a mucha gente no viene tanto de nacimiento como del trabajo diario. Un trabajo y sacrificio que sólo ellos y la gente de su entorno conoce. Pero que nosotros no lo veamos no significa que no exista. *No concibo la vida sin trabajo. Me ha costado mucho llegar hasta aquí, hay mucho trabajo y esfuerzo detrás, difícil de cuantificar. Nada viene dado, todo hay que pelearlo.* Fíjate en los deportistas de élite o en aquellos que triunfan en sus negocios, felicidad aparte, lo que consiguen es más por su trabajo que por su talento o su suerte. Los buenos son buenos porque lo han intentado más que tú. Pero es que todos podemos ser buenos en algo, porque si algo te gusta, si algo te apasiona, ya harás lo que sea para ser bueno y serás mejor que otros. Es cuestión de hacerlo, no de decirlo o quererlo. *Los retos, los casos complicados, son lo que más me motiva,* porque enfrentarse a lo fácil no nos hace mejores y para lo difícil hay que estar muy bien preparado.

Las excusas sólo te afectan a ti, hay que vencerlas. *Nuestra mente busca excusas para todo, pero nunca son buenas.* Es nuestro cerebro contra nosotros. Lo fácil que es quitarnos la responsabilidad contra lo difícil, que es asumir nuestros actos y sus consecuencias. *La culpa no es de los demás, tienes que involúcrate tú mismo en lo que haces.* Y cuando vemos que nos hemos equivocado *debemos intentar ser lo más humanos posible. Hay que saber pedir perdón y ser lo más cívico posible.* No pasa nada por hacer mal algo, aunque debemos evitarlo, errar es humano y debemos aprender de esos errores para no volver a cometerlos. Y someter a nuestro ego para ser capaces de pedir perdón a quien hayamos podido hacer daño por nuestro error e intentar subsanarlo. *No hay que engañar a la gente, así sólo te engañas a ti.* Por eso hablamos de ser humildes y honestos para con los demás, pero también para con nosotros. Cuando creemos que estamos engañando a alguien, a quien engañamos, a quien fallamos, es a nosotros mismos. No somos más listos que nadie y si crees lo contrario, creo que deberías hacértelo ver o la vida te pondrá en tu sitio. *Cuando nos pasa algo, debemos pensar primero que es nuestra culpa.*

Los tratamientos en odontología son como una ola, a los diez años vuelve y puede ser un tsunami, porque tendrás que afrontar y resolver tus propios fracasos. Intenta ser lo más conservador que puedas. Cuando hacemos un tratamiento en un paciente, pero también podría ser cuando tomamos cualquier decisión de índole personal, de lo bien que lo hagamos como de muchos otros factores que no controlamos, dependerá el devenir de esa acción. En ese momento seguramente pensáramos que estábamos haciéndolo lo mejor posible, incluso que somos los mejores, pero el tiempo te dará o quitará la razón. La mala praxis siempre vuelve, de eso no tengas dudas. Por eso hay que trabajar para hacerlo lo mejor posible, pero no pensar que lo estás haciendo, sino formarte mucho y bien y practicar más aún para ser bueno y predecible. *No he estudiado y trabajado tanto para luego hacer mediocridades. No me considero mejor o peor que nadie, pero sí es cierto que la gente te ve diferente.* No pienses que eres un dentista más y que no puedes alcanzar un mejor nivel al haber tenido fracasos, porque *yo puedo tener los mismos fracasos que puedes tener tú. Lo más importante es saber por qué te sale mal algo. La fotografía te ayuda mucho en esto.*

A uno le puede gustar alcanzar el nivel de fulanito, pero cuando ve todo el trabajo y el esfuerzo que hay detrás, puede pensar que no le compensa. No te compares si no lo vas a hacer con todo, es decir, si sólo te fijas en lo bueno, en lo que se suele ver. No quieras lo que tienen otros si no estás dispuesto a hacer todo lo que han tenido que hacer ellos. Tú no eres ellos y tus objetivos no tienen por qué ser los mismos, lo que tú quieres quizá no es lo que crees. Y si coincidiera, date tiempo, no tengas prisa, que cuando se es joven se tiene mucha intensidad, pero tienes que saber que *no tienes experiencia hasta que cumples cierta edad; tienes que hacer mucho para poder tener un conocimiento y una predictibilidad de lo que haces y, aun así, no lo controlas todo.* Llegar a ciertos niveles no está hecho para todos, no porque no lo puedan conseguir, sino porque puede que no quieran, pero si quieres, en tú mano está conseguirlo, o al menos intentarlo, sólo tienes que trabajar, esforzarte, tener paciencia, no parar de aprender y lo más importante, no esperar que la meta será la que esperas, puede ser mejor o peor, pero seguro que será diferente, lo que no significa que no puedas estar satisfecho con ese resultado.

En odontología tienes que tener un umbral muy alto de insatisfacciones, de frustración. Una cosa es cómo te gustaría que te saliesen los tratamientos y otra cómo te salen. Creo que todas o casi todas las profesiones tienen su dificultad, pero que en la nuestra jugamos siempre en campo contrario y que ese contrario, el paciente, no siempre es fácil de manejar. Los tratamientos que hacemos puede que no te gustan a ti por tu nivel de exigencia o al paciente por sus expectativas, lo que te causará un alto nivel de insatisfacción, la cual pasará a frustración cuando veas que otros compañeros "nunca tienen problemas". Parece que lidiamos contra los pacientes y contra nosotros mismos por creer lo que sabemos que no es cierto. *Enseñar la realidad nos ensalza todavía más. Todos somos humanos, todos tenemos problemas y los compañeros tienen derecho de saberlo.* Y aunque fracases por una u otra razón, siempre hay que intentarlo, intentarlo muchas veces, y más cuando estás aprendiendo. No hay otra, hay que saber manejar esas situaciones para que no nos lleven a un pozo profundo del que puede ser difícil salir. *Hay que saber lidiar con los problemas y actuar para salir de ellos.*

⇒ Cuando estás en el punto más álgido de tu carrera y disfrutas de lo que haces, es difícil dedicar tiempo a otras cosas y a otra gente, pero tampoco quieres perder tu vida.

⇒ La envidia está en el ADN de las personas, y se realza cuando eres paisano.

⇒ Cuanto más joven eres, eres más intenso.

⇒ Valoro la lealtad, la honradez, la justicia y el respeto.

⇒ La actitud de cualquier alumno debe ser la de aprovechar todo al máximo. Tiene que venir con ganas de verdad.

⇒ He visto que siempre que das algo gratis no se valora ni te lo agradecen.

⇒ Los pacientes no tienen ni idea de lo que les haces.

⇒ Todos tenemos nuestro ego y hacemos cosas por él. Es algo que motiva a las personas.

⇒ Lo más difícil es tomar la decisión adecuada en el momento adecuado.

⇒ Ser dentista es ser muy solitario.

⇒ Intenta no crear tu jaula de oro. Hacer más, ganar más dinero y tener clínicas enormes no es para todo el mundo, al menos no es para mí.

⇒ He sido muy afortunado en la vida y me siento bien conmigo y con lo que hago, eso me hace feliz.

⇒ La experiencia es aplicar el conocimiento día a día.

⇒ De vez en cuando tenemos que pararnos a pensar en lo que queremos hacer los próximos diez años.

⇒ Pensar en cómo solucionar un problema y ver después como se soluciona es lo mejor de nuestra profesión.

⇒ Tener un entrenador para hacer deporte, para trabajar, para vivir, ayuda mucho para esos momentos de flaqueza que nuestra cabeza tiene.

⇒ Es como tirar penaltis, si no los tiras, no puedes meterlos.

⇒ Depende del tipo de personalidad, unos necesitan una receta y otros no. Quien no necesita receta es porque sabe ver la jugada, ve más allá.

⇒ No hay que ser mediocre, hay que dar lo mejor de uno.

⇒ El éxito en nuestro trabajo es conseguir el reconocimiento de tu esfuerzo, especialmente de tus pacientes.

⇒ Si a mí me gusta, a ti te va a encantar.

JAIME DEL RÍO

"En España para conseguir el éxito has de tener en cuenta que aquí, lo normal no es admirar al triunfador, sino criticarlo".

Comenzó Medicina en 1975 y cuando acabó entró directamente, en el 81, en Estomatología y nada más terminar se quedó como colaborador honorario. Leyó la tesis en el 86, nombrado titular a principios de los 90 y unos diez años después, catedrático de Prótesis Estomatológica. Ha tenido la oportunidad de viajar por todo el mundo y conocer a gente muy interesante y de todo tipo, en parte, gracias a la formación. Ha conocido multitud de teorías e inventos, algunos para quedarse, otros sólo como modas metidas a capón por las casas comerciales. Comenzó a trabajar como dentista en el 83. Y lo que más hizo en aquella época eran endodoncias, porque era lo que nadie quería hacer entonces. Trajo junto al Dr. Sada la implantología y la implantoprótesis a la Universidad Complutense de Madrid en el año 86, por lo que fue muy criticado por muchos al comienzo, pero en los 90 pudo crear su título propio de Especialista en Implantoprótesis en dicha casa, título que se convirtió en el más longevo de España en dicha disciplina y el que tuve la suerte de realizar en el curso 2005/06 y luego colaborar como profesor hasta la fecha. Y hoy, alejado de la clínica, sigue dedicado a la formación.

Los problemas están para superarlos. Donde unos ven un problema, otros ven una oportunidad. ¿Quién puede esperar no tener problemas en la vida o en su día a día? *Hay que confiar en uno mismo, ser un luchador*, afirma Jaime. Y es que o tomas el control o la vida te arrolla. No afrontar un problema, huir de él, sólo lo hará más grande, mientras que afrontarlo te hará conseguir algo bueno, una satisfacción por superarlo o un aprendizaje para intentar no repetir el mismo error. En la vida se gana o se aprende, rara vez se pierde, pero, aunque perdamos, debemos seguir con nuestra vida e intentar buscar alternativas y no hundirnos. En ocasiones *los problemas nos pueden generar crisis existenciales, pero es que todo el mundo las tiene y algunos muchas, es algo inherente al ser humano*, no lo olvides, sólo intenta mejorar, intenta evolucionar como persona y como profesional. *Hay que darse bofetones para crecer*, los buenos profesionales no surgen de las cosas fáciles igual que el marinero no aprende a navegar en un mar en calma.

Lo más importante, tanto en la vida como en la profesión es estar tranquilo. Cuando uno aprende esto, cómo cambia el cuento. Vivimos obsesionados con trabajar, ganar dinero, tener una casa más grande, un coche más rápido, viajar a cantidad de sitios exóticos… y no nos damos cuenta de que muchas veces *la felicidad no implica conceptos materiales, que se puede ser feliz tomándose unos vinos con los amigotes en el bar después de una jornada de trabajo.* Y estar tranquilo es estar bien contigo, con tu familia, con tus amigos, con tus pacientes, lo que no significa, como dijimos antes, la ausencia de problemas, pero debemos preocuparnos de lo que está bajo nuestro control y saber que sobre lo que no controlamos, hacemos lo que tenemos que hacer. Pasea y aprovecha para pensar, disfruta de tus aficiones, como Jaime hace de la música y su moto, pasa tiempo con quien te aporta, con quien te da tranquilidad, con quien estés cómodo y puedas ser tú mismo. No te crees tus propios problemas, que ya nos llegan muchos de fuera.

En la vida no hay nada gratis, piensa qué te puede estar costando.

Todos hemos escuchado que no hay nada gratis, que nadie da duros a pesetas (espero que lo entiendan los más jóvenes), si algo es gratis, es que el producto eres tú. Y es cierto. Sólo somos uno, sólo tenemos una vida, un tiempo, no podemos hacer varias cosas a la vez, no somos multitarea, al menos, en lo que a las cosas importantes se refiere. Muchas veces nos creemos superhéroes, invencibles, que lo estamos haciendo genial, pero no nos damos cuenta lo que dejamos en el camino, parejas, familia, oportunidades, vida… Y a veces nos damos cuenta tarde, si es que nos damos cuenta. Debemos levantar la mirada de vez en cuando y ver alrededor, ir en metro, pasear por diferentes barrios, hablar con personas de otros gremios, en definitiva, ver una realidad más objetiva, no sólo la nuestra, aprender a relativizar los problemas, a priorizar, que no es más que saber qué es lo importante, pero lo importante de verdad. Puede ser la fama, el reconocimiento, el dinero, pero todo eso puede que no valga nada si no tienes salud, si te sientes solo, porque a veces es como nos sentimos, aunque estemos rodeados de gente. Reflexiona sobre tu vida de vez en cuando, piensa que es lo que puedes estar sacrificando y si de verdad te interesa.

Hay que tener humildad para aprender.
Jaime ha dedicado a la docencia prácticamente toda su vida profesional, de hecho, lo sigue haciendo aun habiendo abandonado la clínica, porque a él *siempre le ha gustado mostrar a los demás lo que pueden desconocer.* Cuando uno aprende, tiene que olvidar lo que previamente ha aprendido, porque en ciertos momentos puede suponer un muro, una defensa ante una nueva idea que puede tirar los cimientos de lo que hasta ahora era nuestro conocimiento, pero si te cierras, si crees que tienes la verdad, la razón, no podrás aprender nada más. *Corregir los defectos y los conceptos erróneos es muy complicado,* por ello la persona no puede cerrarse en banda. Que sigamos una u otra filosofía, técnica o forma de trabajar no quiere decir que no podamos coger prestadas cosas de otras, no debemos ser esclavos, sino aprendices de todo, de los que aprendemos no deben ser amos, sino guías de nuestro largo camino. Debemos reconocer que no podemos saber todo y apoyarnos en quien quiera ayudarnos, aprender de todo aquel que merezca ser escuchado.

Todo el mundo puede sacrificarse para conseguir lo que quiere. Otra cosa muy diferente es que realmente quieras eso que dices. Si no estás dispuesto a hacer ciertos sacrificios para conseguir algo, es que no es una prioridad. Es frecuente oír a compañeros comentar que quieren trabajar en mejores condiciones, pero haciendo lo mismo, no diferenciándose del resto. Mi pregunta es siempre la misma ¿por qué tú te mereces más que otros? Si haces algo distinto, lo entiendo, pero sólo por ser tú *no puedes pensar que tienes derecho a todo y obligación de nada.* Si uno quiere ser el mejor no vale con pensarlo y/o decirlo, tiene que hacer algo para poder optar a ello, pero quizá eso significa gastar dinero en formación y no en ocio, dedicar horas de estudio y no a salir o ver la tele, trabajar dedicando más tiempo a depurar una técnica, aunque sea perdiendo dinero. Quien algo quiere algo le cuesta, ya dijimos que no hay nada gratis, en este caso fácil, y lo que es fácil, seguramente sea efímero. No digas que quieres algo si no estás dispuesto a luchar por ello, no te mientas a ti y no mientas al resto ni luego te quejes. *El idealismo siempre debe conllevar a la acción.* Todos tenemos que saber lo que hay, en tu mano está querer cambiar o seguir como estás. Y cuando intentes algo, la gente, desde la sombra, te estará observando, *siempre tendrás unos ojos detrás de ti,* posiblemente buscando tu caída, y si no se da, criticando, porque *la envidia no tiene cura.* Así que, si ya te has decidido a hacer algo, te has puesto manos a la obra, que no te importe lo que digan los demás y menos si no merece la pena.

⇒ *La profesión es importante, pero cada día tengo más claro que la vida no se acaba ahí.*

⇒ *La inteligencia es la capacidad de reírse de uno mismo.*

⇒ *La curiosidad mueve el mundo, pero debe seguir el método científico, no el a propósito de un caso.*

⇒ *La cultura del escaqueo, huir de las obligaciones, puede limitar tus resultados.*

⇒ *El pasotismo, la soberbia y el ego son tres de los grandes problemas de la actual sociedad.*

⇒ *No podemos pensar que tenemos derecho a todo y obligación de nada.*

⇒ *En el mundo y en nuestra profesión siempre ha habido mucho inventor y mucho invento, más humo que otra cosa, por eso hay que tener cuidado.*

⇒ *He tenido, afortunadamente, muchos grandes maestros que me han abierto muchas puertas.*

⇒ *Uno de los deportes nacionales es echar la culpa a los demás, pero uno tiene que responsabilizarse.*

⇒ *No vale todo para conseguir nuestros objetivos, independientemente de que los merezcas o no.*

⇒ *Me gusta acostarme pronto y madrugar, según los ciclos circadianos, y aprovechar el día.*

⇒ *Tenía claro que nadie me iba a parar nunca. Es difícil acabar conmigo.*

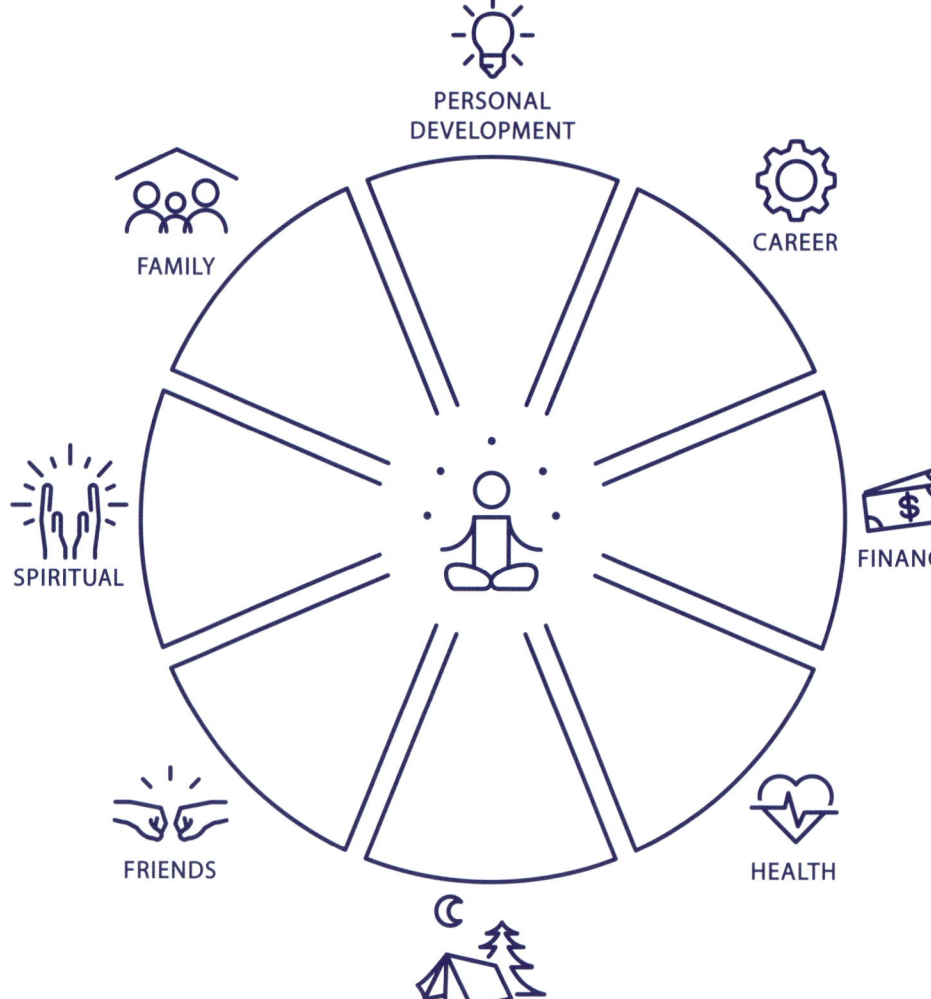

PERSONAL
DEVELOPMENT

CAREER

FAMILY

SPIRITUAL

FINANCE

FRIENDS

HEALTH

FUN & RECREATION

JAVIER TAPIA

> "Yo creo que las claves para conseguir el éxito están conectadas y son, por un lado, la resiliencia, nuestra capacidad de reponernos ante los fracasos, aceptarlos, afrontarlos y superarlos. Y por otro lado el mantener la mente abierta, sin miedo y siempre dispuesta a adquirir nuevos conocimientos, aunque esto suponga una curva de aprendizaje que nos haga fracasar repetidas veces para lograr dominarlos, y de ahí la necesidad de la resiliencia".

De familia relacionada con la profesión, abuelo y tío protésico y padre médico estomatólogo, era el camino que creía que debía tomar, relativamente fácil, y durante la carrera pudo descubrir esa vocación que creo que la profesión requiere, aunque a él siempre le ha gustado la animación y diseño 3D por ordenador. Desde tercero de carrera estuvo yendo a la clínica de su padre a echar una mano en lo que podía y a ver cómo trabajaba, algo que le aportó muchísimo. Terminó la carrera y un accidente de moto que tuvo le afectó la muñeca, impidiéndole trabajar durante una temporada, incluso los cirujanos no acaban de ver el pronóstico a futuro, lo que hizo que se formara en su otra afición, la animación 3D y pudiera empezar a hacer cosas a nivel profesional como alternativa por si no podía volver a trabajar. Afortunadamente para nuestra profesión le operaron y fue todo un éxito. Actualmente compagina ambas competencias que, en algunos casos, las complementa. Como dentista, trabaja dentro y fuera de España y se dedica a formación a nivel internacional en todo aquello relacionado con la estética y la adhesión. Es colaborador de GC y es uno de los conferenciantes españoles más reconocidos a nivel internacional. Es miembro fundador del grupo Bio-Emulation (2011) junto con Bazos y Politano.

Tenemos oportunidad total de cambiar y mejorar. Que podemos cambiar es obvio, que queramos, ya no tanto. Podemos poner excusas para no intentarlo, podemos cambiar nuestro vestuario, nuestro peinado, podemos hacer alguna actividad diferente, pero en el fondo, dentro de ti, sigues igual, porque hay que cambiar por dentro para que el exterior cambie, para que lo veamos diferente. *Hacer un esfuerzo en algo que te apasiona no supone tanto, hay que hacer lo que a uno le parece mejor, echarle valor.* Hay que empezar, todo es ponerse. Querer cambiar y ponerse a ello no significa que todo vaya a ir bien, no, eso es muy bonito, pero si no lo intentas no sabrás que hay detrás. *La vida son decisiones, hay oportunidades que quizá no interesan, otras sí y hay que ir a por todas.* Y si no quieres ir, como tantas veces digo, no te quejes, no busques al malo, porque en otra película, quizá no sería tal. *Muchas veces se ponen excusas para no hacer lo que tienes que hacer o quitarte la responsabilidad y quedarte tranquilo.* Javier me dijo una frase de Yoda que creo que viene muy bien aquí: "*hazlo o no lo hagas, pero no lo intentes*".

Cuando terminas la carrera te sientes preparado y piensas que te vas a comer el mundo y cuando pasan unos años te das cuenta de que no tienes ni idea y que hay que aprender mucho y mejorar. Necesitamos más experiencia antes de tener la licencia para trabajar. Una opción que da Javier en este aspecto es tener más práctica clínica real, en clínica de dentistas, que mamen la clínica como él y otros lo hicieron, de padres o conocidos. Cuando vemos las cosas por nosotros mismos nos las creemos, si no, nos cuesta. *Por mucho que le digas a un chaval y le aconsejes, tendrá que vivirlo en sus carnes. Nos ha pasado, nos pasa y nos pasará toda la vida.* Es mejor que el batacazo que nos solemos dar sea controlado, por nuestro bien, pero mucho más por el del paciente, que es el que lo puede sufrir. Y está claro que todos tenemos permiso para equivocarnos aprendiendo, pero no hay que correr, esto no es una carrera de velocidad. *Todos somos novatos en cualquier momento y tenemos que respetar a los que empiezan.* El consejo general es que tengamos paciencia, dediquemos las horas necesarias para conseguir el nivel que deseamos, que no paremos de aprender, nunca sabremos todo, trabaja tu exigencia y tu frustración, conviértela en algo positivo, tenemos que saber de qué va esto y si quiero ir hacia uno u otro lugar y qué tipo de profesional quiero ser, al menos en el momento que tomas esa decisión. *Es difícil controlar de todas las especialidades y subespecialidades que existen en odontología. Tenemos que saber si queremos ser superespecialista o supergeneralista.*

No me gusta ser extremista de nada. Defender tus ideas no significa cerrarte a otras cosas diferentes. Aunque sé que a mí me pasa o más bien puede parecer que alguna vez me cierro en banda, la verdad es que no digo que algo pueda ser imposible (o casi). Creo que los que necesitan atacar, más a la persona que al concepto o técnica, para demostrar que están en lo cierto, más equivocados puede que estén, porque esa ira no es más que la inseguridad que les produce verse superados, no tener argumentos, pruebas, porque ve que las ideas que defiende tienen cimientos de barro, pero nunca se los había cuestionado. Y a mí me ha pasado, por eso ahora me cuestiono todo o casi todo y voy renovando mis creencias y, por tanto, mis límites. Y todos estaremos equivocados en algún momento, sin saberlo, pero lo estaremos. *Si quieres que respeten tu opinión, empieza por respetar la de los demás.* Y no fiarte de las apariencias o de lo que te hayan contado, la realidad tuya, la tienes que ver tú. *Cuando la gente no te conoce puede tener una idea equivocada de ti.* Porque tengamos una idea sobre algo, contraria, no significa que seamos el demonio. Y en nuestra profesión sabemos que jugamos con mitos, con historias que nos contaron y nos creímos y nos seguimos creyendo. *En odontología* *hay muchos dogmas de fe, es muy complicado hacer algo frente a ellos.* No te creas todo lo que te dicen, compruébalo y hazte a ti mismo.

Hay veces que estoy metido en tantas cosas que dejo algunas a medias. El problema es porque me cuesta decir que no, me cuesta negar mi ayuda. Nuestra organización es clave para conseguir nuestros objetivos, al menos para seguir el camino correcto, pero si dices que sí a todo, el "no" no forma parte de tu vocabulario, te pasará como a tanta gente, no llegarás, no te dará la vida. Lo que dedicas a una cosa, no puedes dárselo a otra, como el dinero que gastas en una compra no puedes usarlo en otra. Lógico. Está bien dar, es algo que te hará feliz, pero si por querer agradar a todos no das a nadie y no cumples tu palabra, no le estarás fallando a ellos, te fallarás a ti. Prioriza, si quieres no digas no, puedes decir, ahora no, pero dame un tiempo, no te satures porque puede que dejes de lado lo realmente importante para ti. Piensa que nadie es imprescindible y que, si tú no lo haces, seguro que lo hará otro, mejor o peor, no lo sabemos, pero lo hará. Y que no te importe lo que el otro pueda pensar, esa es su percepción, él no sabe todo lo que tienes detrás, todo lo que tienes que hacer y si tú lo piensas de alguien por hacerlo, que sepas que es egoísta, todos tenemos nuestra vida, nuestros problemas y nuestros quehaceres, todos importantes para cada uno. No pienses que te quieren hacer el mal porque sí, seguro que hay una o muchas razones.

Si ante un problema te pones nervioso, ahí es cuando tienes un problema de verdad. Tenemos que conocernos muy bien y trabajar sobre nuestras emociones, especialmente para que no nos hagan tomar decisiones o acciones de las que luego podamos arrepentirnos. Debemos buscar la tranquilidad para poder afrontar con mayor claridad los problemas y encontrar soluciones. *Soy muy tranquilo, me cuesta mucho alterarme, lo que me ayuda a que la frustración no me altere, simplemente lo vuelvo a intentar hasta que esté satisfecho.* Cuando te pones nervioso las cosas rara vez salen medianamente bien, y lo sabes. Pues la próxima vez, cuando veas que te vas a enfadar (observa las señales de tu cuerpo) *mantén la calma, mente fría, respira, deja que la adrenalina baje, eso lo ve la gente y el nerviosismo que percibe crea dudas. Si haces las cosas de forma transparente y se ve que te esfuerzas, no vas a tener problemas importantes.* Y si siempre te pasa lo mismo, en lugar de enfadarte, busca solución. *Si tienes muchos fracasos y problemas en tu día a día hay algo que no estás haciendo bien y tienes que buscar como solucionarlo.* Con calma verás todo más claro, pero no te encabezones en que tenga que ser como tú crees que tiene que ser. Todos nos equivocamos. No te dejes arrastrar por el ego ni las emociones, que nos ciegan y no nos dejan ver lo que tenemos delante.

⇒ *En base a lo que trabajas y las horas que le echas, llegas a un sitio u otro.*

⇒ *Hasta las cosas malas que te pasan te traen cosas buenas.*

⇒ *Se aprende más de los problemas que superas que de los éxitos.*

⇒ *Me gusta transmitir todo lo que sé.*

⇒ *Todo el mundo tiene cierta cantidad de suerte, pero lo que marca la diferencia es saber ver y aprovechar las oportunidades.*

⇒ *Gente buena y gente mala trabajando hay en todos lados.*

⇒ *Me considero un privilegiado de hacer lo que hago. Está más en nuestras manos hacerlo bien que en otras profesiones, aunque hay que invertir tiempo.*

⇒ *El hacer cosas diferentes te ayuda a romper la monotonía y desconectar.*

⇒ *Para reflexionar siempre hay tiempo, da igual donde estés.*

⇒ *Debemos intentar mantener los pies en el suelo, que no nos lleve el ego cuando parece que la cosa va bien. En la vida no hay nadie por encima de nadie.*

⇒ *Las peores excusas son las que nos ponemos a nosotros mismos.*

⇒ *Éxito es hacer algo bien, algo con lo que estés completamente convencido de que estás contento, pero para alguien que pueda ser un poco exigente consigo mismo esto no es tan sencillo, por eso depende mucho de cada uno, es relativo.*

⇒ *Las metas que te marcas de joven son muy diferentes según van pasando los años.*

⇒ *Dar te hace mucho más feliz que recibir. Hacer felices a los demás para ser feliz.*

⇒ *La felicidad se compone de diferentes pequeños momentos.*

⇒ *Para mí, la perfección no existe, por eso hay que poner un punto final en algún momento.*

⇒ *Los días malos cuando haces algo que te gusta creo que son menos malos. Imagina como sería si odiaras lo que haces.*

⇒ *La frustración puede suponer una inspiración o motivación, todo depende de cómo la gestiones.*

⇒ *La cultura de cancelación es muy dañina. Hay gente que sólo busca machacar al otro y demostrar que es más y mejor.*

⇒ *En redes sociales puede que la gente busque entretenimiento visual ante el aburrimiento que causan ciertos debates interminables llenos de falta de respeto.*

JON GURREA

> "El éxito es un concepto personal, no es genérico, no representa lo mismo para todos. Pero para mí el éxito es vivir de acuerdo a tus valores, tener la disciplina para mantenerlos y trabajar por la visión que tengas de tu vida (personal y profesional) en el presente y el futuro".

Nacido en Bilbao en una familia que no tiene que ver nada con los dientes, pero con un tío ginecólogo que trabajaba en una clínica privada, quería llevar su vida hacia alguna profesión sanitaria en la que pudiera ser un profesional liberal. Su dentista de niño tuvo que ver, por el trato que le dio, en su decisión de hacer Odontología en lugar de Medicina. Cursó la carrera en la UAX y al terminar no tuvo claro qué hacer, incluso pensaba en dedicarse a la perio. Hizo un curso de implantes con Giuliano Fragola y José María Ferrándiz y tuvo la suerte, no sabe muy bien cómo, de ir a la clínica de Vicente Jiménez para ver cómo trabajaba, viendo una odontología diferente a la que conocía. Se fue a Nueva York a hacer el posgrado de Periodoncia y al acabar el primer año tuvo la suerte de nuevo, gratis y pagándole un poquito, de quedarse un año más, como auxiliar, en el departamento de implantes. En aquel momento dulce de NYU con Tarnow, Fletcher, Wallace, Elian y otros, acompañado de otros dentistas españoles como Jaime Jiménez y José Manuel Navarro, entre otros, aprendieron muchísimo de todo. A la vuelta, pensaba que iba a hacer mucha perio, pero su mujer, Conse Pueyo, que hizo endodoncia y estética, le casi obligó a que hiciera también conservadora y estética en la clínica que abrieron en un momento que no era nada fácil. Aprendió de tratamientos interdisciplinares de la mano de Iñaki Gamborena, queriendo hacer una odontología diferente como hacía él. Comenzó a dar charlas y cursos gracias a que conoció a August Bruguera en un congreso, al que le devolvió el primer caso que hicieron juntos de carillas. Y fue él quien le animó a meterse en el mundo de la formación y ya lleva muchos años en la "farándula dental" a nivel nacional e internacional. Y es un enamorado del golf y el rugby.

Hay grandes dentistas que te demuestran que si se puede hacer una odontología de calidad y buscando el máximo nivel. Son una inspiración para muchos. *Cuando no tienes a alguien que te guíe cuando empiezas puede ser complicado encontrar el camino. Cuando estés perdido busca quien te pueda indicar un camino. Igual que cuando queremos aprender una técnica vamos a aprender con quien creemos que es el mejor, lo buscaremos en nuestra vida. Y cuando ves que las cosas se pueden hacer mucho mejor, alcanzar un nivel muy alto* en todos los aspectos, es a lo que debes aspirar, aunque luego no llegues a ese nivel, tenemos que practicar cada día para ser un poco mejor y estar más cerca de logarlo. Y si es difícil empezar, mantenerse no creas que es menos. *Me sigue costando seguir aprendiendo y mejorando cada día para poder ofrecer una odontología distinta, hay que querer aprender más y no quedarte obsoleto nunca. Si paras, retomar el ritmo y los avances que van surgiendo en nuestra profesión es muy complicado.* Estar bien formados e informados es imprescindible para dar una buena odontología a nuestros pacientes, pero también para que nos sirva de estímulo y no caer en la monotonía por hacer lo mismo que hacías cuando terminaste la carrera 40 años después. *El que piense que puede hacer la perio, la endo, la prótesis o lo que sea, de hace 20 años, se equivoca. Que hay cosas que te van a seguir funcionando está claro, pero hay cosas que funcionan mejor.* La vida y la profesión es crecimiento y evolución tratando de buscar la excelencia.

La tenacidad de una persona es lo que diferencia a los que consiguen el éxito. La gente se cansa rápido.

Poca gente a la que he entrevistado dice lo contrario y creo que ellos y otra gente que piensa igual no son gente que desde fuera no parezca que han llegado lejos, tanto que han superado lo que un día soñaron. Si te cansas de intentarlo es que no te lo mereces y no seas tampoco de los que dicen que para qué intentarlo si no vales. Si todos pensáramos así íbamos apañaos. Esto se ha dado seguramente a lo largo de toda la historia de la humanidad, pero los últimos años puede que se haya acentuado por las prisas que tiene todo el mundo por conseguir cualquier cosa. *No me gustan las cosas que son para ya, el mundo no se va a acabar.* Lo bueno se sabe que se hace esperar, si no pierde toda la emoción. Y cuando lo intentas y lo intentas, pero no ves resultados, calma y sigue trabajando. *Hay veces que puede parecer que nos estamos equivocando por cómo estamos haciendo las cosas, pero debemos tener paciencia y vivir acorde a nuestros valores.*

Los problemas de los pacientes no son tus problemas. No los asumas porque te va a hacer tremendamente infeliz.

Yo no sé si es algo que nos pasa o nos ha pasado a todos alguna vez, pero creo que estaremos de acuerdo en que puede ser una de las situaciones que peor te lo hacen pasar y que terminan frustrándote. Por alguna extraña razón, el paciente, una vez que se sienta en el sillón te hace responsable de todo lo que le pase, tanto de lo que ya tiene, como lo que algún día tendrá, tenga o no tenga que ver con lo que le hayas hecho. Es la forma de quitarse la responsabilidad de algo que es suyo, es su cuerpo. Y al paciente hay que dejarle claro desde el principio que nosotros nos hemos formado para poder primero diagnosticar y, posteriormente, tratar, intentando poner todas las herramientas y conocimiento que tengamos para poder resolver su problema, pero que en ningún caso se le puede asegurar un éxito al 100 % y que él debe participar y colaborar en el tratamiento. Y si no lo entiende, que se vaya al vecino. Y otra cosa, no hagas favores a los pacientes porque muchos los acabarás pagando, hazme caso, ni favores ni regalos. Verás como si consigues aislarte de los problemas de los pacientes y te quedas sólo con los tuyos, serás mucho más feliz. Y eso no es que no seamos humanos, pero fuera de la clínica ya no deberíamos ser el dentista.

La profesión me gusta mucho, pero ya no me apasiona como antes porque tenemos que cuidar otras áreas de tu vida. Busco el equilibrio para no empobrecerme como persona. Para mí esto habría que enmarcarlo, somos una persona, hija, hermana, padre, madre, amiga, tía… y después dentista. Creo que no hace falta decir que pensar así no quita que quieras seguir aprendiendo y hacer lo mejor posible tu trabajo e incluso puedas ser un "top", no tiene nada que ver, tiene que ver con ser más. *No debemos cerrarnos en nuestra profesión, no hay que ser un tonto que sólo sabe de dientes, hay que tener cultura, saber de muchas cosas y tener aficiones.* Como me gusta decir ahora, hay vida más allá de los dientes, y es maravillosa. *Si quieres tener una vida equilibrada debemos ser disciplinados, pero sin ser demasiado robóticos. A veces decimos en casa que nos domine la molicie (comodidad y regalo moralmente excesivos en la manera de vivir).* No está mal no hacer nada de vez en cuando, aburrirse, es genial, en serio, ni móvil, ni tele, ni libros de nada, solo tú o tú con tu familia, pero sin pasarse.

El éxito es vivir de acuerdo con tus valores, mientras que el fracaso es vivir contra tus valores. Ser uno mismo puede ser un reto en la sociedad en la que vivimos, donde estamos tan conectados que vemos todo lo que hacen los demás y queremos ser como ellos y sentirnos aceptados en el grupo, aunque ni nos guste lo que hacen. *La felicidad tiene demasiado componente comparativo, cuando debería venir de dentro.* Pero no nos damos cuenta o lo hacemos cuando ya han pasado unos cuantos años. El problema es cuando ya es un poco o demasiado tarde. *El éxito para un dentista debería ser que cuando dejes de estar ahí, en la clínica o en la docencia, la gente se acuerde de ti, para bien.* Y en la clínica debemos también mantenernos firmes en nuestros valores y no dejarnos llevar por los deseos del paciente cuando no debemos. *No podemos negociar con el paciente. Si tu valoras que un tratamiento es el mejor para el paciente, no le des más opciones. No traiciones tus valores.* Seamos valientes y seamos nosotros, que nuestros pacientes sepan que están en buenas manos y que lo que les decimos es lo que realmente creemos que necesita, como si fuéramos nosotros o nuestros padres. Atraeremos a los pacientes que vibren en la misma longitud de onda que nosotros y podremos ser más felices, aunque en alguna ocasión alguno se pueda colar.

⇒ *Poder cambiar la vida a un paciente al que le cambias la estética no tiene precio. Cuando le ves llorar significa que podemos llegar a emocionar.*

⇒ *Alguna vez podemos pasar por momentos complicados y de estrés, con muchos cambios y no está mal pedir ayuda profesional para poder ver las cosas desde la esencia, más positiva y de forma más práctica.*

⇒ *Podemos necesitar alguien que nos haga ver otra realidad, puede ser la experiencia de otros o un coach.*

⇒ *Inspirar a alguien está bien, pero forma parte del ego.*

⇒ *No debemos regalar nuestro trabajo, esfuerzo y conocimiento. Hacerlo devalúa nuestra profesión.*

⇒ *Para mí las recetas son necesarias para estandarizar tu trabajo y tener un orden. Pero puedes meter cambios justificados.*

⇒ *Es necesario aprender solo, pensar y leer para tomar decisiones fundadas.*

⇒ *El conocimiento se consigue del estudio, de leer sobre diferentes formas de hacer las cosas y de la experiencia.*

⇒ *Hay que perder el miedo a decir no quiero, pero hay que ser educado.*

⇒ *Ser listo o tonto no lo dice un título. Para ser especialmente idiota parece que hay que tener título universitario.*

⇒ *Cuando tienes una clínica dental tienes que hacerla rentable, para la que hay distintos caminos, pero tienes que dar lo máximo para sentirte bien contigo mismo.*

⇒ *Conozco gente muy feliz en el trabajo y tremendamente infeliz en su vida, gente que no es feliz por el trabajo y otros por los pacientes.*

⇒ *Éxito y felicidad pueden estar relacionados, la felicidad puede venir de cosas tan sencillas como una tarde con mis primos y el éxito te tiene que aportar felicidad.*

⇒ *Por mucho que pensemos que todo el mundo es bueno, no todo el mundo lo es.*

⇒ *Creo que todo el mundo a veces podemos tener el síndrome del impostor, pero se me pasa rápido, confío en mí.*

⇒ *Es más fácil ver a los demás que a uno mismo, pero es importante entenderte a ti para poder entender lo que perciben los demás de ti.*

⇒ *Todos podemos tener muchas ideas y sabemos que algunas no las ejecutaremos, al menos hasta no hacer otras.*

⇒ *Nuestras creencias son lo que somos. Y lo que somos determina nuestros actos, por lo que puede limitarnos.*

JOSÉ ARANGUREN

"Para ser un bueno en la profesión y conseguir el éxito debes hacer lo que amas".

Aunque quiso siempre quiso ser médico, no le dio la nota y terminó Odontología en la Universidad Europea de Madrid en el año 2000, pero ya hacía tres años que estaba trabajando, algo impensable en la actualidad. Fue en tercero de carrera cuando, tras ver a Ángel Lasala como invitado para dar una charla de endodoncia, se decidió por esta especialidad por su complejidad. Al terminar la carrera comenzó un posgrado de endodoncia que lo compaginó con viajes a Valencia para ver trabajar a Hipólito Fabra y estancias en la clínica de Rafael Miñana. Con toda esa formación y la práctica clínica, decidió hacerse endodoncista exclusivo, al considerar que con la general no controlaba todo como lo hacía con la endodoncia. En el año 2003 empezó de profesor en Integrada de Adultos en la UEM, enfocado a la endodoncia y más adelante le nombraron coordinador de dicha asignatura. Junto con Rafael Cisneros llevó el Máster de Endodoncia de la UEM a partir del 2005 hasta el 2011, donde comenzó su aventura en la Universidad del Rey Juan Carlos (URJC) tanto en grado como posgrado, de la mano de Laura Ceballos. En el año 2016, al ver que quizá se hacían demasiadas cosas en el posgrado y poca endodoncia, algo bueno para un dentista general, pero muy escaso para ser un endodoncista exclusivo, decidió comenzar un nuevo proyecto de endodoncia exclusiva en esta misma Universidad, de los mejores y más completos en nuestro país desde el punto de vista práctico y docente y con colaboradores de renombre internacional. Su periplo como conferenciante a nivel nacional comenzó en el año 2007 y a partir del 2011, al trabajar de la mano de Dentsply y entrar en un grupo de *speakers* internacional, comienza a salir de España, inicialmente Hispanoamérica, pero poco a poco fue ampliando a países de habla no hispana. Su vida es la endodoncia, tanto a nivel clínico y docente como investigador, diseñando sus propias limas junto a la empresa española Zarc. Actualmente, compagina su labor docente con su clínica de endodoncia exclusiva junto a su socio César Gregorio, gracias a los pacientes referidos por compañeros.

Con la edad te das cuenta de que de vez en cuando hay que salir de la zona de confort. Sería mejor no darnos cuenta muy tarde, pero más vale tarde que nunca. Aunque estaría muy bien que las cosas llegaran porque sí, te recomiendo que busques la incomodidad, porque ahí se encuentra el crecimiento. *Tener todo fácil, sin sacrificios ni incomodidades, de forma casi inmediata, nos hace menos luchadores y más conformista.* Que no digan que ni siquiera lo has intentado. Busca retos, me da igual de qué tipo, pero que hagas de un hábito intentar cosas nuevas. *Debemos querer superarnos en cada cosa que hacemos.* Deja de hacer siempre lo mismo, en el trabajo porque se vuelve aburrido y quieres dar lo mejor a tus pacientes, que sabes que la odontología evoluciona muy rápido, y en tu vida personal para que te complemente y puedas disfrutar de cada una de las cosas que haces. *No se puede ser conformista y querer estar siempre cómodo y sin complicarse la vida.* Así nunca podrás crecer, pero si es lo que decides, te pido que no te quejes ni pongas de excusa a los demás o a la mala suerte, porque la decisión de cambiar es tuya. *El problema es cuando no sabes lo que quieres y te decantas por lo fácil.*

El tiempo pasa muy rápido y cuando te das cuenta puede ser demasiado tarde, especialmente en cuanto al tiempo que no aprovechas con la familia, amigos y gente que te importa. Creo que de vez en cuando es mejor parar un rato y ver si estamos dedicando el tiempo suficiente a nuestras prioridades o alguna cosa nos puede estar distrayendo. Aunque está muy bien ser reconocido por tu trabajo, especialmente por nuestros pacientes que son para quienes trabajamos, o ganar dinero, es curioso que la mayoría de las personas de edad avanzada o en ciertas etapas de la vida adulta te cuentan que se arrepienten de no haber hecho más cosas que les gustaban y haber dedicado más tiempo a la gente que les quiere. Esto lo dicen de toda clase social, raza y condición. Solemos obcecarnos y pensar que tenemos que conseguir más para dar más, pero hay que saber si lo hacemos por los demás o por nosotros, porque si les preguntas a ellos, quizá no sea la respuesta que esperabas. *Cuando sólo trabajas, no desconectas. El salto de calidad que das cuando terminas pronto tu jornada es bestial, puedes tener vida.* Y eso es algo que yo también puedo afirmar porque lo llevo haciendo en mi clínica un año y hemos comenzado a hacerlo en el Máster y todos estamos encantados. No creas que por trabajar menos pierdes, al contrario, ganas mucho más.

Para conseguir tus metas te tiene que gustar lo que haces porque hay que dedicarle demasiado tiempo. Hacer algo que no te gusta durante un rato, vale, durante un tiempo, puede tener un pase, toda la vida… Debemos hacer lo que nos gusta, pero como en la sociedad en la que vivimos necesitamos dinero, tenemos que trabajar para conseguirlo, pues que sea en algo que nos guste, aunque sepamos que habrá días malos, no pasa nada, podemos con ellos. Por otro lado, como dice José, *la gente que destaca es la que ama lo que hace.* Razón doble para buscar un trabajo que no parezca tal. Y como digo muchas veces a lo largo del libro, si hay algo que te gusta más, mira si puedes vivir de ello, aunque a veces puede que tengas que renunciar a cosas, es por tu bien. *Lo que he conseguido me ha costado, pero con gusto.* Así es mucho mejor. *Soy de la idea de que lo que quieres, si inviertes, lo puedes conseguir.* Pero si no consigues eso exactamente, en el camino habrás aprendido mucho y conseguido cosas que incluso son mejores que las que habías imaginado.

Cuando te vas formando más y más, lo que veías que estaba bien, ya no lo ves así. A todos nos pasa creo, o al menos a mí sí, que cuando veo un tratamiento que realicé hace tiempo, sobre todo aquellos que hice en mis primeros ocho años más o menos, me llevo las manos a cabeza diciéndome en qué narices estaría pensando en ese momento, pero cuando tienes menos experiencia y conocimiento es normal. Por suerte no pasa con todo, pero sí veo cosas mejorables. No podemos rehacer todo, pero sí nos debe servir para trabajar cada día mejor y poder ser más predecibles y satisfacer a nuestros pacientes. *La motivación es parte de que te guste lo que haces*, y es lo que debe hacer que queramos saber cada vez más, de la que consideramos nuestra especialidad, de otras para ser más integrales, de otros temas relacionados con la salud para ser más integrativos y de todo lo que podamos para ser mejores. Y en el aprendizaje no hay un límite ni un tope, siempre hay margen de mejora y *en el momento que crees que sabes todo estás perdido*.

Para ser un buen profesional tienes que tener tres cosas: conocimiento, experiencia y tecnología. El conocimiento lo obtenemos mediante el estudio, la lectura y los cursos, la experiencia, con el trabajo diario a lo largo de los años, con los éxitos y los fracasos, con la experiencia de otros compañeros y la tecnología viene de la mano de la industria, por lo que debemos de ser cautos y no dejarnos llevar por las emociones que produce sobre nosotros el marketing, algo que reconozco que me ha pasado, y mucho, aunque ya intento ser práctico y no gastar por gastar en algo que puede que coja con ganas por la novedad, pero en poco tiempo acabe en el cajón o como un pisapapeles de diseño y caro. Pero esa tecnología que realmente nos ayuda a trabajar mejor, a ser más predecibles y hacernos la vida más fácil, es fundamental para el dentista actual. *Ahora tenemos más medios para ser mejores que antes, tenemos que aprovecharlos, no tenemos excusa*. Invertir económicamente y en tiempo, para aprender a sacar provecho a la aparatología y para establecer nuestros nuevos protocolos, algo que no siempre es fácil y menos para cierto tipo de compañeros. Pero la tecnología no te convierte en un superdentista, *la tecnología sola no te hace mejor*, por lo que tendrás que fortalecer las otras dos patas de las que nos habla José.

⇒ *Para ser buen profesional es bueno saber y hacer investigación y algo de docencia para estar al día.*

⇒ *Cuando enseñas, aprendes.*

⇒ *El trabajo del especialista es hacer los casos que nadie quiere hacer, para los casos complicados, por eso sigue siendo una alternativa tener una clínica exclusiva.*

⇒ *Estamos yendo hacia la superespecialización, que es muy buena, pero no hay que olvidar que necesitamos conocimientos integrales para el diagnóstico.*

⇒ *Siendo dentista puedes hacer muy feliz a gente, no salvamos vidas, pero podemos salvar dientes.*

⇒ *Cuando te marcas metas altas es más probable llegar alto.*

⇒ *Si haces las cosas bien, llegas lejos.*

⇒ *Hay que invertir tiempo, tiempo personal también, para conseguir las cosas a través de la práctica, el estudio y la investigación.*

⇒ *Esto es como una ola, puedes llegar arriba, pero hay que mantenerse.*

⇒ *Cuando no damos valor a lo que hacemos, es difícil hacer las cosas bien.*

⇒ *Hay gente que se anquilosa en el pasado y pone trabas para que se evolucione.*

⇒ *No conozco a nadie que haga las cosas bien y tenga problemas de trabajo.*

⇒ *Estar conforme no es estar feliz como no estar conforme no es no estar feliz.*

⇒ *Puede ser éxito o estar haciendo las cosas bien y creciendo.*

⇒ *Confiar en uno mismo es clave, aunque se pasen épocas bajas.*

⇒ *Los profesionales deben saber el por qué funciona una receta. Debemos educar a que la gente trabaje mejor y pueda adaptar lo aprendido a su forma de trabajar.*

⇒ *Si quieres ser feliz tienes que dar.*

⇒ *Hoy tenemos muchas vías de entradas de preocupaciones, lo que tenemos que hacer es que las cosas te afecten menos para poder disfrutar la vida.*

⇒ *Nos puede frustrar no ser felices con lo que hacemos.*

⇒ *Me gusta trabajar con los mejores.*

⇒ *Enseñar es encender una luz, no meter información en la cabeza, sino más bien inculcar curiosidad al que quiere aprender.*

JUAN ZUFÍA

"Puede parecer que el éxito profesional es un estado de triunfo y consecución de metas que se alcanza con esfuerzo y perseverancia. Pero para mí, es una actitud constante que nace del desarrollo personal. Yo diría que una persona exitosa profesionalmente maneja de forma espontánea los siguientes valores:

- Ilusión: imprescindible poder motivarse con lo que uno hace cada día. Debería ser el principal motor de cualquier proyecto personal o profesional.
- Sabiduría: algo a lo que siempre hay que tender. Es más un deseo que una realidad, pero al menos debemos aspirar a tener cada vez más conocimientos.
- Coherencia: cualquier buen profesional debería pensar, hablar y actuar de igual forma.
- Generosidad: si te han enseñado, enseña; si te han ayudado, ayuda.
- Agradecimiento: nadie tiene éxito sin esas personas que te han ayudado o enseñado. Tenerlas presentes y ser agradecido significa también tener los pies en el suelo y ser justo.

Cualquiera que aplique estos principios tendrá éxito, o, al menos, será merecedor de él. El éxito no se cuantifica, pero se aprecia por la propia satisfacción personal, independientemente de los logros.

En otro orden de cosas, sugerirse uno mismo un propósito y alcanzarlo también puede considerarse un éxito. En ese caso te deseo suerte. Y, citando a Thomas Jefferson, 'He visto que cuanto más trabajo, más suerte parece que tengo' ".

Juan era un niño inquieto y curioso al que le encantaba destripar los juguetes para saber qué tenían dentro y que admiraba a su abuelo, el cual tenía un taller donde hacía diferentes cosas como montar muebles. De él dice que heredó esa curiosidad y la habilidad con las manos y un día le aconsejó hacer Odontología por delante de Medicina, aunque no sabía de qué iba. La carrera le entusiasmó y la profesión todavía más. Tuvo alguna anécdota curiosa con la ortodoncia con el Dr. Marín, pero ya apuntaba maneras. Al acabar, uno de sus deseos era hacer ortodoncia, porque veía trabajar a la ortodoncista de su dentista de toda la vida. También le gustaba la cirugía, y por no decidirse echó solicitudes en el Máster de Ortodoncia y en el de Cirugía en una universidad privada, lo que le supuso que no le cogieran en ninguno. Desechó hacer ningún posgrado, pero cosas de la vida, Juan Manuel Vadillo le fichó en su consulta, donde aprendió con él la implantología y la prostodoncia. Fue fichado como profesor en los cursos de Straumann, y allí pudo aprender de gente muy buena como Mariano Herrero, Pedro Lázaro, Manolo Barrachina, Juanjo Aranda y Javier Fábrega, entre otros, con quienes comenzó a dar charlas y cursos. Juanma le enseñó prostodoncia e implantología, Eugenio Lalinde cirugía de quirófano, y Arturo Samith odontología general. Como a tantos dentistas reconocidos hoy en día, un curso de provisionales y una estancia de tres días con Iñaki Gamborena le cambió su forma de entender la odontología. Dejó los cursos de ITI porque se sintió preparado para ganarse la vida operando y estuvo unos 4 años en Vitaldent haciendo implantes y cirugía a tutiplén, practicando lo aprendido. Con 29 años montó su propia consulta para desarrollarse y disfrutar como profesional, compartiendo con el resto de compañeros siempre con el mejor sentido del humor.

Me hace muy feliz que me deriven un caso complejo que suponga un reto, me haga pensar y ser creativo. La parte emocional se sublima ayudando a un paciente que lo necesita; la parte racional se estimula para intentar superarme, aunque se podría entender también como ego. Cuando se habla de ego parece que es una actitud criticable y nada deseable en las relaciones humanas. La soberbia, la vanidad, la arrogancia se asocian a este concepto. Sin embargo, tiene algunas connotaciones muy positivas. Tener ego es una condición que nos empuja a ser mejores en lo que hacemos, nos motiva para competir con otros y nos ayuda a combatir las frustración cuando fracasamos. El ego excesivo te puede acercar a convertirte en un niño pequeño, sin madurez, y puede que por eso afecte más a hombres que a mujeres. Indudablemente es un potente motor, pero no hay que dejar que tome el control, o puede ser como un coche sin frenos. El control del ego se ha de hacer a través de dos cosas: de la autocrítica, siempre con la intención de mejorar; y de compartir los conocimientos con otros compañeros para que la mejora llegue a más personas. En cualquier caso, el ego puede ser la causa de que uno quiera ser mejor en su trabajo, y la consecuencia última es que hay pacientes que se benefician de ello, recibiendo mejores terapias. Con el tiempo, nos vamos viendo de una forma más objetiva, sin creernos más de lo que somos y valorándonos de una forma más equilibrada.

Al salir de la facultad creí que sabía, pero el primer día de trabajo al hacer mi primer "empastito", sentí que no tenía ni idea, ni de lo más básico. Yo sigo teniendo la misma sensación cada vez que descubro algo nuevo o una forma mejor de hacer lo que hacía, cada vez que tengo la suerte de escuchar a referentes que siempre van por delante. Nunca sabremos lo suficiente como para querer dejar de aprender o para criticar el trabajo de otros, simplemente porque lo han hecho de forma distinta a nosotros. Necesitamos seguir ilusionándonos por el aprendizaje, y si se comparte con los compañeros de profesión es mucho más agradable. Nadie llega lejos si no tiene quien le eche un cable. *Yo he tenido la suerte de tener mucha gente que me ha abierto puertas y han hecho de mí quien soy ahora: Nacho Rodríguez, Juan Manuel Vadillo, Ramón Gómez-Meda o Paulo Mesquita, y más que formarían una lista muy larga.* Si vamos poco a poco, sin prisa por llegar, absorbiendo como esponjas todo lo que nos enseñan los maestros, difícilmente nos irá mal en la profesión. Somos el producto de imitar lo que hacen los que están a nuestro alrededor. Sin prisa, con ganas y mucha cabeza en cada cosa que hagamos.

Cuanto más friki eres de algo, es más fácil que se te pueda dar muy bien, pero corres el riesgo de que se te vaya de las manos y pierdas el equilibrio en tu vida. Yo creo que he sido muy friki, pero ahora diría que lo soy mucho menos. Y la razón es por lo que dice Juan, si no estás atento se te va de las manos y puede que pierdas muchas cosas y tiempo por el camino. Disfruta con lo que haces, con tu pasión, pero que ésta no sea ciega, sino razonada y moderada y que te deje tiempo para disfrutar de la vida, de los amigos, de la familia, de ti. Encontrar ese equilibrio no es sencillo, si estás solo y todo tu entorno tiene relación con lo mismo, será todavía más complicado, pero no imposible. Dependerá de cómo lo enfoques porque, aunque tu vida esté rodeada de dientes, puedes tener una relación sana con ellos y disfrutar de tus compañeros sin ellos, que no lleguen a ser como una pareja tóxica que requiere toda la atención. Sé friki para buscar ser mejor en lo que te gusta, sin obsesionarte y sin distraerte de otras cosas importantes.

Tomamos decisiones por las emociones que sentimos, de forma automática, pero hay que pasar el filtro de la razón para ser coherentes. Es la forma de estar contento con tus decisiones. Como vas a tener que tomar muchas decisiones a lo largo de tu vida, es mejor que por lo menos sepas qué no hacer. A veces elegimos opciones erróneas por no dedicar suficiente tiempo a la reflexión, dejándonos llevar por el momento y la emoción que lo acompaña, porque pienso como Juan, *hay decisiones que son saboteadas por nuestras emociones.* Debemos ser objetivos en la vida y en el trabajo para poder tomar decisiones. Y no te quieras justificar, o más bien engañar, intentando autoconvencerte de que lo que vas a hacer o dejar de hacer es lo correcto. El sesgo de confirmación te impulsa a ratificar tus propias creencias para no desmerecer todo aquello en virtud de lo cual has tomado decisiones. Busca motivos por los que hacer lo contrario a lo que decidas y mira si tiene más peso que lo que tú quieres hacer. La objetividad es una gran virtud para cualquier profesional de la salud, y una decisión bien tomada es aquella que se medita. Como escribió Aristóteles, "el necio siempre afirma, el sabio duda y reflexiona".

La vida es como un partido de tenis, te manda pelotas que tienes que devolver y al final quieres ganar el partido. Yo suelo decir a mis hijas y mis alumnos que la vida no es fácil, aunque alguien se empeñe en hacer parecer lo contrario. Y puede que haya gente que piense que hay que ser más suave, pero prefiero que nos preparemos ante situaciones difíciles porque así serán menos duras cuando estas lleguen. Si esperas algo que no llega, la frustración será inevitable. Por eso, porque la vida es complicada, tendremos que enfrentarnos a ella, aguantar sus golpes. Para poder conseguir algo hay que tener perseverancia. Y a veces pensaremos si todas esas batallas que libramos merecen la pena, pero sólo lo sabrás si echas la vista atrás, porque hacia adelante aún no hay nada establecido, sólo nuevas batallas. *Cuando llegas a la crisis de la mediana edad y empiezas a hacer balance de tu vida, es cuando te das cuenta de lo qué has conseguido y quién te ha ayudado a llegar hasta ahí.* Siempre en pie y afrontando lo que venga, aceptando mi destino, pero haciendo mi camino.

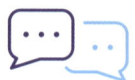

⇒ *En nuestra vida profesional podemos conocer a otros que nos abren los ojos y nos suponen un punto de inflexión, haciéndonos mejores dentistas.*

⇒ *Tenemos que saber que no podemos controlar todo, que algo puede ir mal. Es nuestra obligación averiguar la causa y aprender del error.*

⇒ *Me arrepiento cada día de haber montado la clínica, tengo una relación amor-odio: me pesa la parte administrativa y de gestión, pero me encanta hacer las cosas a mi manera con las personas con las que quiero trabajar.*

⇒ *En la curva de Rogers muchas veces soy un "late adopter". Sólo implemento las nuevas terapias o tecnologías si considero que son beneficiosas para mi paciente o para mí. Me gusta tener criterio propio y no dejarme arrastrar por las opiniones mayoritarias.*

⇒ *De los compañeros se pueden aprender técnicas, conocimientos y actitudes, pero también valores.*

⇒ *No siempre los mejores profesionales son los más conocidos. De hecho, si los dentistas que pasan tanto tiempo luciéndose en redes dedicaran ese tiempo a aprender, serían estratosféricos.*

⇒ *La coherencia de una persona se puede medir contrastando lo que hace y lo que dice. Hay que ser consecuente, aunque te equivoques.*

⇒ *Las recetas de cocina le dan seguridad al dentista poco experimentado, pero también le dan predictibilidad al veterano.*

⇒ *Aunque no estés bien contigo mismo, a quien quieres de verdad puedes ayudarle siempre. Eso es el amor incondicional.*

⇒ *La vida no es otra cosa que relacionarte con los demás, y si puedes hazlo desde la gratitud y la generosidad.*

⇒ *Si sabes mucho acerca de un tema y tiendes a pensar que todo el mundo sabe lo mismo que tú, eso es el síndrome del impostor.*

JUAN MANUEL ACUÑA

"Siempre me encantó un proverbio que dice:
Si quieres ir rápido, ve solo. Si quieres llegar lejos,
ve acompañado. Supongo que el éxito depende
mucho de tus sueños, la capacidad de trabajo y
sacrificio, de saber sobreponerse a los fracasos
(que siempre están presentes), y cómo no, algo de
suerte. Pero, sin dejar de darle la importancia a todos
esos ingredientes, puedo decir que soy quien quise
ser (ni mejor ni peor, ni más ni menos que nadie) sólo
quien quise ser, gracias a todos los que siempre me
han rodeado tanto en lo personal como en lo laboral".

Llegó de casualidad a la Odontología desde la Medicina a través de un cuñado dentista que le tocó la fibra sensible. Hasta tercero, cuarto, no sacó el gusto a los dientes, estando a punto de volver a su plaza en el hospital. Lo que más influyó en él fueron muchos compañeros que le apoyaron y le hicieron convertirse en un enamorado de su profesión. Empezó a trabajar en centros médicos de su padre en Huelva, dando el servicio de odontología, que funcionó muy bien, llegando al punto de tener que cambiarse de ubicación porque se le quedó pequeño. Poco a poco fue dándose a conocer a nivel profesional en redes sociales, primero de incógnito, más adelante como quien es, y se convirtió en uno de los más conocidos a la vez que iba metiendo su cabeza en la formación, primero en Huelva, luego en Sevilla y actualmente lleva un proyecto internacional de formación junto a Sergio Caccaciane, que compatibiliza con la clínica diaria enfocada, exclusivamente, a la cirugía e implantes, y con su cargo en el Consejo de Dentistas de España.

La profesión cambia mucho técnicamente. Cuando mi hijo revise dentro de 15 años lo que he hecho hoy, sorprendido, se llevará las manos a la cabeza pensando qué es lo que hice. Eso de que cualquier tiempo pasado fue mejor que pensamos los viejos o lo poco que se sabía antes que piensan los jóvenes es algo muy común en todas las generaciones, y es que no podemos ver el pasado con los ojos del presente, ni el presente, anclados en el pasado. *Nuestra profesión va muy rápida y si no te subes al tren de la formación, te vas a quedar en la odontología del siglo pasado, que no es peor comparada a la de ahora, era la mejor en su momento, igual que ahora es la mejor de su momento. No se puede juzgar el pasado con los conocimientos del presente.* Incluso uno mismo cuando ve un tratamiento que realizó hace tiempo (o no tanto), no llega a comprender por qué lo hizo así, pero seguramente lo hicimos lo mejor que sabíamos.

Si te quedas anclado en lo que tú crees que sabes estás totalmente perdido. En la vida y en nuestra profesión hay que seguir formándose, mejorando y evolucionando, siempre, ese es el único camino para dar lo mejor.

El humor para mí es fundamental en la vida. Si algo le falta a la filosofía y seguramente a muchas personas que conoces es ese toque de humor que nos va a ayudar a relativizar los problemas y a ver todo de un color diferente. Y es que el humor es de personas positivas, con la excepción de la ironía del pesimista, por supuesto, y *ser positivo o negativo influye mucho en tus acciones cada día.* No seas un cenizo, negativista, que siempre se pone en lo peor y ve el fin del mundo cercano. Tampoco seas un "happy" de la vida, sólo tienes que ver que tu actitud va a marcar con seguridad tus pensamientos y tus acciones y cuanto mayor sea tu predisposición para conseguir las cosas, mayor facilidad tendrás para conseguirlas. Vamos a reírnos de la vida, de nosotros y de los problemas para encontrar soluciones y evitar las quejas y las excusas.

La suerte es la confluencia del trabajo y la perseverancia. ¿Qué crees que es la suerte? ¿Existe la suerte? ¿Existe la buena suerte? ¿Existe la mala suerte? Joder qué pregunta. Pero como toda pregunta, puede ser buena si nos hace pensar para poder responderla, porque seguramente sea algo que nunca habíamos pensado. Pues yo creo que la suerte existe, pero la suerte no se busca, sino más bien te encuentra, por lo que tienes que estar en el lugar adecuado, en el momento adecuado. Como alguno dice, que la suerte te pille trabajando y no tumbado en el sofá. *Siempre hago lo que considero que tengo que hacer.* La suerte no se basa en que te toque la lotería o que te pase algo bueno, eso es lo que cree la gente que está a verlas venir. *El trabajo es el valor diferenciador de las personas que tienen éxito.* No podemos depender de la suerte, aunque esta exista, no podemos quejarnos de nuestra mala suerte y envidiar la buena suerte de los demás, porque quizá ellos piensen igual y nadie esté en lo cierto. Sé tu propia suerte.

Es imprescindible que siempre sepas lo que estás haciendo y todos los posibles que pueden ocurrir para poder solucionarlo. Cuando hacemos cualquier cosa, lo primero es saber hacerlo y lo segundo, prestar atención a lo que estamos haciendo. No podemos tener la cabeza en otro sitio y hoy en día no es raro que alguien esté trabajando mientras está pensando en lo que va a hacer el fin de semana o pendiente de las notificaciones o de vete tú a saber qué. Necesitamos atención plena para hacer las cosas como es debido. No estamos hechos para hacer dos o más cosas a la vez, aunque creamos que nosotros sí. Cuando haces algo le estás quitando tiempo a otra cosa, cuando haces dos cosas, como mucho podrás dar el 50 % a cada una de ellas para hacerlas bien. Piensa si merece la pena hacer las cosas la mitad de bien que podrías hacerlas. Pero también hemos dicho que tienes que aprender a hacer las cosas bien y a concentrarte en lo que haces.

Y, por último, un experto es alguien que sabe cómo hacer las cosas para evitar tener complicaciones, pero que cuando aparecen, sabe cómo resolverlas, gracias a su preparación, experiencia y atención sobre lo que hace.

Hay un grupo de dentistas que son muy buenos, pero no te saben de artículos ni cosas académicas, otros que saben mucho, pero no tienen habilidad y, por último, los que ni fu ni fa. Dependiendo de lo que quieras hacer, puede valer estar en cualquiera de los tres. En la actualidad tenemos una gran oferta de formación, una mejor y otra peor, pero que no sólo depende de quien dé esa formación sino de que el alumno tiene que estar motivado y querer aprender algo que realmente quiera aplicar en su día a día y esté dispuesto a cambiar sus protocolos. *De lo que hay, cojo lo que creo que es bueno e interesante para mí.* No podemos ser fan de un líder de opinión y de una técnica y que nos cerremos a otras alternativas que puede que hasta sean mejores o más prácticas para nosotros. Hay gente que se vende muy bien, en redes, en cursos o en congresos, pero que luego dejan un poco que desear a nivel docente, puede que yo sea de esos y si fuera así, espero que alguien alguna vez me lo diga para poder mejorar o dejarlo, no quiero vivir engañado por mi ego, ya hay mucho de eso por estos lares y como dice Juanma, *el ego puede cerrar muchas puertas.* Elige bien tu formación para tu "kaizen" (mejora continua) y no seas esclavo de tus maestros, sé siempre libre.

⇒ *Se aprende mucho charlando con un grupo de compañeros estando de cañas. Se necesitan más momentos distendidos en los que aprender.*

⇒ *Las redes sociales, sabiendo filtrar, ayudan a acercarte al conocimiento.*

⇒ *¡Buenas noches tropa! Me ha dado más reconocimiento y popularidad en la profesión que otras cosas que he hecho.*

⇒ *La ambición de cada uno es diferente, la cuestión es llegar a cumplir tus objetivos, no los del otro, con un esfuerzo relacionado con ellos.*

⇒ *El sentimiento de superación es el que ha determinado mi vida profesional y personal.*

⇒ *Si tú no transmites pasión en lo que haces (profesional y personal), no transmites sentimientos, es difícil que puedas disfrutar y beneficiar a los demás.*

⇒ *Todos deberíamos preguntarnos cómo lo estamos haciendo y cómo podemos mejorar. Doy muchas vueltas a cómo quiero enfocar mi vida y mi profesión.*

⇒ *Tengo la capacidad de priorizar y abstraerme de falsas preocupaciones.*

⇒ *Me gusta mucho la verdad, aunque duela, aunque pueda ser incómoda.*

⇒ *Hay que saber manejar tanto el éxito como el fracaso.*

⇒ *He renunciado a mucho para conseguir mis objetivos, y la familia es algo que se sacrifica demasiado.*

⇒ *Si no pensamos lo que queremos, difícilmente lo vamos a conseguir.*

⇒ *Muchas personas no llegan a cumplir sus objetivos no por su valía, sino por su negatividad y por su baja autoestima.*

⇒ *Las conversaciones sobre los sentimientos y la felicidad son complicadas y no las sueles tener hasta que notas que hay un problema por lo que puede implicar.*

⇒ *En la vida hay que tomar decisiones y vivir con ellas.*

⇒ *La vida va mucho de probar cosas.*

⇒ *Me gusta rodearme de gente positiva y gente que me aporte.*

⇒ *No hay que tener problema en ayudar a los compañeros que te preguntan cosas por cualquier medio. No hay que tener celo o miedo a que otros hagan lo que hacemos nosotros.*

JUANMA VADILLO

> "El camino hacia el éxito siempre es la actitud.
> Tenemos que aprender a hacer bien las cosas
> (y si es posible con los mejores), entrenar en los
> procedimientos y establecer y focalizar unos objetivos
> alcanzables. A partir de ahí, no rendirse hasta
> conseguirlo sin tener miedo a equivocarnos por
> el camino".

Siempre quiso ser médico, pero por romanticismo, por hacer la gracia o por el destino acabó en Odontología, lo que en un principio le supuso una decepción tanto para él como para su familia, pero a los tres meses de empezar supo que era lo que quería hacer. En 1994 conoció a gente vinculada a casas comerciales y la formación, se interesó por la implantología y la rehabilitación oral, al tiempo que hacía su tesis doctoral en la Universidad Complutense de Madrid con el Dr. Bascones. En 1997 entra como profesor en la Universidad de Alfonso X El Sabio y durante los siguientes años pudo terminar su tesis, que defendió en el año 2000. Estuvo trabajando en una clínica pequeña hasta que en el 2005 comenzó en el Hospital San Rafael. En el año 2013 cambió su vida a tope por y para el trabajo debido a un problema familiar. Cambió sus prioridades, aprendió a decir no y a optimizar su tiempo, aprendiendo a delegar. En ese mismo año, después de un tiempo de descanso mental, cambió el grado por el posgrado, formando un equipo muy bueno en el Máster que dirige actualmente (por caprichos del destino o por razones extrañas, durante la redacción de este libro ha dejado de formar parte de su proyecto junto a su equipo). Así cambia la clínica, en gran parte, por lo administrativo y organizativo. Referente en el ámbito de la implantología y la prótesis, conferenciante y gran persona muy querida por muchos.

El equilibrio profesional y personal es complicado, si dedicas un poco más de tiempo a uno, se lo quitas al otro. Lo importante es ver las señales de aviso. ¿Quién no ha tenido la sensación de que ha dejado de lado algo o a alguien por dedicar el tiempo a otras cosas o personas? *Lo bueno y bonito es que tu profesión se convierta en tu hobby; esa pasión es fundamental, aunque luego cuesta desconectar.* Y ese es problema. La pasión es buena, pero si toma el control, el resto no importará, incluso siendo cosas importantes y casi con toda probabilidad te llevará a descuidar amigos y familia, principalmente. *Hay que aprender a decir que no, a dejar que los demás hagan cosas.* El tiempo perdido no se recupera y no se puede hacer todo. Debemos hacer repasos mentales de nuestro día a día, evaluar nuestros objetivos, el tiempo que dedicamos a cada cosa y establecer prioridades para evitar que la balanza se incline demasiado hacia un lado, perdiendo otras cosas importantes. *Si abres muchos frentes, tienes que acabarlos, si no, no los abras*, porque además te llenarás de más cosas que te quitarán más tiempo. Y luego dirás que no llegas, que no te da la vida, cuando lo que quieres decir es que no te has organizado lo suficientemente bien. Como afirma Juanma, *la vida te cambia cuando menos te lo esperas y tienes que priorizar y optimizar tu tiempo.*

La paciencia activa y la disciplina nos ayudan a obtener resultados.

No podemos pretender conseguir nuestros objetivos de forma rápida, fácil y sin hacer nada. Eso no pasa y, si por alguna razón se da, no creo que vaya a durar. Juanma nos dice que *conseguir lo que he conseguido, estar donde estoy, me ha supuesto mucho trabajo*. Y como casi todo en esta vida, tendremos que trabajar y esperar a que en algún momento el trabajo de sus frutos. Si no llegan los resultados, tendremos que ver qué estamos haciendo mal o replantearnos lo que pretendemos conseguir, porque tenemos que ser conscientes que muchas veces no lo conseguiremos, pero otras, conseguiremos mucho más de lo esperado. Como se suele decir, "sin prisa, pero sin pausa". Y nada de excusas o los "es que", porque eso no es más que autojustificarnos para no reconocer la realidad y nuestra responsabilidad en el proceso.

No nos educan para gestionar el fracaso, nos da vergüenza fracasar.

Si aprendiéramos a manejar el fracaso y a relativizar los problemas, seríamos mucho más felices. *Nos fijamos más en lo malo que en lo bueno y se machacan más los fracasos que se alaban los éxitos*, razón por la que nos da tanto miedo el fracaso. Desde pequeños, y cada vez más, nos hacen creer que podemos conseguir todo por el mero hecho de existir, muchos padres no quieren que sus hijos se aburran o que sufran lo más mínimo y la consecuencia de esto es creer que tenemos todo derechos y responsabilidad ninguna. Debemos hacer ver a los jóvenes que en su vida muchas veces las cosas no irán como les gustaría, que meterán la pata, que aprenderán de cada obstáculo y poco a poco podrán aprender a manejar cada derrota para mejorar. No hay que darse por vencido, si nos caemos, podemos levantarnos para hacer las cosas de forma distinta para intentar cambiar el resultado. *En nuestra profesión satisfacer al paciente es algo muy complejo y es algo que puede causarnos frustración, pero no depende de nosotros solamente*. No te preocupes tanto por lo que no puedas controlar, como lo que opinen los demás, y más sobre lo que sí y, si puedes influir en algunas cosas, trabaja para conseguir mejores resultados.

Hay tanta gente que aparenta y no es, como que es y no aparenta.

Dependemos demasiado de la opinión de los demás y nos hace esclavos, hasta el punto de hacer ver a otros lo que no somos, sino lo que a ellos les gustaría ver de nosotros, si es que quieren saber algo de nosotros, que también lo dudo. Esto pasa en la sociedad actual y, por tanto, en nuestra profesión. Asómate a las redes sociales y mira lo que postea la gente, profesional y personalmente. ¿Crees que todo lo que ves es verdad? ¿De verdad crees que todos son infinitamente más felices que tú? O vamos a verlo por el otro lado ¿En serio crees que merece la pena sonreír o aparentar para la foto del "insta" y luego no sentirte bien contigo mismo y maldecir tu vida? Tienes que ser tú, ser auténtico y a quien no le guste, no es para ti. No seas quien no eres por el mero hecho de gustar, porque no serás feliz. Es mejor pasar por la vida sin hacer ruido y estar bien contigo mismo, que no haciendo ruido para enmascarar la dura realidad de uno mismo.

Priorizo en mi equipo tener buena gente antes que buenos profesionales. Tenemos que rodearnos de la gente que nos quiere y nos aporta, que nos obliga a ser mejores. *Los alumnos y colaboradores alcanzan tan nivel que te hacen estudiar más y más para estar a su altura.* Y eso no nos debe asustar, al contrario, porque somos nosotros también los culpables de su crecimiento, de *enseñarles a aprender y pensar, el abrirles la mente y la imaginación y hacerles insaciables en saber más, porque nunca se sabe lo suficiente.* Lo que hacemos es rodearnos de aquellos que tienen valores similares a nosotros y que en algún aspecto nos suma. Cuando haces equipo, confías en los tuyos, da igual quien haga algo, porque es como si lo hicieras tú, pero dirigir un grupo de personas también requiere mucha humildad, responsabilidad y tener dotes de liderazgo, porque tendremos que tomar decisiones para nosotros mismos y por el grupo, buscando lo mejor para todos.

⇒ *Al paciente hay que darle lo mejor, independientemente de dónde trabajes.*

⇒ *El éxito profesional va en paralelo al personal. Cuando alguien es buena persona, es fácil que puedan tener éxito.*

⇒ *La confianza ciega en uno mismo puede engañarte, por lo que debes confiar en alguien para hacerte ver la realidad.*

⇒ *A todos se nos caen implantes, se nos abren suturas, tenemos problemas y complicaciones. Quien no los tiene es que no los hace.*

⇒ *A veces nos dejamos llevar por otros para satisfacer.*

⇒ *Tienes que saber que no todo el mundo es, sabe y piensa igual que tú.*

⇒ *La felicidad es tener equilibrio en tu vida. El dolor físico o mental te resta felicidad.*

⇒ *Nadie puede decir que ya sabe todo lo que tiene que saber.*

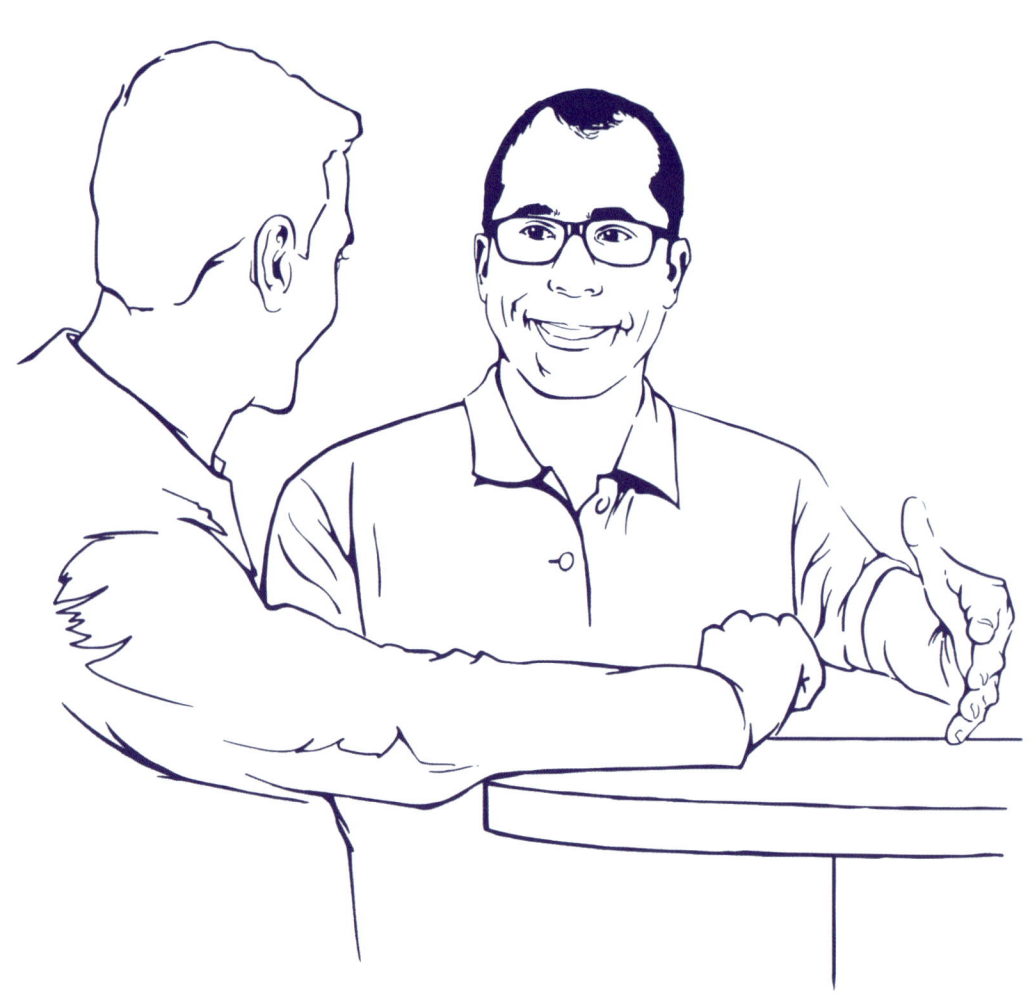

LAURA CEBALLOS

"Considero que para tener éxito es fundamental plantearse qué es el éxito para uno mismo. Me gusta detenerme a pensar cómo me gustaría que fuera mi vida dentro de diez años y qué puedo hacer para que eso ocurra. Ser honesto con uno mismo y poner toda nuestra ilusión, esfuerzo y empeño en conseguir nuestras metas me parece imprescindible. Así, como saber disfrutar de todas las pequeñas cosas que ocurren mientras pasa la vida".

Nacida en Granada, de familia de dentistas y estomatólogos, se formó en su ciudad natal hasta terminar el doctorado, pero tuvo que seguir su carrera docente fuera por las escasas posibilidades que tenía allí. Eso le llevó hasta Madrid, más concretamente hasta Alcorcón, a la Universidad del Rey Juan Carlos, en la que acababa de abrirse la licenciatura de Odontología, algo que supuso un reto porque había que crear todo desde cero. Dedicó mucho tiempo, esfuerzo y ganas hasta conseguir lo que es ahora. Trabajadora nata, siempre ha tenido en mente seguir adelante independientemente de todos los obstáculos que aparecieran en el camino. Actualmente es una de las dentistas españolas especialistas en odontología conservadora más reconocidas a nivel internacional, es la cabeza de un gran grupo de investigación, así como profesora en grado y posgrado en la Universidad en la que ha puesto todo su trabajo.

Tenemos que saber que, a nivel profesional, los éxitos son más efímeros. Cuando me jubile nadie se acordará de mí. Da igual todo lo que hayas conseguido en tu vida, cuando no estés serás igual que aquel que pasó sin pena ni gloria, como cualquier otro mortal. Ni el dinero ni el estatus valen para nada cuando uno desaparece. Al final eso de que todos somos iguales es cierto, el tiempo nos devuelve a nuestro sitio, el mismo sitio de todos. *No tenemos consciencia de lo insignificantes que somos.* Por eso no hay ego que valga, debemos trabajar para aportar algo a la sociedad y si eso te parece muy impersonal, pues a tu tribu. *El éxito para mí es ver que los que trabajan conmigo progresan y tienen éxito.* A medida que te haces mayor ves que tu trabajo para ser mejor pasa por ayudar a crecer a los que te rodean, a los que confían en ti. Y es que no hay nada mejor de que el maestro sea superado por sus alumnos, eso es signo de un trabajo bien hecho. *Tienes que saber en la fase de la vida en la que estás*, y no te puedo decir cómo lo sabrás, simplemente te darás cuenta en el momento oportuno.

Soy muy constante, muy cabezona y dedico mucho tiempo a las cosas. Lo de los dichos "el que la sigue lo consigue" o "la esperanza es lo último que se pierde", pueden ser unos mantras que nos guíen en nuestro crecimiento personal y profesional. Pero como dice Laura, hay hacer para que las cosas puedan llegar, no podemos esperar quietos a que se cumplan nuestros sueños, para conseguir nuestros objetivos. Eso es de flojos, hay que moverse, perseverar, intentarlo las veces que sean necesarias, equivocarse para progresar, no tener miedo al fracaso, porque para aprender y para crecer es algo necesario, no te equivoques. Si algo te sale mal una, dos, diez veces, puede que sea por falta de experiencia o porque debes replantearte el cómo lo estás enfocando y llevando a cabo. *Las cosas se pueden hacer siempre mejor, no hay otra alternativa si eres perfeccionista* o si simplemente si no quieres ser uno más del montón, puede ser mejor ser uno más de los que se preocupan por hacer la cosas bien.

Puede que hacer toda la vida los mismo no sea la mejor decisión. Hay que probar distintas facetas a lo largo de tu vida. Todos podemos tener algún día en el que pensemos que queremos hacer algo diferente, que estás cansado, aburrido, pero el problema no es que sea un día cada cierto tiempo, si no cuando esta sensación de tener una vida monótona es todos los días, cuando no encuentras una motivación dentro de ti. *Hay que ser práctico en la vida, pero también hay que disfrutar,* debemos encontrar un equilibrio entre lo que tenemos que hacer y lo que queremos hacer, que a veces hasta coincidirá y te llenará, aunque como decíamos al principio, tengas algún día malo. *He trabajado muchísimo, pero no lo considero un sacrificio porque me gustaba lo que hacía. Muchas cosas necesitan mucha dedicación para disfrutarlas y no frustrarte y hay que saber cuándo dejar algo y cuando continuar.* Nadie te va a decir cuándo es momento de continuar o de dejarlo, tienes que averiguarlo tú y tomar la decisión que creas conveniente. *Trabajar en unas cosas supone dejar de hacer otras, pero no hay que arrepentirse, porque es la decisión que en esa ocasión tomamos.*

Hoy en día parece que cualquier opinión puede crear una fricción enorme. Todos creen que tienen la verdad, pero la verdad absoluta no existe. Hay que tener espíritu crítico y sentido común. No empieces pensando en lo complicado, comienza en lo más simple, lo más básico. La única verdad es que nadie tiene la verdad absoluta. Que la gente piense diferente a ti no significa que ellos no tengan ni idea o que tú estés equivocado en todo. Puede que todos tengamos parte de verdad. Que no te moleste que otros piensen diferente y si te atacan, el problema es suyo, no tuyo. *Cuando sabes y controlas de un tema, estás preparado para distinguir el espectáculo, el show, del conocimiento. Hay que saber filtrar lo que nos venden. Hay demasiada información por todos lados y no estamos pendientes de lo realmente importante.* Incluso Laura afirma que *cuando doy clase soy consciente de que parte de lo que les cuento es mentira, porque lo que yo aprendí no es lo que enseño y lo que se enseñará será también diferente.* Hay que huir de las ideas sectarias de los grupos intolerantes que no pueden abrir sus estrechas mentes para escuchar lo que otros tienen que opinar, sea cierto o no, todo puede tener cabida y muchas cosas nos pueden enriquecer, tanto en lo personal como en lo profesional.

Todas las noches hago examen de conciencia, reflexiono sobre lo que he hecho y lo que voy a hacer. Necesitamos tiempo para nosotros, sería ese momento para recargar las pilas mentales que olvidamos que necesitan energía como la necesita nuestro cuerpo. Podemos hacer meditación, pero si nos cuesta por cualquier motivo, podemos dedicar algo de tiempo a saber cómo estamos haciendo las cosas, cómo estamos comportándonos con la gente que nos rodea y cómo queremos hacer las cosas y cómo queremos comportarnos con la gente que nos rodea. A veces esos momentos de reflexión, en los que debemos estar conscientes y atentos, serán útiles para tomar decisiones importantes, en frío, evitando las emociones en la medida de lo posible, o para dar vueltas a las cosas, sin caer en la rumiación de las decisiones tomadas en el pasado y en las consecuencias de las decisiones que tomemos en el futuro. *Hay que aprender a relativizar todo en la vida. Lo sueles conseguir con la edad.* Serán momentos donde veamos lo que realmente nos importa. *Hay cosas que no termino por hacer realidad, aunque me repita lo importantes que son, supongo que no lo deben ser tanto.* Tenemos que conocernos de forma sincera y honesta y no seguir los patrones establecidos si no van con nuestros valores.

⇒ *Hay que aprovechar las oportunidades que se nos presentan y ser más atrevidos a la hora de tomar decisiones.*

⇒ *Cuando eliges una cosa estás renunciando a otra.*

⇒ *Tengo a mi lado gente realmente brillante que te aporta mucho, pero también te hace ver mejor tus limitaciones.*

⇒ *Lo importante es estar al lado de gente buena que sepa y que te enseñe, da igual dónde.*

⇒ *Siempre me ha gustado todo lo que he hecho y cuanto más sé de algo, más me gusta.*

⇒ *Si queremos progresar, tiene un coste, un coste que implica esfuerzo y tiempo.*

⇒ *He tenido suerte, pero hay mucho trabajo detrás.*

⇒ *Un problema del dentista de ahora es querer resolver problemas que no existen para los pacientes.*

⇒ *Siempre he sido muy exigente con lo que hago y por ello me he puesto mis propios límites.*

⇒ *El dentista trabaja muy solo y eso puede cansar demasiado.*

⇒ *Yo hago las cosas sin esperar recibir nada a cambio, porque muchas veces no lo recibes y eso lleva a la frustración.*

⇒ *Los que tienen edad más avanzada suelen ver a los jóvenes peores de los que realmente son y se olvidan de cómo fueron ellos.*

⇒ *No damos valor a nuestro trabajo y eso hace que la sociedad tampoco lo haga.*

⇒ *El trabajo del dentista es muy exigente mental y personalmente y puede causar frustración por no conseguir manejar bien el fracaso.*

⇒ *La felicidad son momentos en tu vida en los que estás bien, estás satisfecho, tienes alegrías, pero la felicidad como tal no existe.*

⇒ *Cuando me siento agradecida, me siento feliz.*

⇒ *Lo primero que necesitamos para aprender es tener interés.*

⇒ *Desde siempre me han pasado cosas extrañas, se me complica todo, el camino no ha sido fácil, a veces desespera, pero cuando las superas, se saborean mucho mejor.*

⇒ *Hay modas en las que parece que se ha inventado algo nuevo y realmente es reinventar lo que ya se hacía.*

⇒ *Para ser bueno hay que tener capacidad de observación y exigencia para poder mejorar solos a partir de nuestros errores.*

⇒ *Cuando uno está aprendiendo tiene que pensar y justificar sus decisiones, no recitar lo genérico para no mojarse.*

⇒ *Creo que hay gente que no tiene opinión porque vamos muy rápido y no nos paramos a reflexionar.*

⇒ *Hoy interesa información breve y que entre por los ojos. Vamos a una superficialidad total y parece que no está bien visto que algunos sepan mucho de un tema.*

LAURA SAN MARTÍN

> "El tiempo es tu mayor activo, y es finito. ¡Enfócate! Haz simple todo lo que te rodea. El éxito se basa en la simplicidad eficiente".

Inicialmente comenzó Medicina pensado en ser cirujana, pero en su vida se cruzó un implantólogo al que iba a ver trabajar, y le hizo cambiar de opinión, en parte porque se sintió atraída por la posibilidad de diseñar su propio modelo de negocio. Licenciada en Odontología, comenzó su carrera en la Universidad de Sevilla, en la que se inclinó por el área de Implantología y Cirugía, con la suerte de que pudo unirse como personal de investigación. Es doctora en Odontología con mención Europea, y Premio Extraordinario de Doctorado en Ciencias de la Salud. Ha sido nombrada como una de las 100 Worldwide Top Doctors. Su mayor punto de inflexión fue trasladarse a otras universidades, tanto dentro como fuera de España, reuniendo así una visión más global e integral de la profesión. Cuando se trasladó a Estados Unidos se dio cuenta de la importancia de la gestión para la clínica dental y comenzó a formarse al respecto y a profesionalizar la gestión dental desde el punto de vista de un odontólogo, con los valores que ello significa, como la ética profesional. Tiene un amplio currículum tanto laboral como docente e investigador, incluso ha participado en proyectos fuera del sector dental. Ha sido profesora titular de varias universidades, tanto nacionales (Universidad de Sevilla —US—, Universidad Rey Juan Carlos —URJC—, Universidad Católica San Antonio de Murcia —UCAM— y Universidad Europea Miguel de Cervantes —UEMC—) como internacionales (Harvard School of Dental Medicine —HSDM—, The Forsyth Institute, World Health Organization —WHO—, Word Federation of Public Health Associations —WFPHA—, Council of European Chief Dental Officers —CECDO—, o Health and Social Care Board y Queen´s University, entre otras). Recientemente ha hecho realidad un proyecto de clínica, innovadora no solo a nivel tecnológico, sino también desde el enfoque de modelo de negocio: SOHO dental®. Este centro, se basa en M_CONCEPT, el modelo desarrollado por MBA dental®, un máster pionero adaptado al sector dental, que desarrolló tras su estancia en EE. UU., junto al equipo de Harvard. El concepto de M_CONCEPT ha sido plasmado en el libro del mismo nombre, con esta misma editorial. La Dra. San Martín es, hoy en día, una referente en el tema.

La pasión, la iniciativa y la vocación son de las pocas cosas en común entre mi primera clínica, que monté a los siete meses de terminar la carrera, y SOHO. La madurez y la experiencia te hace aprender y evolucionar. No cabe duda de que somos seres cambiantes, que lo que creemos que queremos y buscamos cuando acabamos la carrera y empezamos a trabajar va a ser muy diferente según pasen los años y vivamos experiencias y tomemos decisiones. Laura sabe que *el tiempo nos cambia la perspectiva, antes consideraba que el éxito se alcanzaba con la excelencia y el reconocimiento profesional. Con el paso del tiempo, mi enfoque es más introspectivo, y se basa en despertarse feliz cada día haciendo algo que te apasiona y que además ayuda a otras personas.* La definición de éxito tiene, por tanto, un componente personal y subjetivo, y dependerá de la perspectiva desde la que la enfoquemos. Esto tiene relación con lo que se conoce como **ikigai**, es decir, la razón por la cual nos levantamos cada mañana. *Cuando nos sentimos bien en nuestro trabajo, nos enfrentamos a los retos de cada día con ilusión y creatividad, minimizamos o resolvemos mejor los problemas. Tener un porqué activa nuestra motivación vital, moviliza nuestro talento e ilusión al levantemos cada mañana.* La paciencia y no dejarse llevar por el impulso de la atrevida ignorancia y la cegadora euforia. *Un consejo que daría es que si tienes que hacerlo, hazlo, que no dejes de tomar decisiones, pero controlando la impulsividad, reflexionando más las cosas y priorizando las cosas, no podemos abarcar todo y debemos centrarnos.*

El éxito de un proyecto radica, en gran parte, en la pasión, que es la motivación que te mantiene en los momentos complicados y te hace ser mejor cada día disfrutando del proceso. Cuando inicias algo no puedes pretender que todo vaya a ir sobre ruedas siempre, eso es ir hacia el muro de la frustración, pero superar los momentos difíciles es posible si realmente crees en ese proyecto. *Creo que nadie ha podido alcanzar el éxito sin haber fracasado y encontrado obstáculos en el camino.* Si tu combustible, tu motivación, es la pasión en lo que haces, disfrutarás del camino y los problemas serán menos problemas. *Si somos objetivos, los logros requieren un gran esfuerzo y sacrificio, pero si te gusta, realmente compensa y no lo vas a ver como tal.* Un ejemplo sería la época de exámenes de un universitario, en la que estudia para poder superar las pruebas, en algún momento llega a creer que no podrá, que será muy difícil y que él no está preparado para afrontarlo, pero cuando lo hace, aprueba (con nota o no) y al tiempo recuerda lo mal que lo pasó, cree que no fue para tanto e incluso piensa que fue muy fácil. Se acaba disfrutando hasta de los que creemos que son los peores momentos.

Hay que pensar cada día lo que tenemos en ese momento, no vivir siempre centrados en el futuro. Es esencial disfrutar del momento presente. Nos preocupamos tanto por lo que aún no ha pasado, que no nos deja disfrutar de lo que hacemos en ese momento. Tal es así que muchas de las cosas que hacemos mal o peor de lo que deberíamos es por pensar en otras cosas que no tocan en ese momento. Si estás haciendo algo, dedícale tu atención; si no, no lo hagas en ese momento. Si quieres pensar en el futuro de vez en cuando no está mal, pero búscate tiempo para hacer sólo eso. *Es necesario, una obligación, que podamos desconectar del trabajo unos minutos diarios para pensar en uno, reflexionar y poder ver todo lo que ocurre a tu alrededor.* Si piensas en lo que puedes llegar a tener si haces "x" o "y" no te vas a dar cuenta de lo que ya tienes, que puede ser mucho más de lo que posiblemente necesites. Olvida esa preocupación por querer lo que quieren otros, de compararte, los demás no son tú, céntrate más en lo que eres que en lo que tienes, para atraer a las personas y cosas que vibren en tu misma longitud de onda. Vive el ahora, el pasado y el futuro no importan en el ahora.

Cómo se gestiona el fracaso demuestra la valía de una persona. ¿Eres de las personas que se rinden o de los que lo vuelven a intentar? Lo lógico sería que todos fuéramos de los segundos, pero hay mucha gente que si no le salen las cosas las da por perdidas, y otros que incluso ni las intentan porque antes se han convencido de que no pueden. Esto no puede ser. *Podemos cambiar el camino, no el rumbo.* Si realmente quieres conseguir eso que intentaste, lo suyo sería que lo sigas intentando hasta que lo logres, por un camino u otro, pero tus objetivos, no los de otro, los que son propios, merecen todas las oportunidades posibles. Y puede que después de mil intentos no lo consigas, pero habrás conseguido muchas más cosas positivas como aprendizajes, contactos y cosas que ni esperabas encontrar nunca. Y no eches la culpa al universo por lo que no logras, nadie quiere oír excusas, dice mucho, y no bueno, de una persona que se victimiza en cualquier situación y obvia lo que a los demás les cuesta conseguir sus logros. *Cuando no consigues algo tiendes a echar balones fuera, pero los resultados que lleguen parten de ti. Debemos de dejar de poner excusas.* Autorresponsabilidad, tenacidad, esfuerzo, positividad… el fracaso sólo es una prueba más que nos pone la vida para saber cómo somos y dónde debemos estar. *Desde mi perspectiva: el fracaso es un elemento imprescindible del éxito.* Una de las razones principales es porque durante ese proceso, si sabes afrontarlo correctamente se producirá un aprendizaje que vas a extraer para utilizarlo en futuras ocasiones. *Es muy probable que en tu trayectoria emprendedora te encuentres obstáculos y cometas errores, es parte de la ecuación del cambio, el progreso y la sostenibilidad empresarial.* Por ello, saber integrarlos y estar preparados, nos ayudará a desarrollar habilidades como, por ejemplo: generar respuestas ante problemas, adaptarnos a situaciones adversas o reaccionar de forma rápida.

Cuando sales de la zona de confort, obligado o no, empiezas a cambiar tu perspectiva, empiezas a crecer en la incomodidad, sacando tu mayor potencial. Existen charlas sobre la famosa zona de confort que son muy buenas porque te hacen ver la comodidad como lo que te impide crecer. Puedes ver muchos vídeos inspiradores en Youtube, TEDx, etc. A mí me gusta uno donde habla de salir de esa zona donde nos encontramos cómodos para aprender cosas nuevas y llegar a la zona de pánico, donde parecía que no había nada, que era el final, y aparecen cosas maravillosas totalmente nuevas, también cosas malas, pero esas no las coges. Cuando lo desconocido deja de serlo empiezas a sentirte cómodo y se amplía tu zona de confort, y me imagino que prefieres ser libre en un espacio más grande. Este es un viaje que normalmente se hace solo. Es más, puede que tu alrededor te intente convencer de que no hagas locuras, que no te compliques la vida, que no vale la pena arriesgarse, pero son esos mismos a los que escuchas quejarse de su jefe, de su trabajo, del tráfico..., de todo, y que no hacen nada para cambiar sus vidas. Los grandes marinos se hacen en aguas embravecidas, no en un mar en calma. Debemos aprender vivir en la incomodidad para saber de qué somos capaces, ganar confianza y poder sacar lo mejor de uno mismo. *Si esperas ese momento "ideal" siempre tendrás una excusa para no salir de la zona de confort, para no arriesgarte, para mantenerte en la situación en la que te encuentras.*

⇒ *El verdadero fracaso es persistir en el mismo error o rendirse ante un obstáculo no previsto. El fracaso se combate con el aprendizaje, el análisis y la perseverancia.*

⇒ *Tu futuro es tu presente, es decir, cada decisión y cada acción que realices te llevará al lugar donde deseas estar. Tú y solo tú diseñas tu realidad.*

⇒ *Lo importante de una clínica bien gestionada es que pueda funcionar sin ti, porque significa que la gestión es buena y te deja tiempo para ti.*

⇒ *Los dentistas debemos formarnos en gestión.*

⇒ *Cada uno tiene que ver si antepone sus objetivos profesionales a los personales, por cuánto tiempo y el coste que implica.*

⇒ *No todos priorizamos de la misma forma.*

⇒ *Del éxito sólo se ve la parte visible, no podemos quedarnos en la superficie cuando hacemos juicios.*

⇒ *El éxito no es un chasquido de dedos, no es fácil, ni depende exclusivamente del talento. Tiene mucho que ver con el propósito de vida y la felicidad.*

⇒ *La honestidad, el compromiso, la transparencia y saber disfrutar de lo que haces es esencial en una persona para mí.*

⇒ *Hay dos formas de tomarse la vida. Una es esperar a que ocurran las cosas y otra es crear el entorno para que todo ocurra.*

⇒ *Debemos dar el paso de lo teórico a lo práctico, en el trabajo y en la vida.*

⇒ *Cuando alcanzas el éxito debes seguir trabajando para mantenerte y seguir consiguiendo resultados.*

⇒ *Cuando nos rodeamos de gente mejor que nosotros no debemos perder nuestra confianza y estima, sino sacar lo mejor de ellos para mejorar y hacernos más seguros de nosotros mismos.*

⇒ *Las recetas son razonables: son cómodas y nos orientan de forma simple, pero cómo se usan dependen del grado de madurez del que las aplica.*

⇒ *Creo que los protocolos agilizan el trabajo del equipo.*

⇒ *Me gusta poder tener la capacidad de inspirar a mis alumnos, pacientes y equipo.*

⇒ *Enfócate en lo realmente importante de la vida. Elimina todo aquello que es irrelevante, centra tus esfuerzos, enfócate.*

MARÍA CURA

"El éxito es ser feliz con lo que haces. Debes medirlo tú, no los ojos de los demás. Todo empieza con el trabajo bien hecho, estar contento y disfrutar haciéndolo. En nuestro campo el éxito implica estar en constante formación y actualizado".

Hija única de una familia humilde, siempre ha sido muy exigente consigo misma, tenía que cumplir con el esfuerzo que hacían sus padres. Por la educación que recibió y la práctica del kárate, siempre ha sido muy disciplinada. No sabía bien qué camino tomar, sí sabía que no podía ser algo muy artístico aunque le encantase… como le gustaban mucho los dientes desde pequeñita, le hizo decantarse por Odontología, que hizo en la Universidad Rey Juan Carlos (URJC). Aunque le tiraba la Ortodoncia por dos profesores de esta asignatura que le motivaron, siempre tuvo de ejemplo a Laura Ceballos, con quien empezó con una beca de investigación, hizo su tesis y actualmente colabora en el posgrado de MER de la URJC. Empezó a trabajar en clínicas pequeñas y franquicias, aunque era un poco lenta porque era muy perfeccionista, algo que siempre le han valorado porque daba resultados. Poco a poco fue dando saltos de calidad y cada vez se siente más en su lugar. Trabajadora incansable, compagina la clínica con la formación siempre dentro de la odontología restauradora y estética.

Hay tiempo para todo, pero cuanto más joven eres, más importante es que encuentres objetivos y trabajes por ellos. No sé si son imaginaciones mías, pero parece que hoy en día, si no aprovechas tus años de juventud, estás desperdiciando tu vida. Este aprovechar suele referirse a salir, bailar, viajar, pasarlo bien, vamos. Para la generación anterior a la mía esto era completamente diferente, a ellos se les inculcó la cultura del esfuerzo y el trabajo, hacer algo de provecho, y ya luego, si quedaba tiempo podías disfrutar en los ratos libres. En esta vida hay tiempo para todo y muchas veces cuando somos jóvenes olvidamos la importancia de encontrar un propósito de vida, algo que nos apasione, con lo que disfrutemos y que se nos dé bien. Por supuesto sin olvidar que descansar y disfrutar de la vida es fundamental. Pienso que encontrar un equilibrio, que dependerá de cada persona, es fundamental. Dependiendo de cómo seas y tus prioridades, en ese equilibrio puede tener mucho más peso la parte personal, la familia, o la parte profesional y los retos laborales. Eso ya lo decide cada uno y su momento vital.

El esfuerzo y la exigencia han marcado mi vida, creo que por eso estoy donde estoy. Y no veo que María sea una persona que no disfrute de su vida, ¿por qué no intentas hacer lo mismo? Cuando te esfuerzas por lo que tú quieres, cuando haces las cosas que te motivan, no sientes que haya sido tan duro. Si ir a trabajar te da pereza todos los días, es porque no estás haciendo lo que querrías hacer, por lo que lo primero será encontrar aquello en lo que te guste trabajar. Lo mismo sería bueno cambiar esa palabra "trabajar", tan estigmatizada, por alguna que nos guste más y no nos haga pensar en algo que hay que hacer por obligación. No significa que no tengas días malos o duros, de esos siempre va a haber, pero en la cuenta final te tiene que salir positivo.

Si no te gusta algo, cámbialo. Está bien quejarte si es para cambiar eso que no te gusta, lo que pasa muchas veces es que nos quedamos en la rueda de la queja sin hacer nada por cambiar, paralizados. En nuestra mano está hacer las cosas de manera diferente para que el resultado pueda ser distinto, que no significa que los cambios vayan a ser siempre fáciles, pero por lo menos podrás ver que otra realidad es posible, sólo hay que atreverse y ponerle ganas. Como dice María, para que aparezcan cosas nuevas, tienes quizá que soltar las viejas antes. No tengas miedo de salir de la zona de confort, de lo conocido, porque fuera te puede esperar un mundo maravilloso.

El mundo nos devuelve en la misma onda que vibramos. Cuanto más das, mucho más te da el mundo. ¿Crees en el karma? ¿Crees que la vida nos devuelve lo que damos? Aquí habrá multitud de opiniones, por mi experiencia, algo hay que intenta buscar el equilibrio hacia ti a partir de lo que aportas al mundo. Es verdad que a veces la mejor forma de hacernos evolucionar es a través del aprendizaje y para conseguirlo en ocasiones hay que transitar dificultades. *El fracaso existe para aprender, para subir un escalón, si no te equivocas, no evolucionas. Este aprendizaje tan importante, deberían enseñárnoslo a todos de bien pequeñitos. Muchas veces este miedo a equivocarnos nos paraliza y hace que no emprendamos acción.* Esto no va de querer y por tanto tener, va de sentirte enfocado y hacer un camino orientado a ello y en consecuencia recibir. *Por supuesto, antes de conseguir nuestros objetivos transitaremos un camino más o menos largo y más o menos complicado.* Si la vida te da limones, puedes hacer limonada, aprovecha todo lo que te venga, sea "bueno" o "malo". Eso sí, *la acción inspirada y la constancia son fundamentales.* El mundo no conspira contra ti, sino a tu favor.

Buscamos explicaciones cuando algo nos sale mal. El cerebro humano lleva fatal la incertidumbre, por eso siempre buscaremos explicaciones o razones que hagan que todo cuadre. Siempre encuentras una justificación en quien ha hecho algo mal, no siempre pensando en cómo podían haberlo hecho mejor. No podemos quitarnos la responsabilidad de lo que hacemos o decimos porque nuestro cerebro busque una explicación, que además suele ser ajena a nosotros, es decir, que asumimos que hemos hecho las cosas bien y que la culpa es de factores o personas externas. Y esto lo relaciono con el párrafo anterior y lo importante que es cambiar el concepto de que equivocarnos o cometer errores es malo. Pues quizá si hubieras asumido que la forma en la que lo hiciste no era la mejor, también aprenderías mucho más rápido y será más fácil tomar un camino diferente la próxima vez. Con esa forma de aprender de los errores y la constancia puedes llegar muy lejos, si quieres. No digo yo que llegar a este punto sea fácil, sí digo que cambiar la manera de percibir los errores o fracasos, justificando menos y asumiendo más, puede acelerar el proceso.

Tenemos que darnos un tiempo para pensar qué responder, más aún si somos impulsivos. Esto podría parecer antagónico a lo comentado anteriormente, pero para enfocarse hay que seleccionar. Cuántas veces nos dejamos llevar por la emoción del momento y luego nos arrepentimos de lo que hemos hecho o dicho. Esto vale tanto para esos momentos de euforia, que estamos que lo tiramos y nos creemos invencibles, como para los momentos de ira o tristeza porque las cosas no salen como nosotros queríamos, aunque sepamos que no estaba bajo nuestro control. _Soy muy impaciente, pero la edad te va tratando esa impaciencia._ La edad y la experiencia de haber visto el resultado de no parar, pensar y con calma, tomar las decisiones. Muchas veces querremos decir a todo que sí, que no está mal si es lo que quieres, pero como dice María, _más que no puedo, se debería decir no quiero. El tiempo es lo más valioso que tenemos, por eso es tan importante definir objetivos. Definir los que para ti son importantes y tomar decisiones en torno a ellos. Y como decíamos, si tomas decisiones y te equivocas, fenomenal, has aprendido y estás, seguro, más cerca de esos objetivos que si hubieses estado parado en el punto inicial. De la misma forma, puedes cambiar esos objetivos por otros, no pasa nada._

⇒ _Si te gusta mucho lo que haces a veces es complicado equilibrar la vida personal con la profesional. Esto en ocasiones lleva a sacrificar tu tiempo libre._

⇒ _Cuando estás en un grupo de grandes profesionales, aprendes a la vez que trabajas._

⇒ _Intento meditar por la mañana y antes de dormir dar las gracias por tres cosas buenas en mi vida o que me han pasado ese día. Dar las gracias por lo que tienes te hace ser más consciente y sentirte más afortunado._

⇒ _Al entrar en un sitio se suele hacer lo que ves, pero si no eres así, probablemente durarás poco. Asimismo, cuando los criterios del "que me manda" o de la gente con la que estás entran en conflicto con los tuyos, debes buscar un cambio._

⇒ _Para que el alumno aprenda, tiene que sentirse valorado y creer que vale. Eso es trabajo del profesor. A la vez, ser exigente con los alumnos creo que es necesario para que aprendan a esforzarse y a exigirse a ellos mismos. Esto puede hacer_ *que te vean como el malo, es complicado amoldarte a la persona, no todo el mundo tiene las mismas capacidades ni ganas.*

⇒ *Soy muy perfeccionista y eso es un arma de doble filo, porque quieres hacerlo lo mejor posible, pero algunas veces te frustras, por lo que tienes que encontrar un equilibrio.*

⇒ *No puedes llegar a cierto nivel si no eres friki de lo tuyo, aunque evidentemente todo depende de tus expectativas.*

⇒ *La honradez, el trabajo, el valor y disfrutar son fundamentales para mí.*

⇒ *Alguna excusa ponemos en alguna ocasión, más si eres perfeccionista y algo te sale mal, aunque intento cada vez más ser autorresponsable.*

⇒ *Tu valor no está en tus objetivos, estos pueden cambiar.*

⇒ *Nuestra mejor versión y nuestros mejores logros creo que siempre están por llegar.*

⇒ *Intento no compararme.*

⇒ *El equilibrio entre lo personal y profesional podría considerarse éxito.*

⇒ *A todos nos da miedo perder lo que tenemos.*

MARIANO FOLLANA

"Para mí, éxito vital tiene que ver con la satisfacción personal. Es por eso por lo que creo que es importante buscar objetivos personales, humanos y realistas que nos satisfagan. Personales, importantes para nosotros y no para los demás. Surgen del crecimiento y consciencia personal. Morir un poco mejor que nacimos.

Humanas, porque son las que nos llenan de verdad. Ya sabes que las relaciones con los otros es lo más significativo para una buena vida; los materiales como el dinero, son cosas volátiles.

Y realistas, ajustados a nuestras capacidades, porque estos son los objetivos que sabemos que podremos cumplir y nos van a permitir avanzar.

Creo que estos tres pilares deben estar sostenidos por un anhelo, no enfermizo, de crecimiento personal. Eso no quiere decir que no podamos soñar y plantearnos objetivos no tan realistas. Pero saber que, elegir es renunciar, y eso **no** nos tiene que hacer sufrir.

Vivimos y viviremos en un viaje de ida y vuelta dentro de nuestro ajuste diario del complejo equilibrio. La satisfacción está en los grises del centro: ni blanco, ni negro".

Hizo Medicina porque quería ser cirujano. Aprobaba con los apuntes de compañeros porque él pasaba la mayor parte del tiempo en el hospital viendo cómo operaban y haciendo alguna cosa que le dejaban. Se fue a Madrid a preparar el MIR con el apoyo de sus padres. En el colegio mayor conoció a alguien que le aconsejó presentarse al examen de acceso a Estomatología por ser un ensayo para el MIR y lo aprobó. Y por haber visto lo que había entre bambalinas en los servicios médicos, decidió quedarse en el mundo de los dientes. Contra el *statu quo* del momento optó a Ortodoncia, la cual cursó mientras trabajaba cantando en pubs y haciendo la estadística de estudios de la universidad. Eso le llevó junto a un par de compañeros y con el auspicio del Consejo, a escribir el primer libro blanco de la odontología española. Empezó a trabajar, basándose en el libro blanco, como ortodoncista en Elche y donde era el mejor pueblo para montar una clínica en su tierra, Alicante, aunque los primeros dos años estuvo colaborando en clínicas de amigos para poder pagar las facturas.

Parte del éxito radica en abrazar el conflicto. La vida es conflicto.
Hay que desdramatizar la vida. La vida no tiene que ser lo que yo quiero que sea
y eso hay que entenderlo. Ahí está la clave para empezar a ser feliz, saber que no
siempre voy a conseguir lo que quiera, sino lo que la suma de mi trabajo y otros
factores externos que no controlo dé como resultado. *La vida que tienes suele ser*
lo contrario a lo que querías tener. Y, aun así, la mayoría de la gente le gusta lo que
le ha venido, aunque haya cosas malas, incluso duras, no suelen superar, ni de
lejos, a las cosas buenas, pero hay que hacer recuento y análisis, porque el ser
humano tiende a exagerar lo malo y a menospreciar lo bueno. *Hay que disfrutar del*
camino. Estas ideas es el *amor fati* (abrazar el destino), y el *obstáculo es el camino*
de los estoicos, que no es más que aprender a encajar los golpes que da la vida,
porque así superaremos el juego. Es más fácil querer lo que nos viene y te aleja de
la frustración.

Intento transmitir lo que no sé, invitar a aprender a aprender. No
hay que rehusar del esfuerzo cognitivo que hay que realizar para
mantener todo lo que aprendemos a través de diferentes inputs.
Sólo recopilando no se aprende, hay que hacer ese esfuerzo. Mariano,
muy relacionado con la formación y las nuevas tecnologías nos habla del *Second*
Brain, que son sistemas informáticos que permiten que todos los inputs tecnológicos
que recibes de videos, webs, redes y demás, los tengas administrados, con notas
y relacionarlo con otras notas y te sugiere un sistema de entrenamiento personal.
Ayuda a recordar el pensamiento sólo con el esfuerzo cognitivo. Esto es una herramienta muy interesante y potente. Esto puede ayudarnos en nuestro proceso de
aprendizaje, teniendo siempre un pensamiento crítico, sin ser de esos *alumnos que*
se convierten en compra-recetas de esos profesionales que las venden para que el
que aprenda no piense, que, por otro lado, tampoco quiere. Por otro lado, en for-
mación casi todos hablan del éxito y pocos del fracaso, como si estuviera prohibido,
como si siempre fuera malo. Cuando todos sabemos que tenemos mierda en el
cajón, que, aunque no nos guste enseñarla, en parte es la que nos ha hecho llegar
a donde estamos, de la que hemos aprendido. Conocimiento y experiencia van de
la mano.

No tengo ninguna verdad. Estás hablando con mi yo de ahora, que
no será el mismo dentro de 5 años. Hay muchas cosas que hacemos o
decimos hoy que si nos hubieran dicho hace diez años o más que iban a ser así,
hubiéramos dicho que ni cuando las ranas tuvieran pelo. Pero todos cambiamos,
como decía el filósofo Heráclito: "ningún hombre puede cruzar el mismo río dos
veces, porque ni el hombre ni el agua serán los mismos". Ese yo del pasado seguramente confiaba en que estaba en posesión de la verdad, pero el de ahora también
lo estará, así que ninguno la tuvo, la tiene o la tendrá, somos constante cambio
según lo que aprendemos cada día, de cada triunfo y de cada fracaso. Nadie tiene la

verdad, todos debemos escuchar y valorar nuevas y/o diferentes formas de hacer o ver las cosas, lo que hoy es verdad, mañana seguramente se ponga en duda.

Andar se ha convertido para mí en un ejercicio de yoga. Pienso especial. La cabeza funciona a diferente ritmo que cuando estás quieto.

Da igual que lo hagas totalmente aislado o en movimiento, tienes que meditar o reflexionar, buscar tus momentos en los que te hables, te escuches, evalúes cómo lo estás haciendo y como puedes ser mejor y aportar más a la sociedad. *Mientras mueves tu cuerpo tienes mayor capacidad para aprender,* algo que varios estudios confirman, la acción, el movimiento, facilita los procesos cognitivos. Ya lo hacían filósofos como Aristóteles, que daba largos paseos con sus alumnos mientras filosofaban. Si estamos quietos la mente funciona pausada, en movimiento coge una marcha más. Este hábito junto a otros como dormir y descansar adecuadamente, comer sano o madrugar para aprovechar el día pueden hacer que puedas dar lo mejor de ti, aunque Mariano prefiere decir que *hay que buscar actitudes, valores, no hábitos.* El cuerpo humano ha sido diseñado para estar en movimiento, no te quedes quieto.

La felicidad no es un sitio al que se llega, sino al que se aspira. Es el equilibrio.

Para muchos la felicidad es un cuento chino, para otros una utopía, para otros el fin de nuestra existencia… No sabemos qué es, no sabemos definirla, no sabemos cómo alcanzarla… ¿o sí? Debemos diferenciar placer de felicidad, dos cosas muy diferentes como hemos visto. La felicidad produce placer, el placer da la sensación de felicidad. Si somos coherentes, sinceros y damos lo mejor de nosotros iremos por buen camino. *Hay una magia brutal en asumir la responsabilidad y pedir perdón, en ser generoso y dar las gracias.* Al final radica más en sentirse bien, estar tranquilo que, en conseguir el éxito, porque lo que para unos puede ser éxito, para otros no, y para considerarse una persona feliz, tenemos que sentirnos bien, independientemente de los que opinen y consideren los demás. Por otro lado, felicidad podría ser la ausencia de enfermedad, de dolor físico o mental, porque siempre nos acordamos de las cosas cuando las perdemos, como la salud. Y para ser feliz o aspirar a ella tendremos que reiniciar, como dice Mariano *el poder curativo de las crisis es la antesala de algo súper chulo.* No tengas miedo a caer si estás preparado para levantarte más fuerte.

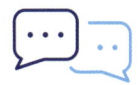

⇒ *Muchas de las fuentes de felicidad vienen de la generosidad y la compasión para y con los otros.*

⇒ *El aprendizaje y kaizen son como un veneno; a quién le pica está jodido.*

⇒ *Soy un espectador perplejo del mundo.*

⇒ *La primera pregunta que haría a alguien que quiere aprender sería cuál es su relación con el dinero. Aquí puede estar el primer problema al buscar objetivos distintos.*

⇒ *Todas las generaciones se creen al filo del abismo, pero puede ser el albor de algo espectacular.*

⇒ *Somos aprendices.*

⇒ *Hay un miedo social y un castigo al fracaso, y se pierde la oportunidad que éste nos ofrece.*

⇒ *El conocimiento sin experiencia es el comienzo del conocimiento y la experiencia sin conocimiento tiene márgenes estrechos.*

⇒ *Mucha gente necesita la aceptación social. Vivimos en una tribu.*

⇒ *Vivir no es indoloro (Jorge Drexler).*

⇒ *La tecnología entendida de otra manera que no sea una herramienta más es puro marketing y falso posicionamiento, en gran parte provocado por la vorágine consumista y la industria.*

⇒ *El éxito tiene como clave poner como prioridad absoluta al paciente y al equipo. Prefiero conocerte a tratarte. Respetar sus expectativas. El lugar más importante de la clínica es el help desk, no la recepción, porque tratamos a personas.*

⇒ *No se pueden comparar diferentes épocas, no se pueden juzgar distintas generaciones.*

⇒ *Hacerlo bien es una actitud. No pasar en vano por la boca de un paciente. Escribo tatús en los dientes de mis pacientes.*

⇒ *Antes de decir no puedo, tengo que ver las posibilidades.*

⇒ *Tiene ventajas ir en un banco de morralla porque nos protege de los tiburones, pero tiene muchas desventajas, por eso hay que alejarse un poco para poder diferenciarte, para no llevar esa vida mil veces contada y mil veces cantada, para no sentirnos insulsos.*

MARIANO SANZ

"Las claves para conseguir el éxito son: plantearte un proyecto vital a largo plazo que refleje tu personalidad, tu formación y tus valores; rodearse de un equipo que comparta dichos valores y que se identifique con el proyecto y ser optimista, tenaz, buscar la excelencia y trabajar mucho y de forma constante".

De familia dentista, hizo Medicina en la Universidad Complutense de Madrid (UCM) y no tenía mucho interés en la Odontología, donde estaba su padre como profesor, pero tras dos meses en California, le cambió su forma de ver la profesión a lo que estaba acostumbrado en casa desde niño y su padre le convenció para presentarse para entrar en la Escuela de Estomatología allá por el 81, dejando la alternativa de formarse como especialista médico y, finalmente, los dientes le acabaron por enamorar y acabó renunciando a su plaza para hacer maxilofacial en el Hospital Doce de Octubre. Acabó regresando a Estados Unidos para continuar su formación durante tres años en periodoncia e investigación. A su vuelta a España, durante la transición de estomatología a odontología, fue acogido para entrar en la UCM como profesor y algo más, aprendiendo también mucho de administración y del sistema educativo. Fue vicedecano y posteriormente decano durante 8 años de la misma Universidad. Ha sido espectador activo de los cambios de planes de estudio y también fundador del Máster de Periodoncia, uno de los más prestigiosos del mundo. Cabeza de un importante grupo de investigación presente en revistas y congresos internacionales.

Me ha costado mucho tiempo y esfuerzo llegar donde estoy. El trabajar día a día para conseguir tus metas es el camino, aunque a veces el camino sea duro, aunque a veces el camino sea largo y aunque a veces el destino no sea lo que esperabas. Pero normalmente *con el trabajo diario se consigue mucho más de lo que creías que conseguirías. Para crecer y conseguir tus objetivos hay que tener un propósito claro,* o lo que es lo mismo, si no sabes dónde quieres ir, ¿cuándo sabrás si has llegado o si ha merecido la pena el esfuerzo que hayas hecho? Partiendo de este punto, *siempre hay que superarse para conseguir el nivel de excelencia que se desea.* No hay camino que sea fácil, puede que al echar la vista atrás puedas ver lo mucho que te ha costado o lo mucho que lo has disfrutado, depende de la perspectiva con que lo mires, pero lo que sí está claro es que lo conseguido suele superar, con creces, lo que inicialmente imaginabas y te sientes afortunado y agradecido por ello.

No me gusta la gente que pone excusas. Muchos las ponen porque se sienten culpables antes de que llegue el problema. Siempre he dicho que cuando alguien te da explicaciones sin habérselas pedido es porque se siente responsable de algo. Al igual que cuando alguien tiene miedo al resultado, se pone excusas para ni siquiera intentarlo. Vamos a lo fácil. Mariano dice que *las quejas, cuando son razonables, están bien plantearlas, pero no lleva bien a los negativistas*, restan moral e inducen al inmovilismo. Hay gente que todo le parece mal, que nunca quiere hacer nada por iniciativa propia, que el miedo le limita, que su mente le paraliza. *Las personas pesimistas no son felices, sufren de forma innata; este es un tipo de personalidad que debe cambiarse*, porque no te va a hacer llegar a donde dices que quieres llegar, porque este tipo de gente no consigue cumplir sus objetivos no porque sea peor que los que sí llegan, sino porque se autoconvence de que nunca podrá e inconscientemente hará todo lo posible para que se cumpla su profecía negativa.

Hay que mirarse al espejo y preguntarse cómo quiero verme en 10 años, no en 3 meses. Vivimos en una época en la que se demanda inmediatez, y si no lo haces, te la imponen otros. Parece que, aunque quieras ir tranquilo, despacio, la sociedad quiere que le metas una velocidad más, que no pares, que siempre busques más. Y esto pude estar bien, pero sólo si es lo que quieres, porque si estás a gusto yendo por una carretera a tu ritmo, sin molestar a nadie, disfrutando del camino, acelerar hará que aparezca la ansiedad y el estrés. *Es muy importante sembrar, pero sin esperar que la cosecha sea inmediata.* Lo que siempre repetimos es que hay que saber ser pacientes y saber que quien mucho abarca (para llegar antes a más), poco aprieta. *Uno no puede tener todo; si pones condiciones, esas mismas te impedirán tener todo. Hay que saber establecer prioridades y marcarse tiempos reales y factibles.* Pero actualmente hay algo que marca esa velocidad por conseguir las cosas, *la incertidumbre en muchos aspectos, profesional, familiar y social produce que la gente sea más cortoplacista.*

El problema es que se confunde felicidad con satisfacción. Se puede estar satisfecho lejos de estar feliz. La felicidad es sentirse a gusto con uno mismo y con lo que te rodea. Esta puede ser una definición bastante próxima a la que muchos piensan acerca de qué es la felicidad. Pero puedes ser feliz sin llegar estar satisfecho plenamente con tu vida, al igual que se puede estar satisfecho con tu vida, pero no llegar a ser feliz. La diferencia radica, principalmente, en que consideres que tienes suficiente y que todo lo que venga, aunque sea bien recibido, estará de más, pero no será un anhelo al que te aferres y te haga esclavo. Pasa lo mismo con el placer y la felicidad, no son lo mismo, aunque mucha gente lo confunde. También hay gente cuya vida es la búsqueda del placer, aunque luego muchos se sienten vacíos. Pero al otro lado puede haber gente que se sienta pleno, pero en ciertos momentos pueda llegar a pensar por qué y para qué habrá renunciado a ciertos placeres. Pues bien, en el término medio está la virtud, sólo debemos buscar ese equilibrio y no dejarnos llevar por extremos. Busca lo que te llene.

Los casos en redes sociales, sin reflexión, sin saber el por qué y el cómo, hacen mucho daño al que se compara, dando lugar a frustración. Al igual pasa en los congresos, pero por desgracia es lo que la gente quiere, el show y los casos complicados que puede que nunca llegues a hacer. Parece que hoy nos gusta más lo aparente que lo real. Buscamos más la belleza estética que la realidad práctica. Nuestra profesión no va a ser diferente de la sociedad y si ésta busca enseñar lo bueno, esconder lo malo, parecer lo que no somos, crearnos un personaje para con los demás, normalmente antagónico a lo que realmente somos, en odontología nos pasa igual. Hablas con compañeros y te dicen que, si en los cursos y charlas ahora sólo dicen lo bien que lo hacen, pero cuando alguien les dice el cómo, pero no cuida la estética o no sigue los estándares impuestos por a saber quién, lo subestiman. Parece que sabemos lo que queremos, pero lejos de eso, nos autoengañamos, igual que muchos engañan enseñando una realidad que no es todos los días así. En lugar de enseñar la foto final el día de finalizar un tratamiento o al mes, deberíamos enseñar cómo está ese tratamiento al año, a los cinco, a los diez, a muy largo plazo. Eso es lo que queremos nosotros y nuestros pacientes, un tratamiento funcional, estético y duradero. Menos fotos tipo Instagram y más fotos reales, pero cuidando los detalles para poder fijar la atención en lo importante. No te compares y pienses que todos son mejores que tú. Y si el mundo sigue igual, tú criterio es el que marcará lo que te vale y lo que no, lo que querrás coger del otro y lo que no.

⇒ *Los éxitos de consiguen rodeándote de un gran equipo en el que todos creen en el proyecto y que está dispuesto a darlo todo.*

⇒ *Para desarrollar bien tu trabajo, te tiene que apasionar lo que haces.*

⇒ *Si sólo buscas el dinero, difícilmente podrás hacer un buen trabajo.*

⇒ *Soy una persona tremendamente liberal, no me gustan las imposiciones mentales o sociales de ningún tipo.*

⇒ *Creo en las jerarquías, pero creo en el potencial de desarrollo del ser humano.*

⇒ *Nunca pongo la acción antes que la cabeza.*

⇒ *Si quieres supervisar todo en cada momento fracasarás. Hay que saber delegar, tener confianza y admitir que todos podemos cometer errores.*

⇒ *La exigencia extrema no llega a ningún lado.*

⇒ *Los fracasos hay que relativizarlos.*

⇒ *"No puedo" no está en mi vocabulario.*

⇒ *La gente es insegura en la toma de decisiones, y las recetas les da algo de seguridad.*

⇒ *Hay que diferenciar entre protocolos y recetas. Los protocolos basados en la evidencia universalizan nuestros diagnósticos y tratamientos.*

⇒ *Un experto es aquel que hace siempre los mismos errores, pero cada vez con mayor grado de satisfacción.*

⇒ *La profesión ha cambiado tanto que hemos llegado a una situación en la que la oferta y la demanda, para llegar a un alto nivel profesional y económico, hay que competir y formarse, pero que gracias a eso nos ha hecho llegar a tener un nivel enorme.*

⇒ *La frustración depende de los objetivos que te planteas. Si quieres tener los mejores resultados, mucho dinero, reconocimiento, la frustración aparecerá; si tus metas son más relacionados con el ser, con tu familia, será más complicado.*

⇒ *Necesitamos un entorno saludable para la mente.*

⇒ *Sin la experiencia, el conocimiento no se aplica razonablemente bien.*

⇒ *Todo tiene su lado negativo.*

MARICARMEN RAMOS

"En tres palabras puedo resumir todo lo que he aprendido en la vida: sigue hacia delante. Es difícil superar a una persona que nunca se rinde. ¿Esa es mi clave para el éxito? Depende de lo que entiendas por éxito, para mí, éxito es caminar hacia delante pudiendo mirar hacia atrás con serenidad y hacia delante con ilusión, y la clave que en ese camino presente nos acompañe la pasión y el equilibrio en cada faceta de nuestra vida, y sobre todo nunca perdernos el respeto a nosotros mismos".

Siempre quiso ser sanitaria y fue su madre la que le llevó a la Odontología de casualidad. Aunque le gusta mucho la evidencia científica, por su experiencia vital empezó a entender la Medicina de otra manera. Consiguió salir adelante cuando no le daban ninguna esperanza y a raíz de eso acabó entendiendo que el paciente es lo más importante, como persona, y hay que entenderlo para poder tratarlo. Mujer de mente abierta, siempre queriendo entender mejor lo que les pasa a sus pacientes, se ha formado en Posturología y Oclusión, entrando en el mundo de la osteopatía y otras ciencias ocultas, como yo las llamo, pero que es bueno que conozcamos. No le gusta nada el tapar agujeros, sino más bien prevenir los posibles problemas que podrían causar a largo plazo, cuadros más importantes y difíciles de corregir. Se dedica en su clínica, desde que terminó, a todo un poco, prótesis, implantología, ortopedia…, aunque lo que más le derivan son casos relacionados con postulorogía, para lo que tiene un equipo multidisciplinar, al igual que en su posgrado en la UCAM que trata de lo mismo. A parte, en lo que a docencia se refiere, se recorre media España abriendo la mente de compañeros, dentistas y no dentistas, y formándose en otras áreas poco conocidas como la terapia neurosensorial, RMR y otras.

Cuando eres exigente, te das cuenta de que tienes bloqueos por parte del paciente o tuyos que no te dejan progresar, por eso es bueno renovarse, para volver a estar motivado con nuevos conocimientos y técnicas. Aunque hay alguna gente que dice que se encuentra muy cómoda en la rutina, seguramente porque es donde existe poca o nada incertidumbre y, como dice el refrán, "más vale lo malo conocido que lo bueno por conocer", creo sinceramente que a nadie o casi nadie le gusta realmente hacer siempre lo mismo, menos si es algo de lo que no disfrutas. En nuestra profesión, si unes esto a una serie de tratamientos que no van como tú quieres, entras en zona de riesgo. *A veces nos desencantamos con lo que hacemos porque no salen las cosas y no sabemos por qué y otras que no entendemos al paciente y eso puede ser frustrante.* Tenemos que intentar renovarnos casi cada día para mantenernos vivos y no caer en el aburrimiento, tenemos que saber salir de nuestra zona de confort y reinventarnos, pero teniendo claro que no siempre las cosas van a salir como esperamos. *La ansiedad y la frustración aparecen porque no alcanzas lo que quieres, por eso los objetivos deben ser flexibles para adaptarlos a la situación. Resiliencia sería la palabra clave. No se puede controlar todo.* Y si no habías pensado en nada de esto, mira si quizá tienes tu umbral de exigencia un poco bajo de más.

A veces no nos ponemos límites y es la vida la que te los pone. Creo que

tan malo es ponernos límites, más aún cuando son irreales, como creer que podemos con todo, que, aunque puede que sea cierto, tenemos que salir de nosotros para ver si nos está pasando factura, porque muchas veces no nos damos cuenta del precio que pagamos por no parar o por no decir que no a tiempo. *Nuestro nivel de estrés es muy alto y todos tenemos un límite, hay pacientes y tratamientos que requieren mucho gasto mental.* Creo que esto es algo que ningún dentista puede negar, aunque esté enamorado de lo que hace, sabemos que de vez en cuando el desgaste es mayúsculo. *Vamos muy rápido y no nos preocupamos de nosotros mismos, pero necesitamos un rato diario para nosotros, aunque sólo sea controlar la respiración y relajarnos.* No hay prisa, tampoco tenemos por qué hacer todo bien, permítete fallar, di a cosas que no, ten compasión de ti, pero no caigas en la desidia. *Hay algunos momentos en los que no podemos hacer todo, no porque no podamos, sino porque estamos saturados, debemos esperar a que sea mejor momento. La clave está en saber dónde poner los límites y tener capacidad de tomar decisiones.*

Mi culpa es mía. Si es mi responsabilidad es culpa mía, hay que ser honesto. Esas personas que siempre miran fuera cuando algo falla, poco pueden

aprender, el fracaso es un buen maestro, no pasa nada por reconocer que hemos hecho algo mal o no tan bien como debería haber sido. No pasa nada por decir "sí, he sido yo". Al contrario, a la gente le gustan las personas sinceras, honestas y humildes, si es de verdad, no sólo de boquilla como esos que se engañan a ellos mismos más que a los demás. Asumir nuestra responsabilidad te da tranquilidad más que quitártela y aparte, al ser consciente de haber hecho algo mal, por desconocimiento, por falta de práctica, por lo que sea, el primer paso para aprender ya está tomado, por lo que el siguiente se vuelve más fácil. Deja de poner excusas y de culpar a la mala suerte o una persona que, aunque puede haber tenido que ver, no ha sido el verdadero culpable. *No pierdes un paciente si le dices esto no va como debería, lo pierdes si no eres honesto.* Deja de engañarte a ti y a los demás, *La mentira es una torpe debilidad. Acepta que te has equivocado; en ello hay magnanimidad.* A veces lo que nos falta es paciencia para ver resultados. *Si no tenemos paciencia no podemos trabajar con pacientes y menos con aquellos que tienen condicionantes emocionales.* Recuerda que la impotencia que aparece es más con nosotros mismos que con la persona o el acontecimiento, es más por la interpretación que hacemos nosotros. Y de la impotencia es fácil pasar a la frustración, ten cuidado, se consciente.

Tenemos que ganar durante el trayecto no en el resultado. Si disfrutas del camino a donde llegues te va a dar igual, pero lo mejor es que como has estado disfrutando del momento presente, puede que hayas llegado mucho más lejos de lo que creías que llegarías, puede que te hayas pasado tu propio juego. Centrarte en el objetivo, en el resultado, puede ser peligroso. *El precio de algunos objetivos puede que no merezca la pena.* Y es que en el camino pueden aparecer cosas malas, pero también aparecerán muchas más buenas, tenlo por seguro. *Hay pocas cosas que no te aporten algo, en la vida unas veces se gana y otras…. se aprende.* Si te centras en el resultado el fracaso es posible, pero … ¿qué es fracaso?, *fracaso es abandono, pero no hay que abandonar nunca, siempre se puede volver a intentar.* Cambia el camino, cambia el objetivo, pero siempre sigue hacia delante, intentando que la situación no te sobrepase, ya hemos dicho que es bueno parar y decir no en algunos momentos de nuestra vida. Todo esto cuando se es joven parece cosa de viejos que, como ellos ya tienen mucho, pierden ambición, pero no es así, los años dan mucho, dan perspectiva, dan lucidez, pero sobre todo dan seguridad. *Posiblemente los años, la experiencia, hagan que vayas teniendo más confianza en ti y en lo que haces, lo que no quita que no puedas tener dudas.* No tengas prisa por llegar, disfruta el trayecto.

Hay gente que no está preparada para aprender, posiblemente porque no quieran cambiar la forma en que hacen las cosas o no tengan la experiencia suficiente. A todos nos ha pasado querer algo, pero no quererlo. Es paradójico, pero cuando uno quiere algo, no es consciente de los cambios que tenemos que hacer para hacerlo nuestro, para adaptarlo a nuestra realidad. Y cuando aprendemos algo, o estamos abiertos a conocer conceptos nuevos, diferentes o contrarios a lo que creíamos o hacíamos, dispuestos a cambiar pasos en nuestros protocolos, a "perder tiempo" para interiorizarlo, o es mejor no gastar ni tiempo ni dinero en cursos y aparatos súper *chulis*. Y si encima lo que quieres es ser mejor dentista, ni lo dudes. *Para ser mejor hay que trabajar mucho y formarse poco a poco, haciendo cursos, máster, leyendo artículos, sumando todas las vías posibles.* Y no creas todo lo que te cuentan, aunque sea un reconocido dentista, duda de todo y si dudas, busca la respuesta, busca tu propio criterio, no hagas las cosas como un mono adiestrado, piensa lo que haces. Pero sobre todo hay que tener muy claro que es cuando sales de tu zona de confort, es cuando entras en la zona de crecimiento y progreso, todo lo que quieres lograr, lo encontrarás al otro lado del miedo *Me considero más inventora que autodidacta, ¿por qué tengo que usar un método rígido y no puedo mezclar?* Recuerda que buscamos guías más que maestros, nadie dispone de la verdad absoluta, todo cambia, todo se puede hacer mejor de lo que lo hacemos. No hay límite posible para la expansión de cada uno de nosotros.

⇒ *Si no encuentro solución la busco, tengo que sacar todo lo que me llega y en la gran mayoría de los casos no tengo a quién preguntar.*

⇒ *Nuestra labor no es sólo mecánica, tenemos la labor de acompañar, somos sanitarios, no lo olvidemos.*

⇒ *Nuestra práctica profesional va cambiando con nuestra evolución personal.*

⇒ *No se pueden esperar recetas, podemos tener protocolos, pero no se puede estandarizar un tratamiento porque cada paciente es diferente, debemos individualizar nuestros tratamientos.*

⇒ *La gente es muy cómoda y quiere todo hecho.*

⇒ *Cuando terminas eres dentista, pero no tienes ni idea de nada, lo que te mueve es tu amor propio solo si quieres superarte cada día seguirás creciendo.*

⇒ *El paciente, normalmente, no te va a agradecer el esfuerzo que haces para solucionar su problema, pero no es ese el objetivo.*

⇒ *Debemos ser agradecidos, generosos y positivos.*

⇒ *Cuando estás disparado no se puede razonar.*

⇒ *Prefiero no marcarme objetivos, aunque sé qué dirección y que pautas debo seguir, no tengo nada en mente durante el camino, no es un objetivo ciego, fijo o estático, en mi vida no tiene sitio la rigidez. Se puede llegar a los sitios usando diferentes caminos, y a veces hay que explorarlos.*

⇒ *La capacidad de adaptación es muy importante para crecer.*

⇒ *Para llegar a un objetivo, si es que es tu objetivo, tienes que tener capacidad de sacrificio, pocas cosas se consiguen sin esfuerzo y de esas no se aprende.*

⇒ *Me gusta hacer las cosas que me propongo, pero soy cautelosa, pienso bien las cosas.*

⇒ *Es bueno rodearse de los mejores y de gente "vitamina".*

⇒ *Lo que yo sé, el conocimiento, es mi propia experiencia con lo aprendido.*

⇒ *Me preocupa la gente que no es feliz con su trabajo porque están metidos en una cárcel de oro creadas por ellos mismos.*

⇒ *Nuestras limitaciones son las que nosotros mismos nos ponemos.*

⇒ *No tengo miedo de perder pacientes, si se van, es que no eran míos.*

⇒ *Se critica mucho al compañero en lugar de intentar entenderlo, hay falta de honestidad por la competitividad tan agresiva que existe, en nuestra profesión deberíimos aprender a ser más generosos.*

MARTÍN LAGUNA

> "Las claves del éxito son: ilusión y pasión para nunca parar de soñar los lugares que quieres construir; trabajo, sacrificio y exigencia para llevarlos a cabo y convertirlos en realidad a pesar de las dificultades y rodearte de un equipo que multiplique tus capacidades personales y profesionales. En lo estrictamente odontológico, nunca descuidar el trinomio: conocimiento-habilidad, equipo humano y equipamiento e instalaciones".

Madrileño de nacimiento y actitud, según le dicen, pero con el corazón partido por media España. Sangre andaluza, manchego de adopción y valenciano por pasión. Estudió Odontología en la UCM de Madrid, donde también se formó en cirugía e implantología de la mano del Dr. Belarra y el profesor Sada. Tras unos años de dedicación exclusiva en cirugía entendí que el modelo de superespecialización no era lo suyo y necesitaba aprender mucho de otras disciplinas relacionadas con la rehabilitación y la estética. Esto le llevó a recorrer España buscando grandes profesionales a los que imitar como Javier Cremades, Óscar González, Ignazio Loi, Christian Coachman... Con la crisis económica de 2008 decidió trasladar su residencia a Alcázar de San Juan donde comenzó un proyecto profesional junto a Juan Carlos Aparicio, compañero de promoción. Era, bueno, es un concepto de clínica alejado de los estándares dando prioridad al tratamiento interdisciplinar de calidad y sin prisas. En 2018 animado por referentes y amigos de la profesión y gracias a la difusión en RRSS y con la ayuda de su mujer, Feli, comenzó a crear su marca personal llevándole a impartir cursos y conferencias por todo el país e incluso a llevar a cabo su gran proyecto vital, el Edificio Laguna. Un lugar donde su equipo y pacientes disfruten del trabajo y la odontología y donde recibe constantemente a otros compañeros para ayudarles en su formación. Y actualmente colabora en el Máster de Prótesis sobre Implantes de la URJC y en otros másteres nacionales, aparte de ser referente de Sweden & Martina.

El nivel de exigencia que tengo a nivel profesional roza lo enfermizo.

La exigencia es el motor de las personas, de la sociedad; si no nos exigimos a nosotros mismos nos vamos a tomar por culo. Pero cuidado con pasar ese límite que puede obsesionarte, recuerda que no todo depende de ti. Aunque es cierto lo que dice Martin: *vivimos en la sociedad en la que todo vale porque sí, en la que las personas no se exigen a ellas mismas.* Como se suele decir, ni tanto ni tan calvo, el término medio. *Siempre estoy muy presente, pongo atención consciente en todo lo que hago y se nota en mi día a día cuando no lo estoy. Cuando me acuesto, opero 17 veces el caso de mañana en mi cabeza.* Hay que dar lo mejor de nosotros en todo momento e intentar subir un peldaño más de la escalera de la excelencia cada día. Exígete cada día más, pero nunca olvides que los resultados no siempre serán los deseados. *Primero pienso y después siempre lo convierto en realidad, aunque luego fracase y me frustre, tengo que saber manejarlo y usarlo para seguir creciendo.*

El apoyo de mi mujer en mi vida profesional, incluso el introducirla en la clínica, ha sido crucial en mi éxito profesional. Acompañado es más fácil llegar más lejos. En nuestra profesión conseguir el equilibrio entre lo personal y profesional no voy a decir que sea fácil, más bien es casi imposible, porque la balanza se suele inclinar a uno u otro lado. *El equilibrio personal y profesional lo consigo gracias a mi mujer, si no para mí sería imposible por mi nivel de exigencia. Delante de todo gran hombre hay una gran mujer.* En la vida necesitamos el apoyo de esa persona que daría su vida por nosotros como nosotros por ella. Así todo es menos duro. Pero no vale cualquier persona. *La persona que te acompaña en la vida te debe acompañar en valores.* Como la gente que te rodea, que compartirá muchos de tus valores, *Dios los crea y ellos se juntan* dice el refrán. Pero también puedes aprovecharte y *rodearte de gente mejor que uno mismo, que te obligue a ser mejor.*

Las emociones, no gestionadas, pueden nublar nuestra razón. Todos vamos a tener, en unos u otros momentos, situaciones de gran alegría, tristeza o ira, las emociones que nos llevarán a tomar decisiones en caliente que ni mucho menos tomaríamos en un momento de relax. A veces, cuando fracasa un tratamiento, nos enfadamos, pero ¿nos enfadamos con el paciente o con nosotros porque no hemos conseguido el resultado? ¿podría ser frustración? Por supuesto que nos puede afectar, somos la misma persona en clínica que fuera, pero como dice Martín: *si me fracasa algún tratamiento, esa noche no duermo bien porque creo que he hecho algo mal y quiero averiguar el qué.* Eso es lo importante, no rumiar, sino aprender de lo sucedido. Igualmente, cuando tenemos una filosofía de trabajo, *depende de a quién escuches, le harás caso o no, le criticarás o le defenderás, con razón o sin razón.* Debemos alejarnos lo más que podamos de tomar decisiones basadas en emociones y sesgos cognitivos que cometemos por ir en automático. Recuerda la importancia de la inteligencia emocional para controlar tu vida.

Cuando tenemos el focus puesto en algo, no nos damos cuenta de lo que dejamos pasar. Obsesionarte con tus objetivos es la gríngola de los caballos de carreras. Está muy bien centrarse en ellos y sólo mirar hacia adelante, pero al no ver nada más, dejarás muchas cosas, algunas de ellas importantes. *Hay ciertas cosas a las que no se pueden renunciar por otras, se debe buscar una solución.* Si no, cuando te des cuenta puede ser demasiado tarde y luego llegará el arrepentimiento y todas sus consecuencias. *Todos sacrificamos cosas para conseguir algo,* *pero lo que unos sacrifican, posiblemente para mí no sea un sacrificio y viceversa. Lo fácil para unos es difícil para otros. La cantidad de sacrificio que nos cuesta algo hace que lo percibamos más fácil o difícil.* Para saber si alguien quiere algo debes ver su determinación. No es lo mismo querer algo que estar dispuesto a sacrificarse por algo. *Tienes que decidir qué hacer con tu tiempo.*

El valiente no es quien no tiene miedo, sino el que hace las cosas a pesar del miedo. Afrontar las dificultades, no huir, no quedarse paralizado, es una de las claves del crecimiento personal y profesional. *Nosotros mismos nos ponemos nuestros límites y miedos. Si a un elefante pequeño le ponen una cadena desde pequeño para que no se escape, cuando sea mayor, aunque no la tenga, se sentirá encadenado y no intentará huir.* Tenemos miedo de crecer, de pasar al siguiente nivel porque no sabemos que nos esperará, pero no hay por qué, los cambios suelen ser para mejor y cuando no lo son, es raro que no podamos volver a la casilla de salida. *Siempre hay que tener humildad y tener respeto a lo que nos enfrentemos y no ir "de sobrado", porque si no las cosas no saldrán bien.* Con sabiduría, coraje, justicia y templanza podemos llegar a ser virtuosos, podemos llegar una vida que merezca la pena ser vivida.

⇒ *No siempre he confiado en mí mismo, pero hacerlo ha supuesto un cambio.*

⇒ *Mi vida es motorizada por una persona que me ha hecho pensar que soy tonto, pero que no importaba.*

⇒ *Cuando te haces mayor, miras todo con diferentes ojos (Feli).*

⇒ *Nadie te puede motivar si tú no te motivas solo.*

⇒ *Los alumnos buenos no son fruto de profesores buenos.*

⇒ *Deja al tonto que haga lo que sabe.*

⇒ *Un gran error es esperar antes el dinero que la satisfacción del paciente. El primero es el resultado del segundo.*

⇒ *No te conformes, siempre ve a más.*

⇒ *No hay que pensar en un compañero como competencia, sino como lo que es, un compañero, un complemento para nosotros.*

⇒ *El paciente huele el miedo. De tu actitud depende el valor percibido por el paciente, más que de lo bien o mal que lo hayas hecho.*

⇒ *Nunca dejo nada importante a medias.*

⇒ *No doy excusas a los demás, intento preguntarme por qué pasan las cosas y si era mi responsabilidad.*

⇒ *Lo que me ha hecho crecer en la profesión es el síndrome del impostor.*

⇒ *La mierda, tres años después, es mierda más vieja.*

⇒ *Cuando terminé, mi preocupación era sólo el dinero, no formarme, luego aprendes a diferenciar qué es lo importante.*

⇒ *Necesito que mi equipo esté a gusto, ellos son parte de mi trabajo, y que sean conscientes de ello.*

⇒ *Te tiene que apetecer lo que haces, si no, no tendrás tiempo y será difícil.*

⇒ *No me importa lo que puedan pensar los demás.*

⇒ *Hay que ser algo autodidacta si queremos aprender.*

⇒ *Muchos compañeros se frustran porque tienen poca autocrítica.*

⇒ *Con el tiempo han cambiado mis referentes porque mis valores y mis conocimientos han cambiado.*

⇒ *No hace falta ser listo para conseguir lo que uno se propone.*

NACHO RODRÍGUEZ

"Dar una odontología de calidad dentro de nuestras posibilidades con un equipo bien formado y compaginado en todos los niveles, en un ambiente amable y agradable hará que el paciente lo perciba y será tu paciente toda la vida. En ese momento tú y tu equipo o tu equipo y tú podéis estar satisfechos del trabajo realizado y ser felices junto a tus pacientes".

Estudió Medicina en Santander y por circunstancias de la vida acabó estudiando Estomatología en París porque tenía amigos allí. Después de tres años, en el 88, regresaron y montó su consulta. Se ha formado en todo un poco, que era lo que se hacía antes para trabajar en tu consulta. Siempre ha estado muy ligado a la formación y a los compañeros, creando grupos de estudio y de trabajo diversos a lo largo de su vida, como puede ser Valores SEPES o el actual grupo de estudio de Ediciones Edra (Maxillaris), editorial de la que es colaborador y asesor actualmente. Ha vivido dos etapas en el Colegio de Odontólogos de Cantabria, una de ellas es la que se está desarrollando en el momento de edición del libro. Está dentro de las relaciones internacionales del Consejo. Formó parte del equipo de SEPES en el 2005 y al año siguiente tomó las riendas de la formación continua y puede que haya sido el que diera el mayor empujón a la sociedad en este sentido. Como no podía ser de otra manera, acabó siendo presidente de SEPES durante dos mandatos, poniendo a la sociedad a la altura de SEPA. Fue nombrado dentista del año en el 2016 y Nacho puede que sea una de los dentistas más conocidos y queridos del panorama actual, según palabras de muchos compañeros, sobre todo porque es una persona que le encanta ayudar a los demás. Es coordinador del libro *Tratamientos restauradores con implantes en el sector anterior* (Edra, 2022), en el que reunió a varios de los dentistas restauradores españoles más influyentes. Dedica su práctica clínica la rehabilitación y estética en Torrelavega (Cantabria), y no se pierde una reunión de compañeros.

No me importa el éxito, me importa ser feliz. Puede que creas que esto sólo lo puede decir un "*happy flower*" o alguien por el estilo, pero creo que cada vez más gente anteponemos nuestro bienestar mental y emocional a cualquier otra cosa material. Y es que el dinero, el reconocimiento y otros aspectos que tienen que ver con el tener y la aceptación de los demás no es otra cosa que lo que nos han hecho creer que es lo que necesitamos, aparte de convertirnos en esclavos. Pero de nada te vale todo eso si no estás bien contigo mismo. *Estoy muy contento con mi vida, he tenido mucha suerte.* Para mí esta frase podría resumir lo que es una persona feliz, ser agradecido. Pero también dar, ser generoso. *Me gusta trabajar por dar un servicio, por ayudar, más allá del dinero, eso es secundario.* Si cambias tu forma de pensar y empiezas a buscar esa felicidad en un lugar diferente, podrás estás más cerca, pero tendrás que combatir contra la idea generalizada de que el placer es felicidad. Recuerda que de los momentos felices es raro que alguien se arrepienta, no así de los momentos placenteros. *Siempre digo que tengo una estrella en el culo y casi todo me ha ido saliendo bien.*

La gente debe juntarse con gente que esté en la misma longitud de onda para crecer juntos. Dios los crea y ellos se juntan, dice el refrán. *Tienes que estar con quien estés a gusto. Hay que crear amistades y sinergia en la vida y en la profesión.* Sabemos que somos animales sociales, que la soledad no nos hace bien, pero no tenemos que juntarnos con cualquiera, con ese que pensamos que nos puede beneficiar a nivel de estatus o porque podemos sacar algo de él, no, esa no es la idea. Tenemos primero que encajar y una vez estemos, aportar algo de valor para que todos podamos beneficiarnos. Está claro que no todos seremos iguales, pero sí complementarios. Es más fácil crecer en compañía que solo, eso lo sabe todo el mundo, y el que no debe ver qué tipo de problema tiene. *En 5 minutos puedes saber qué tipo de persona tienes delante con poco margen de error.* En esto nos ayuda la experiencia y el haber conocido a mucha gente, pero como pasa con ciertos pacientes, alguna se cuela. *Me rodeo de gente que me supera, es lo que me gusta.* No pienses que alguien mejor te hace sombra, que si lo piensas bien, hasta te pude venir bien. No caben envidias ni malos rollos en tu grupo, que puede ser profesional, personal o una mezcla, porque en el trabajo se hacen grandes amistades.

Es muy bonito emprender un proyecto propio donde desarrollas también tu personalidad. Pero algo pasa hoy en día, no sé bien si es sólo por cuestión económica o también por mentalidad, que comenzar un proyecto propio, solo, da vértigo y se prefiere lo seguro, como si eso existiera. *La vida cambia, hay que aceptarlo, antes montabas tu clínica solo cuando terminabas y hoy en día la gente joven no quiere arriesgarse por lo general.* Para ganar tenemos que haber perdido varias veces antes, pero tienes que ver más allá, tienes que ver lo que tu propia clínica te da y que sólo quien la tiene te puede decir. Trabajar como tú quieres, con tu organización de horarios, el material que te gusta y con la filosofía con la que te identificas tiene gran valor, pero es cierto que hay cosas, como la gestión de equipos y administrativa que pueden ser un verdadero quebradero de cabeza. Valorar qué es para ti más importante. Y no tengas miedo por los pacientes, fíjate la cantidad de negocios que hay de lo mismo y funcionan, sólo hay que dar un valor añadido que el paciente perciba. *Si la gente vuelve es porque está contenta contigo.* Y tu clínica no tiene por qué ser la mejor, la más grande o exitosa donde haces los tratamientos más vanguardistas, tendrás los clientes que te mereces. *A veces me dicen que tengo a* *mis pacientes infratratados, pero no saben los condicionantes que tiene cada uno, no siempre podemos hacer lo que nos gustaría. Los jóvenes no quieren o sienten la necesidad de integrarse en las consultas, quieren trabajar y ya.* Propia o no, donde estés tienes que sentirte como si fuera tuyo, que es como mejor solemos hacer las cosas y mejor nos sentimos.

Todo lo que quiero para mí, lo quiero para los demás, lo comparto.

No me cansaré de decirlo, pero hay que dar, dar y dar. Y sin esperar nunca nada a cambio, sólo por el placer y la felicidad, sí, aquí creo que van juntos, de ayudar a otro de forma desinteresada. *Hago todo lo que está en mi mano para ayudar.* ¿Qué te cuesta dar lo que tienes? No hay que estar pensando que el generoso puede que de bueno sea tonto, porque es trabajar en el karma y en uno mismo. Deja el egoísmo que tu ego te aconseja para ser más a los ojos de los demás y haz que la gente pueda crecer. No hay nada mejor que ver que alguien al que ayudaste llega lejos, en parte eres culpable. *Hay que hacer las cosas más agradables a las personas.* La vida ya es bastante jodida para que nos pongamos palos en las ruedas, demos empujones y mintamos en beneficio propio. No, ese no es el camino, porque verás a todos como enemigos y eso es como el kamikaze que va en sentido contrario en la carretera que piensa que es el resto los que van mal. No desees mal a nadie, no te aporta nada, incluso al que habla mal de ti, porque ante esto, cualquiera que le escuche debería pasar los tres filtros de Sócrates: ¿Estás absolutamente seguro de que lo que vas a decirme es verdad? ¿Lo que vas a decirme es bueno o no? ¿Me va a servir de algo lo que tienes que decirme de mi amigo?

Me creo como Supermán, que puedo con todo, si hay un problema busco una solución.

La actitud para mí es vital para poder crecer. Si te haces pequeño todos podrán contigo, si te haces grande, pocos podrán acabar contigo. Está claro que tendremos limitaciones, pero que no sean autoimpuestas, créete más, sé justo contigo, que tendemos a creer que somos unos farsantes y eso no es así. Que hay cosas malas en la vida está claro, pero de todo se puede sacar algo bueno, sólo hay que verlo desde otro punto de vista, no desde el único. *No todo es blanco o negro, no hay que pensar que podemos perder.* A grandes males, grandes remedios, de nada vale quedarse quieto o verlas venir, actúa. Si lo solucionas a la primera, genial, si no, inténtalo hasta que hayas podido con el obstáculo que tenías. Si no puedes solo, busca ayuda, ya has visto que muchos están dispuestos a ayudarte y si no encuentras a nadie, es que estás en el lugar equivocado. No te arrepientas de lo que hayas hecho ni de tus decisiones, ya son parte del pasado y sabes perfectamente que no puede cambiarse, incluso si tuviéramos la máquina del tiempo, ya que, si cambias algo que crees que sólo te afecta a ti, puede repercutir a una escala mayor. *Es mejor no mirar atrás y buscar el lado bueno de las cosas.* Olvida el pasado, pero tampoco te agobies por el futuro, sólo vive el presente haciéndolo lo mejor que sepas y puedas.

⇒ *La vida cambia, hay que aceptarlo, antes montabas tu clínica solo cuando terminabas y hoy en día la gente joven no quiere arriesgarse por lo general.*

⇒ *Soy un enamorado de la odontología española. Tenemos uno de los niveles más altos a nivel mundial.*

⇒ *Qué difícil es la continuidad.*

⇒ *A nivel profesional creo que he tratado bien a mis pacientes, conociendo mis limitaciones, y tengo el cariño de los compañeros.*

⇒ *Trabajamos demasiado y eso nos puede pasar factura.*

⇒ *Cuando cobras por algo, tienes que ponerle dedicación y ganas por hacerlo bien.*

⇒ *El trabajo me da ese punto de adrenalina que necesito.*

⇒ *Tengo la suerte de que mi afición es la odontología, por lo que el tiempo que le dedico es para mí.*

⇒ *Hay veces que te llega todo junto y te cuesta llegar.*

⇒ *Cada día comienza mañana, no miro al pasado.*

⇒ *La gente que se queja es porque no le gusta lo que tiene, lo que hace o lo que es.*

⇒ *El trabajo no nos debe suponer un esfuerzo.*

⇒ *Hay que hacer cursos y aprender lo que sabemos que vamos a poner en práctica, si no, te llevas la sensación de ser peor dentista.*

⇒ *Hay que dar oportunidades a la gente para que pueda cambiar, si quiere cambiar.*

⇒ *La gente no es tonta y cuando hay un buen ambiente en un grupo se puede sentir.*

⇒ *Estaría bien que volviéramos a abrir de forma gratuita nuestras clínicas para la gente que quiere aprender.*

⇒ *No puedes querer ser como un grande si no estás dispuesto a hacer lo mismo que ha hecho él.*

⇒ *Problemas y mierdas tenemos todos, todos los días, pero hay que estar ahí.*

⇒ *No hace falta estar en primera fila, tampoco todo el mundo quiere.*

⇒ *Tenemos que saber escuchar para poder aprender. Tenemos que hablar menos y escuchar más.*

⇒ *Cuando te formas en algo y coges experiencia vas creando tu personalidad.*

ÓSCAR CASTRO

"No existe una fórmula que asegure el éxito, la gente de mi generación y anteriores posiblemente nos marcó que, con estudio, trabajo y perseverancia, acompañado de unas pequeñas dosis de suerte o de gracias a Dios, es decir estar en el momento justo y el lugar adecuado, casi te garantizaba el éxito o tus objetivos vitales. Ahora percibo en la gente joven desencanto y frustración".

"El éxito tiene muchos padres, pero el fracaso es huérfano". JFK

"El anhelo de un español no es conseguir un coche como el de su vecino, sino que su vecino no tenga coche". Julio Camba

Cuando hizo Medicina nunca imaginó que acabaría cambiando la Ginecología por la Odontología por la plétora profesional de aquel momento. Cambió Madrid por Murcia donde ejerce actualmente. Ha trabajado de sol a sol, de lunes a sábado en la clínica privada hasta que lo compaginó, primero con suplencias, luego como interino y finalmente con plaza fija, con la sanidad pública. Su compromiso con la profesión fue también casual, entró en el Colegio de Murcia como secretario y con sólo 32 años le nombraron presidente, el más joven de España, al menos en ese momento. Intentó siempre hacer las cosas lo mejor posible y acabó entrando en el Consejo General de la mano de Villa Vigil. Actualmente es el presidente del Consejo. Tiene hijos dentistas, suegro dentista, cuñado, sobrinos… y otras profesiones vinculadas con la "dentistería", aunque no hablan casi nada de dientes. Trabaja para mejorar la profesión dentro y fuera de ella para conseguir recuperar el nombre del dentista, mejores opciones para todos los más de 40 000 compañeros y establecer relaciones profesionales con otras vinculadas a los dientes.

Lo que nos motiva debe ser el intentar hacerlo mejor, no el objetivo en sí. ¿Alguna vez te has preguntado qué es lo que hace que te levantes cada mañana de la cama? ¿Por qué y para qué haces las cosas? Si nunca lo has hecho, deberías empezar a hacerlo, cada cierto tiempo. Ya de primeras espero que tu respuesta no sean cosas materiales o la opinión de los demás, porque ni lo puedes controlar ni seguramente te llene. Lo que nos haga movernos debe ser interno. *El éxito no es tener mucho dinero, un coche mejor o una casa más grande*. Todos tenemos objetivos en la vida, pero cuanto más se alejen de aquello que puedes controlar, más esclavo te harán y más insatisfacción y frustración te producirán. Sin embargo, si trabajas en ti, en ser mejor persona, mejor dentista, si ese es tu objetivo, seguramente lleguen resultados poco a poco que superen, con creces, lo que podías haber esperado. No te obsesiones con nada a poder ser y trabaja en ti.

En la vida pueden aparecer momentos duros que marcan tu personalidad y tomas como referencia. La vida no es un camino fácil y quien te diga lo contrario te está mintiendo. Otra cosa es que a toro pasado no lo veamos así. Lo importante es seguir el camino. *Hay veces en las que dan ganas de tirar la toalla, pero hay que ser valiente y enfrentarse a los problemas.* No queda otra, si te paras puedes morir. Hay pocas cosas en la vida que no tengan solución, podrá costar más o menos, pero se sale de prácticamente todo con ganas, esfuerzo y perseverancia. No te agobies, mira las alternativas que tienes, que rara vez será sí o no, blanco o negro, no tomes decisiones de forma impulsiva, menos de cosas importantes que pueden marcar tu futuro. Y si no fue la mejor decisión, seguramente tengas más oportunidades. No te rindas. *Las noticias del día son las que envuelven el pescado del día siguiente*, lo que quiere decir es que todo pasa, no hay mal que cien años dure, aunque lo veamos muy negro, mañana puede que te rías recordando cómo exageraste. *Debemos ser pragmáticos, relativizar las cosas.*

Si me valoro valgo poco, pero si me comparo valgo muchísimo. Todos intentamos dar una imagen de persona contundente, resolutiva y buena, pero somos humanos y tenemos debilidades y malos o bajos momentos. Parece que mucha gente hace ver a los demás que es más de lo que luego cree que es. En privado, de puertas para dentro, puedo pensar que no tengo muchos defectos, que no soy bueno en mi trabajo, que no gano lo suficiente, que si mi vida es una mierda y una multitud de cosas negativas. Pero cuando salimos al mundo, nos avergüenza lo que somos al ver al resto y compararnos y decidimos engañarnos, a nosotros más que a ellos, diciendo que eres muy feliz, que eres casi perfecto, que eres buenísimo en tu trabajo porque no tienes nunca problemas, ganas bien, que no te cambiarías por nadie. Pero lo peor es que se ha normalizado tanto, que sin venir a cuento lo mostramos en redes sociales. *Vivimos en una sociedad muy competitiva, es cierto, pero eso nos tiene que mantener motivados para mejorar, no para parecer lo que no somos.*

La suerte son las personas que nos cruzamos en el camino. Esta frase de Óscar me encantó porque nunca había pensado en esta versión de la suerte. Las cosas no llegan a nuestra vida, llegan las personas y las personas son las que nos abren oportunidades nuevas que, si somos inteligentes, deberemos aprovechar. Ya hemos dicho que la suerte te tiene que pillar despierto y, a ser posible, trabajando, así podrán ver que eres una persona que merece darle una oportunidad. Nadie suele querer tratar con gente poco trabajadora, que se cansa rápido, que no intenta las cosas, que no persevera, que no se esfuerza y sacrifica por conseguir lo que quiere. Demostremos lo que valemos para que la suerte esté de nuestro lado.

La vida son dos días, qué razón tienen los ancianos cuando te dicen eso. Un día eres joven y al siguiente estás un sábado por la noche en la cama metido a las 22:00. Un día eres joven y al siguiente te das cuenta de que has vivido más de la mitad de tu vida, eso teniendo en cuenta la esperanza de vida media, algo que puede ser más, pero también menos tiempo, no creas que la gente joven no muere, no te creas intocable por la parca porque no es tu momento, eso no lo decides tú. *Lo que hay que vivir es el presente. El presente es lo que hay.* No pierdas la oportunidad de hacer lo que te gusta, de trabajar en lo quieres trabajar, de estar con quien quieres estar, de disfrutar de ti y de la vida. Se pueden hacer muchas cosas, es sólo cuestión de establecer prioridades y organizarse, de dejar lo que nos quita tiempo y no merece la pena y darlo todo por lo que tenemos que darlo. Que no nos arrepintamos de no haber vivido la vida que queríamos haber vivido.

⇒ *Debemos tener cuidado con las excusas, puede significar que no has hecho las cosas como debías.*

⇒ *Ver que triunfa tu gente para mí es mi mayor éxito.*

⇒ *Los momentos de reflexión son necesarios.*

⇒ *A veces la gente se preocupa por cosas que en no mucho tiempo no serán un problema.*

⇒ *La perseverancia, el trabajo y una pizca de suerte son necesarias para llegar lejos en la vida.*

⇒ *Todo lo que se consigue es efímero.*

⇒ *Saco tiempo de donde puedo para hacer otras cosas que me gustan, como leer.*

⇒ *En pocas profesiones se trabajan tantas horas como en odontología y eso puede quemar tarde o temprano.*

⇒ *Cuando echas la vista atrás no te crees todo lo que te ha pasado, sobre todo lo bueno.*

⇒ *A lo largo de la vida tenemos intersecciones dónde nos preguntamos qué hubiera pasado si hubiera tomado otra decisión.*

⇒ *En nuestra profesión debemos estar tomando decisiones en todo momento, decisiones que afectan al paciente, al equipo y a ti.*

⇒ *Debemos hacer entender al paciente que nuestro diagnóstico y plan de tratamiento busca solucionar su problema, no sacarle el dinero.*

⇒ *No hay que tomar decisiones definitivas demasiado rápido, sin pensar, de forma precipitada.*

⇒ *Lo fácil es copiar, lo difícil es crear una nueva técnica.*

⇒ *La felicidad es tener bajo control los problemas.*

⇒ *Solemos tener tendencia pesimista y pensar que lo bueno va a durar poco.*

⇒ *Ser dentista es una profesión muy estresante por el trato con el paciente.*

⇒ *Hay compañeros que, si volvieran atrás, no repetirían con los dientes.*

⇒ *Hay gente que te odia por el mero hecho de estar donde estás, sin conocerte de nada.*

⇒ *La gente inventa mucho sobre los demás.*

⇒ *Parece que cada vez los dentistas jóvenes quieren menos preocupaciones y no arriesgar.*

⇒ *Todos hemos sido jóvenes y hemos tenido las mismas críticas que ahora tienen, pero se nos olvida.*

⇒ *El paso del éxito al fracaso es un momento.*

⇒ *Yo tengo mucho miedo al fracaso. El fracaso no es bueno.*

⇒ *Se puede aprender del fracaso en función de su magnitud. Creo que es mejor no fracasar.*

ÓSCAR GONZÁLEZ

"Foco, ilusión, preparación, perseverancia y aceptación/capacidad de adaptación.

La clave del éxito pasa por definir tus expectativas, tener un objetivo claro, enfocarse. Y para hacerlo realidad hay que hacerlo con ilusión, estando muy preparados/formados, siendo perseverantes y desarrollando una actitud de aceptación/capacidad de adaptación a las dificultades que sin duda alguna aparecerán en el camino".

Nacido en Barcelona de chiripa, pero andaluz por raíces y sentimiento, fue el primer universitario de una familia trabajadora. Estudió Odontología en Sevilla y al acabar se formó en Odontopediatría, especialidad de la que fue profesor durante un tiempo mientras lo compaginaba con el trabajo en una conocida clínica de Sevilla. Interesado por la oclusión y la rehabilitación, cursó el primer módulo del Instituto Pankey (Miami), a pesar de no tener ni idea de inglés. Sin embargo, el director del programa debió ver algo en él y le animó a formarse en Estados Unidos donde consiguió una plaza en un renombrado posgrado de 4 años en Filadelfia, teniendo que dejar atrás toda su vida y haciendo un gran esfuerzo económico. Fue un programa intenso, de lunes a domingo, y estando en su tercer año, conoció al profesor Urs Belser durante una conferencia, con el que continuó su formación en Ginebra al acabar su posgrado americano. Esa aventura la compartió con Belén, que hoy es su mujer y compañera de vida. Fue ésta una época dura y de sacrificio, pero aprendió mucho de la mano de grandes de la odontología. Le ofrecieron quedarse como profesor allí, pero su situación económica hizo que tuviera que rechazarlo y regresar a España. A su vuelta comenzó a trabajar en un conocido centro, la clínica Perio, de la mano de Carlos Aparicio y Javier Alández. Escribió su tesis en Asturias mientras esperaban a su primera hija. Él y su mujer se lanzaron a un nuevo proyecto personal y montaron su Atelier Dental con una filosofía muy clara "alejada de la prisa" y una odontología enfocada al paciente y a la excelencia. Actualmente puede que sea uno de nuestros conferenciantes más reconocidos a nivel internacional. Profesor de Harvard y editor en jefe en IJRPD, ahí es nada. Y para rematar, ha abierto una taberna en Cádiz y acaba de terminar de escribir su primer cuento infantil.

Una de las cosas más difíciles hoy es estar enfocado. Hay muchas distracciones, pan y circo que se decía. Cada época tiene su propio circo. Incluso teniendo claro lo que buscamos, lo que queremos para nosotros, las distracciones diarias dificultan tener el tiempo requerido y por tanto poder dedicar el esfuerzo necesario para conseguirlo. Redes sociales, series, correos, llamadas varias, ocio nocturno… llenan nuestro tiempo y nos genera dosis de dopamina, un subidón artificial y consecuentemente una esclavitud por el placer inmediato que generan. Frente a esto, trabajar para conseguir un objetivo por simple que parezca conlleva una estructura mental organizada acompañada de noches en vela, horas de sacrificio y estudio, tiempo para reflexionar, para cuidar nuestro físico, para meditar, para repetir y repetir hasta interiorizar y obtener resultados. Todo ello a base de tiempo y esfuerzo, un sacrificio donde la recompensa no es inmediata, aunque si más duradera. *Todo empieza por el foco. Todo se reduce al foco.* No sabemos si esas distracciones son una casualidad o están orquestadas, pero sin duda, te alejan de tu foco. Que no te distraiga el ruido de alrededor. Tómate tus descansos, busca tu momento para desconectar y volver a conectarte, pero camina siempre hacia tus objetivos.

Soy una persona muy perseverante. El esfuerzo sin perseverancia no es suficiente. *Yo soy cabezón hasta decir basta, soy incansable si algo merece la pena*. Y puede que esta sea una de las claves del éxito, ser perseverante y esforzarse por hacerlo cada día mejor. No desfallecer en esta misión. Alguien puede poner un gran esfuerzo de forma puntual, pero si no persevera es difícil conseguir resultados duraderos. Para poder perseverar también hay que *saber no ponerse nervioso nunca, tener perspectiva, saber lo que tienes que hacer y estar sereno. El autocontrol es clave.* Si pierdes la calma, si te entran las prisas, es difícil que las cosas salgan cómo esperabas. Mantén siempre esa calma. *Si hace falta, yo me arremango y me pongo a trabajar de lo que haga falta; no tengo miedo,* y así tendrás mucho ganado para conseguir tus metas. *Intento vivir despacio, pero eso no quita para que siempre esté haciendo cosas. De hecho, cuando tengo tiempo libre, éste se acaba pronto, porque en seguida busco algo que hacer, algo por mejorar. No puedo estar quieto, me gusta inventar.* Pero no sólo de trabajo vive el hombre, podemos y debemos ocuparnos con quehaceres personales, tiempo para la familia o para nosotros mismos. *Creo que a cada día hay que darle su propio afán.*

Para sobrevivir necesitas tener amor propio, aunque hay una línea muy fina que lo separa del ego. *El ego mal entendido es contraproducente, pero la autoestima es necesaria.* El ego forma parte de nosotros, pero para ser felices debemos dominarlo, nunca tenemos que dejar que tome el control y que dirija nuestros actos. Al fin y al cabo, el ego se alimenta a base de las opiniones externas sobre nosotros. Pero a estas opiniones debemos aprender a dar su justo valor, que puede ser mucho o ninguno según el caso. No debemos hacer las cosas para los demás, sino con una motivación interna, pero eso debería estar enfocado en beneficiar a los demás, ya sea a nuestra familia, nuestros amigos, nuestros pacientes o nuestra comunidad. La diferencia entre ego y amor propio radica en el egoísmo asociado al primero. *Intento no levantar mucho la voz y que mi trabajo hable por mí.*

Así es como me siento cómodo. No hay que demostrar nada a los demás, pero sí intentar hacerlo lo mejor que podamos. Dejar el ego a un lado porque *hay momentos en la vida que te ponen en tu sitio; tendemos a empoderarnos por un momento bueno, pero a menudo sucede otra situación que te hace ver que, en esta vida, sólo eres un becario, un aprendiz. Esos momentos te ponen los pies en el suelo. Y son buenos para nuestro desarrollo.* No importa los artículos que hayas publicado, las conferencias que hayas dado, ser profesor de Harvard… si el lunes cuando llegas a la consulta hay un paciente con un problema por un tratamiento que tú has hecho. Quiérete, pero se humilde; confía en ti, pero no te sobreestimes.

"Small company, big impact" eso es lo que quiero ser para nuestros pacientes y compañeros. Y es que para ser grande no hace falta tener grandes clínicas o posesiones. Lo que tiene que ser grande es la huella que dejamos en nuestros pacientes, tanto desde un punto de vista tangible, como en lo emocional. *Somos pequeñitos y tenemos que ser conscientes de ello.* Y es que Óscar, como otros grandes, es de los que no quieren llamar la atención por cosas ajenas a su trabajo, como todos deberíamos hacer. *No aspiro tanto a la felicidad, sino a la serenidad; se llama calma y me llevó muchas tormentas adquirirla.* Con el trabajo bien hecho, cuidando lo que haces y a tus pacientes, puedes conseguirlo. *Me gustaría que me recordaran por ser una persona honorable, honrado, honesto y que se esforzó.* Lo contrario a mucho ruido y pocas nueces: llegar a tu meta en silencio, sin buscar el aplauso, el reconocimiento externo; sólo tu autorrealización personal y la satisfacción de tus pacientes. *El éxito es un rumor como a diez metros de distancia,* que no te desvíe de tu camino y no te haga olvidar tus valores.

A veces es necesario tener a alguien cerca que te ponga en perspectiva. Cuatro ojos ven más que dos y seis más que cuatro. Ver la realidad sólo desde nuestra perspectiva puede llevarnos a una visión distorsionada o cuando menos incompleta de la realidad. Vemos el mundo según nuestras creencias y conocimientos, nos cuesta mucho ver más allá de ellas. Por eso muchas veces no somos conscientes de lo que está pasando y de las consecuencias de nuestros actos. Si te rodeas de gente buena y buena gente podrán ser un apoyo, una llamada de atención para avisarte de los peligros, pero también de los buenos momentos, para que la vida no pase a tu lado, sino que vivas la vida. *A mí me encanta la vida. Yo desayuno ilusión todos los días.* Por tanto, huye de quien te regala los oídos, de quien no es sincero, en lo bueno y en lo malo, porque sólo te dirá lo que tú quieres oír, cuando lo que necesitas es que te abran los ojos o te digan lo que ellos ven desde su posición. Necesitamos que nuestra gente, nuestra familia, nuestros amigos y nuestros equipos sumen, nos aporten. Más vale tener un amigo de verdad a mil amigos falsos de redes sociales. *La felicidad es un estado mental y emocional en el cual deseas lo que ya tienes y eres capaz de percibirlo. Para ser feliz hay que estar predispuesto a serlo.*

⇒ Siempre digo a mis hijas que hay que tener alas para volar y raíces para volver.

⇒ Nunca he querido ser un dentista famoso. Siempre he trabajado para ser lo mejor que he podido ser. Pero este es un proceso constante... yo digo que estoy work in progress...

⇒ Me siento afortunado por la vida que tengo, con sus problemas incluidos.

⇒ Me gusta llevar una vida muy normal, muy sencilla.

⇒ La vuelta a la naturaleza a mí me relaja mucho y me gusta, porque me conecta.

⇒ Yo necesito estar sereno, que no estar parado, para poder dar lo mejor de mí.

⇒ Voy a intentar ser lo más alegre posible, quitar importancia a las cosas que no la tienen.

⇒ Nuestra profesión está menos valorada de lo que se merece porque no hemos sabido darle el valor que se merece.

⇒ Aquel profesional al que no le gusta su trabajo, podrá ganarse la vida, pero le acabará pasando factura con el tiempo.

⇒ El fracaso es el mejor maestro cuando lo entiendes. Realmente fracasar es no volver a intentarlo, a pelearlo, no decir que me he equivocado.

⇒ Las recetas son importantes, siempre y cuando entiendas por qué funcionan.

⇒ La experiencia sin conocimiento no es experiencia, sino costumbre; y el conocimiento sin experiencia está muy bien, pero nuestra profesión es eminentemente práctica. Las dos van de la mano, no hay otra.

⇒ La universidad, tal como está organizada hoy en día, es un paso para obtener una acreditación legal. Los recursos son limitados.

⇒ En mi camino me encuentro a muchos compañeros a los que les encanta la profesión y hacen un esfuerzo por adquirir conocimiento y formación. Desafortunadamente no todos pueden trabajar en las mejores condiciones.

⇒ Estuve a punto de dejar la profesión cuando tenía 25 años porque no me sentía preparado, no alcanzaba el nivel de los tratamientos que se hacían en la clínica donde empecé.

⇒ Lo bueno pasa, pero lo malo también, nada es eterno y no hay que sufrir tanto por todo.

⇒ Todos los años me hago una lista de propósitos personales y profesionales. El primer propósito se repite siempre, cuidar de mi familia. Apunto las cosas que salen y las que no, para poder revisarlas, saber por qué y aprender.

⇒ Ser valiente no es ser un irresponsable, es medir las batallas que hay que pelear y tener el arrojo para hacerlo.

⇒ No me gusta exponerme demasiado, soy más familiar y de los amigos de siempre.

PRIMITIVO ROIG

"Para mí el éxito es una condición, una sensación o un estado que aparece y se intensifica a medida que se aproximan las distancias entre lo que uno desea y lo que uno consigue. La solvencia económica, la libertad de elección, la familia, el reconocimiento profesional, las relaciones personales y amistades, la seguridad o la salud pueden ser algunos de los factores más comunes en las definiciones de éxito. Pero la realidad es que no hay una fórmula magistral hacia el éxito, así que seguramente no haya mayor éxito que conseguir encontrar esa fórmula que encaja con uno mismo y disfrutar del camino. Sin olvidar que no deja de ser una ilusión y que el éxito y la felicidad son dos conceptos distintos en el que lo primero no debería apartarnos de lo segundo. O eso al menos quiere pensar uno".

Desde su primer día de vida pertenece al sector dental. Su padre, a quien adora y era médico estomatólogo, tenía una consulta en un piso donde también vivían; de hecho, la sala de espera era el salón de su casa, y su infancia la pasó entre pacientes junto con su hermana. Al cumplir 18 años se matricula en Odontología porque era la ilusión de su familia, a pesar de que él tenía otro tipo de intereses formativos ligados al emprendimiento y mundo empresarial, que más tarde podría retomar de mano de los dientes. Su amor por la odontología vino más adelante, después de un periplo internacional de estancias y cursos donde descubrió otra forma de trabajar y de ver la profesión, muy distinta y que complementó la que ya había visto siempre en su casa. Siempre le llamó la atención la gestión de la clínica porque desde pequeño escuchaba a sus padres hablar mucho sobre este tema y vio que era algo importante para lo que no se prepara al dentista. De hecho, tras una diferencia de criterios con un profesor que tuvo, por este tema de la gestión dental, dio su primera charla al respecto, por lo que tuvo que aprender de algo que le llamaba la atención, pero que realmente no sabía. Esto le llevó a buscar un programa formativo en gestión, que no encontró, y tuvo que desarrollarlo a partir de otros fuera de nuestro sector. Hoy trabaja en su consulta en Valencia, investiga e imparte formación en gestión, visitante de la universidad de Harvard y referente nacional e internacional en la filosofía Odontología *Slow,* que siguen el grupo de clínicas con el mismo nombre y es el título de su libro sobre gestión hacia la excelencia.

Me baso mucho en mi intuición para desarrollar hipótesis que después estudiaremos de forma metodológica y según la razón. Somos animales racionales que se dejan llevar por emociones y otras cosas que no vemos ni sabemos explicar. Si te quedas aquí, seguramente errarás en muchas decisiones, quizá demasiadas, por eso debes dejar que la razón marque el camino. *Casi todos los golpes que nos damos en la vida se hubieran podido resolver con un "piénsalo antes".* Mente fría que diría uno. De hecho, Primitivo, como buen dominador de la gestión, necesita poder medir todo. *Uso números para tomar cualquier decisión profesional.* Y esto es algo que para saber si avanzamos es necesario, no sólo en gestión, sino en nuestra profesión y en la vida misma. Si mides las cosas puedes saber si avanzas, retrocedes o te estancas. Pero como todos sabemos, *si no fuéramos algo emocionales no haríamos tantos sacrificios para lograr lo que queremos.* Debemos encontrar el equilibrio. *Prefiero equivocarme haciéndolo, que acertar desde la pasividad. Eso es sólo suerte.* Lo importante al final es tomar decisiones y para ello *debemos confiar en nosotros, pero conociendo nuestras limitaciones y sabiendo que no podemos con todo.* Escúchate, estudia lo que te dices y hazlo.

Ser un gran dentista hoy es imprescindible, pero no suficiente. La sociedad y el mundo laboral es una locura y si te despistas, te quedas atrás y te comen. Es por eso por lo que hay que saber mucho de muchas cosas que, aunque no sean de dientes, complementan el entorno del sector. Los dentistas de antes lo tenían más fácil en este aspecto, hay gente que cree que se puede ser igual, pero lo que buscaban los pacientes es lo mismo que lo que buscan ahora. *Gestión, liderazgo, trabajo en equipo, resolución de problemas, valores humanos... Personas menos talentosas pueden triunfar por su calidad humana.* Trabájate a ti mismo para poder alcanzar el nivel que deseas, para ser el dentista que quieres ser. Y hay que salir de la caja para ver la realidad de nuestro sector. *No vemos que competimos con otros sectores que reclaman el dinero de nuestros pacientes.* Nuestra competencia no es la que pensamos, de hecho, *cuando alguien se matricula en Odontología no piensa en que algún día podría ser empresario, es más romántico y altruista.* Luego, con el paso de los años, te das cuenta de la verdad. Y, por último, tienes que disfrutar con lo que haces, tienes que querer darlo todo. *Me da miedo aquella persona mediocre desmotivada. Puede hacer mucho daño a un paciente.* Ser dentista no es sólo ser dentista.

Hay momentos en la vida donde es más importante la felicidad que el éxito y viceversa. Cuando uno es joven suele dejarse llevar por la ambición y lo material, pero a medida que transcurren los años muchos se dan cuenta de que todo eso es secundario y de que hay cosas mucho más importantes. Y hay otros que no se dan cuenta nunca. La vida pasa demasiado deprisa como para no hacer caso a lo que importa, que es estar bien contigo y con los tuyos. *Un amigo me comparó la vida con un libro: lo que te cuesta llegar a la mitad y lo rápido que se pasa la mitad final; aprovecha bien la vida.* Por eso no solemos darnos cuenta hasta que llegas más o menos a la mitad de la vida, pero aquí aprovecho para preguntarte si tú sabes cuánto vas a vivir, porque yo no lo sé, puede que mañana acabe, así que como suelen decir, vive el presente, vive como si fuera tu último día, haz lo que harías si mañana ya no fueras a estar. *El éxito para mí es conseguir tus objetivos y es muy diferente a felicidad, que es estar en paz con uno mismo. Lo más importante en la vida es vivir y generar un estímulo positivo en los míos.* Vamos a interiorizar esta idea para dar la importancia a cada cosa que realmente tiene y saber que hay cosas que no se pueden recuperar.

Me gustaría poner mi granito de arena para dejar cierto legado del que otros compañeros puedan aprovecharse para mejorar la vida de los pacientes y del sector en general. ¿A quién no le gusta que le recuerden, no por lo que hizo, sino por lo que sigue haciendo sin estar presente? Ese legado que dice Primitivo puede ser una técnica, una filosofía, un libro… Me atrevo a decir que según leías la anterior enumeración han aparecido en tu cabeza imágenes mentales de gente, personas que han dejado marca en ti o sabes que la van a dejar porque han cambiado, al menos, tu forma de ver la profesión o la vida. Pues nosotros también podemos intentarlo, quizá no lo conseguimos, pero creo que siempre puede haber alguien que nos recuerde por algo que hicimos, y espero que sea por algo bueno (aunque esto dependerá de para quién). Si mis pacientes y compañeros me tienen en consideración y me respetan, se podría decir que sí he alcanzado el éxito. Pero esto es algo que hay que mantener, sino es una ilusión. Para mí si es importante lo que piensan los demás de mí. No es más que hacer las cosas bien para que tengamos el respeto de los que nos rodean, así que trabaja y esfuérzate en hacer las cosas cada día mejor.

Deberíamos tener la posibilidad de ver las piedras que cargan las personas con las que interactuamos para poder ser objetivos. Te

podrá sonar porque te lo han dicho o lo has pensado, aquello de qué fácil lo tienen todos y qué difícil lo tengo yo. Pero no tenemos ni idea de lo que cada uno lleva por dentro. Hay gente con vidas muy complicadas por diferentes problemas, personales y/o profesionales, pero cuando te cruzas con ellos siempre tienen una sonrisa en la cara para ti. Lo que vemos e interpretamos no tiene por qué ser la realidad objetiva, es la tuya, tu mundo. *Todos tenemos mierdas en nuestra vida, pero no hay que hundirse en ellas.* Pero lo que tampoco hay que hacer es no quitarse el disfraz nunca, porque serás alguien que no eres y eso te llevará a la infelicidad. Todos necesitamos llorar alguna vez, soltar lo que tenemos y abrirnos para soltar lastre que se dice. Si, como me dijo Primitivo, existiera una aplicación que nos dijera toda esa carga que tiene la persona con la que te cruzas e interactúas, seguramente el mundo sería un lugar mejor porque sería transparente y entenderíamos mejor a los demás. Pero como eso todavía no es posible, sé compasivo con los demás y simpatiza con las personas para poder tener relaciones más sanas y humanas.

⇒ *El helado soluciona muchos de nuestros problemas.*

⇒ *Mi oficio es mi hábitat natural, donde me siento cómodo, casi sería un estilo de vida.*

⇒ *A veces hay que aceptar lo que viene, pero otras tenemos que defender lo que creemos.*

⇒ *El recorrido hacia el éxito no está exento de esfuerzo, problemas, fracasos, aprendizaje, motivaciones, ambiciones..., pero se puede disfrutar.*

⇒ *Nunca he tenido un plan específico, simplemente he querido solucionar problemas que encontraba.*

⇒ *Mi vida ha sido casi un juego.*

⇒ *El dinero no debe ser el objetivo, sino la consecuencia.*

⇒ *Se puede meditar de muchas formas distintas, no tiene por qué ser la imagen mental típica.*

⇒ *Hay que aprender tanto a perder como a ganar.*

⇒ *Hay que ser coherente con nuestros valores.*

⇒ *La gente busca más recibir antes de dar y debería ser al revés.*

⇒ *Me siento más cómodo en la crítica que en el elogio.*

⇒ *Está bien que alguien nos recuerde quiénes somos realmente, una cierta dosis de humildad.*

⇒ *El problema de las excusas es cuando nos autoengañamos y nos autolimitamos.*

⇒ *Si te preguntan dónde está el equilibrio, la respuesta es sencilla, en el medio.*

⇒ *Procuro no hacer nada que no me merezca la pena.*

⇒ *Siempre y nunca, todo y nada, son palabras que tienen más peso de lo que deberían tener.*

⇒ *Muchas veces no es que no se pueda, sino que falta tiempo y conocimiento para hacerlo.*

⇒ *Un día en el que aprendes algo, es un día aprovechado.*

⇒ *Las recetas son útiles para aquello que puede hacerse con ellas.*

⇒ *Los protocolos ayudan a estandarizar tratamientos, con ellos cualquiera podría hacerlo igual que el que lo explica, democratiza.*

⇒ *Tenemos que aprender que cómo se gestiona una clínica y su equipo tiene repercusión sobre lo que hacemos sobre nuestros pacientes.*

⇒ *Cómo se han organizado y cómo han crecido los chefs, debería abrirnos un camino hacia la excelencia en nuestro sector.*

⇒ *No te preocupes tanto, disfruta; no retrases tus decisiones; cuida mucho a los que te rodean.*

RAMÓN GÓMEZ-MEDA

> "Para mí, el éxito profesional está en disfrutar con el trabajo que haces cada día. Para ello, es necesario establecer unos objetivos claros, rodearse de un buen equipo de personas con ilusión y motivación que compartan tus mismos principios, y trabajar de forma constante dando lo mejor de uno mismo, pero asumiendo a la vez nuestras limitaciones y errores".

Siempre fue muy buen estudiante y seguramente supo que quería ser dentista desde los 11 años cuando tuvo una conversación con su padre y todos sus amigos sabían que lo sería. Siempre quiso ser un buen dentista general, hacer las cosas bien y fue un alumno con tan buenas notas que le dieron el premio al mejor expediente académico de toda España. Tuvo la suerte de empezar a trabajar muy cerca de la casa de su madre, en Ponferrada, y a los 6 meses empezó a trabajar con quien le motivó para seguir formándose en oclusión. Fue a Valencia a estudiar un máster y vio que no tenía ni idea de nada, lo que le convirtió en un adicto a los cursos, incluso volvió a clases de grado, de oyente. Hizo ortodoncia, pero luego la perio le enamoró. Nunca pensó en dar cursos, pero amigos suyos, que le conocían perfectamente, le pidieron ir a ver cómo colocaba implantes y cómo realizaba sus tratamientos. Poco a poco le fueron pidiendo que diera cursos y en los primeros estaba tan nervioso que creía que eso de hablar para tanta gente no estaba hecho para él. Y gracias a conocer a dentistas influyentes en sociedades, llego a dar una conferencia en SEPES y poco después una casa comercial de implantes le pidió que fuera su *speaker* y le ofreció dar una charla en Estados Unidos, sin saber nada de inglés. Ha hablado en los congresos más reconocidos tanto dentro como fuera de España y ha recorrido todo el mundo. Tiene una clínica en Ponferrada, su tierra, donde da cursos y estancias para dentistas nacionales e internacionales, y hace poco ha digitalizado sus protocolos, los cuales ha podido optimizar de forma espectacular. Sigue alucinando cuando puede charlar o tomarse algo con los que han sido y siguen siendo sus referentes.

Cuando uno se hace a la idea de que no sabe nada, se hace adicto a aprender. Pero qué importante es saber que nunca sabremos lo suficiente de nada. Como dice el mismo Ramón, *somos eternos estudiantes, no hay que perder la ilusión por aprender.* Tener esto claro va a hacer que puedas disfrutar cada día como si fuera el primero y no hacer siempre lo mismo, porque sabemos que la monotonía (que no rutina) en el trabajo, aunque también en la vida, nos lleva a la pérdida de ilusión y al aburrimiento, trabajando sólo por dinero, el cual debería ser el resultado, nunca el objetivo. Todos partimos de la misma situación, somos malos y no sabemos nada, pero en nuestra mano está ir aprendiendo y mejorar. En ese camino, en esa carrera de fondo que es la vida profesional, hay que entrenar cada día, actualizarse y saber aprender también de los errores, que los tendremos, dalo por seguro. Tal y como dice Ramón *tener mucho conocimiento y experiencia puede llevarte incluso a cometer más errores por un exceso de confianza, pero es que la confianza nace de la preparación y no queda otra, no es arrogancia, es seguridad. Esta no es una profesión para trabajar 5 días y descansar o viajar el fin de semana, tenemos que saber, desde que empezamos, que es difícil, exigente y en la que hay que formarse, sobre todo los 20 primeros años.*

A veces la gente ve más en ti que tú mismo. Incluso en personas seguras de sí mismas, muy formadas y que pueden parecer creídas, siempre pueden surgir dudas de la valía de uno mismo, eso que se llama síndrome del impostor. Hay momentos, que sin saber por qué, crees que no das la talla, aunque parezca lo contrario, son miedos que se llevan por dentro. Pero ya ves que es algo normal que tienen hasta los mejores, así que, si te pasa, tienes que parar y reflexionar sobre si hay razón o no para tener ese miedo, como haríamos justo antes de montarnos en el Batman de la Warner o en cualquier atracción de alta intensidad. Como afirma Ramón, *lo más difícil que te exige la profesión cuando estás arriba (o no tan arriba) es la presión psicológica, porque yo, como otros, me chamusqué; la gente lo ve fácil desde fuera, pero hay que estar ahí para saber lo que se siente.* Ya ves que las dudas nos surgen a todos, no eres un bicho raro, eres humano. Por eso también es importante tener amigos, pero los de verdad, o incluso terceros que te den un feedback real, una visión desde fuera, lo menos sesgada posible. Eso te va a ayudar a no ver sólo lo negativo, que es lo que solemos visualizar más rápido y fácil, sino también todo lo positivo, que seguramente sea mucho más. A veces el problema puede ser que eres muy perfeccionista y ese tipo de personas llevan bastante mal la frustración, pero tranquilo, con el tiempo y la edad, se aprender a manejarla y a saber qué es lo importante.

Lo importante es darse cuenta. Una frase corta, pero contundente, sencilla, pero a la vez muy reflexiva. Y añade, *y para darse cuenta, hay que equivocarse.* A veces vamos muy, pero que muy rápido, como diría mi madre, como pollo sin cabeza, sin fijarnos en nada más que en nosotros, llevados por el ego, sin darnos cuenta de lo que pasa a nuestro alrededor. Puedes estar así toda tu vida y que sea demasiado tarde o poder parar y darte cuenta. Seguramente veas que no estás bien y los tuyos lo han visto antes que tú, hazles caso. Si tienes suerte, serás consciente antes de caer, si no, caerás para darte cuenta. Sentirás agotamiento mental, la necesidad de desconectar por la sobrecarga psicológica y puede que hasta física. Tendrás que controlar tu ego, ser humilde, para volver con ambición, pero sin arrogancia, que son dos cosas diferentes. La primera es tu motivación y la segunda es la que, dominado por el ego, te hace creerte más que los demás, cuando nadie es más que nadie, al menos en todo. *Debemos estar bien y ser honestos con nosotros mismos para poder ayudar a los nuestros y saber priorizar.* Para muchos de nosotros nuestro trabajo es nuestra pasión, pero hay vida más allá de los dientes, tenemos familia, amigos y otras cosas que debemos colocar cada una en su lugar en relación con su importancia, no ahora, sino dentro de 10, 20 o 50 años. Ahí es cuando te darás cuenta, porque *la vida te lleva por un lado y luego por otro, pero hay que saber ver las opciones que realmente nos interesan.*

Tú no alcanzas el nivel de tus expectativas, sino el nivel de tu preparación.
Imaginar, pensar, creer, no vale de nada sin acción. No puedes creer que por pensar que te vas a convertir en el mejor dentista o en un referente internacional, esto va a suceder si no trabajas para ello. Hay espacio para todos los buenos profesionales, pero, como dice Ramón, *hay que ir enfocado y tener objetivos humildes y realistas para que luego veas que has conseguido mucho más de lo que habías imaginado.* Y si tienes las expectativas muy elevadas, tienes que ser consciente desde el inicio que tendrás que sacrificar mucho tiempo, muchas relaciones, mucha vida personal para conseguir cumplir esos objetivos. El problema que hoy en día tenemos muchos lugares, las redes sociales, donde compararnos con otros, hasta el punto de creer que los objetivos de otro son tus objetivos, sin saber las consecuencias, sin estar dispuesto a sacrificarse ni a esperar lo que haga falta a que los resultados lleguen. Al final mucha gente se queja por no tener lo que quieren, pero es que no tenemos lo que queremos sino lo que somos y no vemos todo lo que tenemos, sólo lo que no tenemos y otros sí. *Si tropiezas en el camino intentas aprender para no volver a tropezar en la misma piedra, aunque no pienses que nunca más tropezarás en ella, porque lo harás, por eso la preparación debe ser constante.* Con esta última frase también añade que *tus límites cambian según tu preparación,* dejando claro lo que he comentado al principio que, sin acción, sin trabajo, sin esfuerzo ni sacrificio, podrás alcanzar tus metas.

Tienes que aceptarte a ti mismo cómo eres y buscar lo bueno en ti y en qué destacas.
Si no nos conocemos a nosotros mismos, no vamos a conseguir enfocarnos en lo que realmente nos importa. *La honestidad para con nosotros y con los demás es de las cosas más importantes en la vida y en la profesión,* resalta Ramón. La verdad es algo que no siempre gusta, incluso te aconsejan que no siempre la digas, que seas políticamente correcto, pero pierdes autenticidad, no eres tú mismo, y eso puede que vaya en contra de tu felicidad, de estar bien contigo y con lo que tienes. Si eres coherente con tus creencias y pensamientos tendrás mayor claridad mental y te dejarás llevar menos por las emociones en las cosas importantes, podrás razonar tu respuesta. También es importante saber que debemos ser diciplinados, el ejemplo de los deportistas de élite es claro, destacar en algo en concreto gracias al trabajo diario, la disciplina y a no tener prisa por conseguir

las cosas. La vida es corta, pero tenemos tiempo para no ir con tanta prisa. Ramón también piensa que *nuestros amigos son nuestro reflejo* y esto te puede ayudar a conocerte mejor. Debemos rodearnos de buena gente, de gente con experiencia y conocimiento de la que podamos aprender, de gente joven que nos pueda transmitir su ilusión y sus ganas.

⇒ *No puedes pasar el día mirando lo que hacen los demás. Tienes que ser tú, tienes que ser auténtico.*

⇒ *Damos demasiadas vueltas a las cosas.*

⇒ *Yo no creo en la motivación, la motivación la tiene el individuo. Yo, como mucho, puedo inspirar como muchos me han inspirado a mí.*

⇒ *Con la edad te vuelves más generoso. Ya no quieres nada para ti.*

⇒ *La experiencia es el conocimiento que surge de tus errores. Y, para ello, documentar tus casos y revisar tanto los que van bien como los que no, te hace subir de nivel en la búsqueda de la excelencia.*

⇒ *Siempre hay que hacer las cosas lo mejor que podamos, así podemos convertirnos en nuestra mejor versión.*

RAMÓN LORENZO

"¿Acaso en la vida, al contrario que en odontología, éxito podría ser igual a supervivencia? Qué difícil es entender el éxito; puede ser un hecho, un punto de vista o incluso un sentimiento... sin olvidar que aquello que puede ser éxito para alguno, para otro puede suponer un fracaso. Para sobrevivir en nuestra profesión con éxito todas aquellas personas que lo han alcanzado, tienen común tres claves fundamentales: una gran capacidad de esfuerzo, algo de suerte y si es éxito de verdad... haber sido honesto con uno mismo y con los demás. Por lo tanto, al igual que en odontología, éxito no es igual a supervivencia".

Médico frustrado como tantos, aconsejado por un tío suyo cardiólogo, entró en Odontología en la primera promoción de la UEM. Los primeros años disfrutó mucho, sobre todo de esas asignaturas que a nadie le gustaban, pero que nos son muy útiles en el día a día para entender muchas cosas. Luego llegaron los implantes, lo que le cambió sus inquietudes porque supo, desde un primer momento, que eso era lo suyo. Su primer contacto con los implantes fue de la mano de Ramón Martínez Corriá, al que vio trabajar, a la vez que aspiraba, durante un tiempo y esa experiencia cambió su vida. Comenzó trabajando en odontología generalista, pero veía que a los cirujanos se les trataba diferente y le orientaron a que se dedicara a la perio; se encabezonó en entrar en el Máster de Periodoncia de la UCM y lo consiguió después de tres años de meritorio, dejando tres clínicas que había montado para poder dedicarle el tiempo que le exigían, haciendo grandes amigos y haciéndose un referente. Por otro lado, sus genes de empresario heredados de su padre le valieron para complementar su mente odontológica con una mente empresarial, algo que les fue muy útil al grupo Periocentrum, del cual es socio fundador junto a compañeros del Máster. Actualmente, combina la clínica con dedicación a periodoncia, implantes y regeneración, con la formación privada, colabora con diferentes casas comerciales de implantes y es conferenciante a nivel nacional.

Cuando trabajas en grupo es importante confluir ideas y tener un objetivo y unos valores comunes. Nuestra profesión es muy solitaria, al menos lo era hace un tiempo porque hoy día estamos mucho más conectados, por lo que tenemos que salir de la cueva y buscar compañeros con los que tengamos cosas en común. En la vida personal igual. *Nos unimos en Periocentrum para que nos fuera mejor, pero si en algún momento veíamos que ya no era así, teníamos* *claro que habría que dejarlo.* No tenemos por qué asociarnos, pero si podemos compartir anécdotas, conocimientos, unas risas, hay mucho que podemos aportar y que nos aporten. *Es importante que cada integrante del grupo aporte algo diferente, que se complementen.* Muchas veces puede entrarnos el miedo de si la gente que está a nuestro lado es la que debería estar, pero tenemos que saber que atraemos lo que somos, la gente que vibra en la misma frecuencia tiende a acabar junta, aunque siempre se puede colar alguno porque quiera beneficiarse o por alguna otra razón.

El desgaste en nuestra profesión es mental y físico. Siempre suelo decir que el dentista es un privilegiado porque, si no te equivocaste y estas viviendo la vida que tú y no otros han decidido, te pagan por hacer lo que te gusta. Pero no niego lo que nos dice Ramón, que creo que es también, lo que la mayor parte de los dentistas pensamos. *El dentista es un profesional que necesita ayuda por el estrés que te genera el paciente, la gestión del equipo, los gastos y la exigencia de hacerlo bien.* No es una profesión fácil en ese sentido, incluso tu amor por ella puede desvanecerse si no sabes gestionarlo. *Nuestra profesión puede generar mucha insatisfacción.* Es fácil frustrarse porque no te salen las cosas como querías o porque el paciente parece que se pone en tu contra y que donde dijo digo dice Diego, pero si lo piensas, te enfadas por cómo lo percibes tú. No debe afectarnos, tanto, lo que no está bajo nuestro control, relativiza y gestiona la frustración. Lo mismo en tu vida, porque como sumes negatividad en ambos aspectos, te va a resultar difícil continuar. Contra el desgaste, aprende a desconectar y a no tomarte las cosas de forma tan personal.

Mi padre me dijo una vez que, si hubiera podido volver atrás, habría hecho muchas más veces lo que le gustaba hacer, porque se iba a morir habiéndolas hecho muy pocas veces. Y de esto te das cuenta cuando te paras y miras atrás, pero ya no hay tiempo de revertirlo. Creo que esto es algo que todo el mundo dice, dentistas o no, pero que no hacemos caso. Creemos que controlamos, como con los vicios, pero los que nos controlan son ellos. Y cuando pasan los años te das cuenta por ti mismo de la razón que tenían. *He cambiado las prioridades en mi vida; he pasado de trabajar, trabajar y trabajar para dar lo mejor a mis hijos a pasar más tiempo con ellos, porque lo que quieren mis hijos es eso y no tener más dinero.* ¿Te has preguntado si haces las cosas por los demás o más bien por ti? Si las quieres hacer por los demás, pregúntales qué es lo que quieren, porque tendemos a equivocarnos. No decidas por los demás, decide sólo por ti y date cuenta de que el tiempo pasa y se pierde.

No vive mejor el que más gana, si eres inteligente no te hace falta más que tiempo de calidad. Cuando uno está en la carrera, por lo general, tiene la idea de que cuando acabe será dentista y ganará dinero, pero lo que no sabe que no será así hasta que pase un tiempo. No podemos basar nuestro trabajo en el aspecto económico, tampoco en la fama y el reconocimiento. Tenemos que trabajar porque nos gusta lo que hacemos buscando ser felices con lo hacemos y, quizá, como resultado podamos obtener lo que para otros es el fin. Valorar lo que tienes y no desear lo que no tienes es la clave de la abundancia. *Cuando te metes en una rueda de vida cuesta bajarse.* Ese es el problema, empiezas a ganar más y gastas más, aumentas tu nivel de vida y de gasto, claro, y tus necesidades "básicas" crecen, por lo que si quieres mantener ese tren de vida, tienes que ganar más. Y así durante toda la vida. Vive más la vida y mira si realmente necesitas tantas cosas, porque seguro que se puede vivir con mucho menos, no te dejes llevar por la sociedad consumista y no almacenes mierdas inútiles. *Hay que vivir, pero sin perder esa cultura del esfuerzo que ha dado tanto a tantas generaciones.* Busca el equilibrio para no perder el norte.

Hay muchas cosas que no hacemos, aunque hubiéramos podido, por la presión social, familiar o la que sea, aunque fuera lo que queríamos hacer. Puede que me confunda, pero creo que todos hemos tenido que abandonar la idea de hacer algo porque alguien nos dijo que estábamos locos o que no lo conseguiríamos, o peor aún, porque creíamos que los demás podrían habernos dicho eso. Qué típico es limitarnos a nosotros mismos. Cuánto talento se ha podido perder, imagina si a Nadal alguien le hubiera dicho que no dedicara tanto tiempo a la raqueta o a Mario Vargas Llosa que se dejara de libritos. *Hay que hacer lo que hay que hacer, pero también lo que te gusta hacer a ti.* Puede que eso que amas pueda ser tu forma de vida, ya sean dientes o vivir del campo en el monte al estilo Heidi ¿Por qué no? Nadie es mejor que nadie por tener una u otra profesión, por tener más o menos dinero, cada uno es lo que ha decidido ser, pero que seas tú quien lo decide, no tu pensamiento sobre qué pensarán los demás que debes ser. *Si le quitas a los demás para dártelo a ti puede ser egoísta, pero si te das a ti sin quitarle nada a nadie, es equilibrio.*

⇒ *No hay mucha diferencia entre un restaurante y una clínica dental, ambas son empresas y hay que saber gestionarlas.*

⇒ *Los padres a veces regañamos pensando que es lo que tenemos que hacer para ayudar a nuestros hijos.*

⇒ *La industria te va a pagar para vender producto, el resto no le interesa.*

⇒ *Hay veces que lo has hecho bien, pero no sabes lo que has hecho. Cuando te das cuenta de que la estás cagando, aprendes para corregirlo.*

⇒ *Nadie nos regala nada, todo lo conseguimos con nuestro esfuerzo.*

⇒ *Las corazas que nos ponemos muchas veces no nos ayudan porque nos aísla del resto del mundo.*

⇒ *Los momentos duros nos hacen más fuertes.*

⇒ *Tenemos que vivir más tranquilos.*

⇒ *Muchos compañeros que se forman se obsesionan con aprender cosas muy especializadas y complicadas sin saber otras cosas básicas antes.*

⇒ *Prefiero la gente que realmente sabe lo que quiere y el tiempo y esfuerzo que cuesta adquirir esos conocimientos.*

⇒ *Disfruto más con compañeros que tienen un momento de vida paralelo al mío.*

⇒ *La sociedad va más rápida que cualquiera de nosotros.*

⇒ *Cuando desequilibramos un lado, nos falta el otro, por eso vivimos en búsqueda del equilibrio personal y profesional.*

⇒ *Nos cuesta decir que no al trabajo porque nos gusta y nos olvidamos de otras cosas importantes.*

⇒ *Nunca estamos conformes. Cuando estás solo quieres pareja, cuando estás en pareja quieres estar solo, y así con todo.*

⇒ *Cuando a uno le cuidan o no, lo nota. Si tú eres capaz de percibirlo, los demás también. Cuida a los tuyos.*

⇒ *El examen de conciencia, o llámalo reflexión, es algo que todos deberíamos hacer a solas de vez en cuando.*

⇒ *Debemos dar la oportunidad a la gente de conocer cosas para que ellos puedan elegir después.*

RAQUEL CASTILLO DE OYAGÜE

"Éxito es conseguir algo bueno que te has propuesto y por lo que has luchado atravesando una serie de dificultades que te han preparado y te han hecho merecedor de ese resultado. Para hablar de éxito, el logro ha de hacerte feliz y contribuir a mejorar, de algún modo, el mundo que nos rodea. No se me ocurre mayor éxito que tener amor, libertad y una vida plena. Concibo el éxito como una satisfacción personal que comparto con los míos. No busco la aprobación externa ni la notoriedad. Es primordial saber valorar lo que tenemos. El éxito ha de ir acompañado de humildad y gratitud, estando siempre dispuestos a tender una mano".

Nacida en Aranda de Duero, de niña estaba llena de ilusiones y vino a Madrid persiguiendo un sueño que luego sería una realidad que superó sus expectativas. Siempre le ha gustado enseñar. Estudió Odontología: lo decidió a los 13 años por una señal del destino. Es licenciada, especialista universitaria en Implantoprótesis y doctora *cum laude* por la Universidad Complutense de Madrid. Completó su formación investigadora cursando títulos propios sobre Bioestadística, así como un máster en Métodos Cuantitativos y Analíticos para la Medicina Basada en la Evidencia, por la UNED. Ha trabajado en varias clínicas, en las que ha disfrutado atendiendo a sus pacientes con un trato muy personal. Fue profesora adjunta y coordinadora de prótesis en la Policlínica de la Universidad Europea de Madrid durante 4 años. Raquel ha desarrollado su carrera académica en la Complutense, donde ha sido colaboradora honorífica, profesora asociada, contratada doctora y profesora titular de Universidad. A los 44 años se convirtió en la catedrática de Odontología más joven de España y en la primera catedrática de Prótesis Estomatológica de la UCM. A día de hoy es la única catedrática en activo de la Facultad de Odontología de la Complutense. Entre otros, ha recibido varios premios de Excelencia Docente. Raquel codirige un grupo de investigación en la UCM. Habla con entusiasmo de su estancia como profesora visitante en Gales y de sus colaboraciones con investigadores nacionales e internacionales. Es coautora de casi 100 artículos, de los cuales más de 60 están indexados en *Journal of Citation Reports*. Ha registrado una patente, un modelo de utilidad y un diseño industrial en la OEPM. Es autora de un libro sobre la evaluación de competencias clínicas y de dos guías de prótesis publicadas por la Editorial Complutense. Además, es asesora del Vicerrectorado de Calidad de la UCM. Se siente muy afortunada en su vida personal y profesional.

Le gusta el flamenco, no tiene redes sociales y confiesa que ser madre es lo más maravilloso que le ha ocurrido.

Si tienes un propósito muy claro tu enfoque te ayuda a orientar incluso las pequeñas decisiones que tomas de forma aparentemente automática. *Soy una soñadora de grandes metas a quien le gusta interpretar ciertas señales.* Todos los días nos suceden cosas, todas van a ser relevantes en cierto grado, pero algunas son determinantes y por ello hay que estar atento a esas señales de las que nos habla Raquel. Es algo que sólo podemos conseguir con atención plena. *Me ilusiono con todo, disfruto en cualquier lugar y me encanta reír... Me rodeo de gente con sentido del humor.* Lo importante es saborear cada día, que sí, que habrá momentos complicados, pero al final es parte del proceso.

Para alcanzar el éxito hay que pagar un precio, que evidentemente es tanto más elevado cuanto más lejos dirijas la mirada. Hay quien no está dispuesto a invertir su tiempo sin una recompensa inmediata y se autoengaña con excusas. *Llegar hasta aquí ha supuesto una dedicación inmensa, pero no lo considero un sacrificio. Primero, porque me encanta dar clase e investigar, y segundo, porque se trataba de un sueño tan grande que merecía la pena. Las dudas son enemigas del éxito. Los obstáculos son pruebas para prepararte. Te invitan a reflexionar sobre si verdaderamente quieres continuar. Yo lo tenía muy claro. La ilusión es mi fuente inagotable de energía. Obviamente he tenido que hacer renuncias, pero he encontrado tiempo para todo.*

Cuando quieres progresar y es ostensible que lo estás haciendo, no has de tomar las críticas como algo personal. No te señalan por ser tú, sino porque estás rompiendo barreras. Indudablemente, con el tiempo, vamos aprendiendo a gestionar cada vez mejor nuestras emociones, nos ponemos en el lugar de las personas que tenemos enfrente sabiendo que poseen otro sistema de creencias muy distinto al nuestro, y logramos perdonarlos y no sentirnos ofendidos. *El perdón nos libera de cargas de un pasado que ya no existe. Yo he perdonado, no guardo rencor a nadie. He procurado contextualizarlo todo. Miro hacia atrás y compruebo que cada pieza del puzle ha encajado a la perfección para poder colocar la pieza siguiente. Tengo la suerte de ver mi mundo positivo y esa es mi realidad. Estamos en continua evolución. La evolución académica, en mi caso, ha ido acompañada de una evolución personal que me ha permitido descubrir el verdadero sentido de la vida, que es querer y que te quieran y todo gira entorno a eso. No me comparo con nadie, sería agotador. Cada uno define sus propósitos y traza su sendero. Las metas ajenas no reportan satisfacción porque en el fondo no son tus propios deseos. Trato de superarme a mí misma, no a los demás.* Lo ideal es hacer cosas porque queremos o sentimos que debemos hacerlas, evitando que otros marquen nuestro ritmo.

No creo en el fracaso en sentido absoluto, es un concepto dema-siado rotundo, indicaría un final. Lo que a priori se presenta como un fracaso puede ser un aviso para trabajar con más intensidad en algún aspecto o para tomar una decisión importante. Hemos de encon-trar motivaciones, ese motivo que te hace continuar. Si el sueño vale la pena, aun-que sea difícil o te desanimen, no te rindas. Deja de buscar lo fácil a corto plazo y haz que tu vida merezca ser vivida. *Para mí no existen "es que", "la culpa" y las quejas. "Es que" va sucedido de excusas que justifican la inacción y la falta de progreso. "La culpa es de" traslada la responsabilidad a otros, anulando toda posi-bilidad de crecimiento. Y si te quejas continuamente de lo que estás recibiendo, quizá deberías revisar lo que estás dando. Todo vuelve. Por ejemplo, eres feliz al hacer felices a otros.*

Es importante que te sientas libre, que muestres tu esencia sin miedo y que nadie apague tu luz. Sólo de esta forma darás lo mejor de ti. Si encuentras ese lugar en el que puedes fluir con naturalidad, te sorprenderás del potencial que llegarás a expresar. Intento que mi mundo sea cada día mejor. Mi mundo es mi entorno, las personas con las que me relaciono. Soy consciente de la influencia que ejercemos unos sobre otros. Una son-risa amable, una actitud comprensiva o unas palabras de ánimo son auténticamente sanadoras. Mantengo un diálogo interior positivo, procuro resaltar lo bueno de cada situación y de cada persona y se lo hago saber. Somos seres de hábitos. Si nos acos-tumbramos a ver fallos siempre estaremos viviendo en la más pura negatividad. Es muy liberador modificar esta costumbre y centrarnos en lo positivo de cada vivencia y de las personas que frecuentamos.

⇒ *Hay que tener cuidado con los consejos, tanto al darlos como al recibirlos. Cuando aconsejamos a alguien, lo hacemos desde nuestra percepción, que no tiene por qué ser aplicable a la situación de otros.*

⇒ *Dicen que reconoces a los buenos amigos en los malos momentos, pero los éxitos pueden ser tanto más reveladores. Celebrar de corazón el triunfo ajeno es señal de grandeza de espíritu y de una sana autoestima.*

⇒ *Parece que en nuestra profesión se normaliza el comentario de estar agobiado y no disponer de tiempo para nada. Sin embargo, es una lástima dejar pasar años irrepetibles con tus hijos, tu pareja o tus amigos. Trato de cumplir mis responsa-bilidades buscando la excelencia, pero, afortunadamente, he sabido equilibrar todos los ámbitos. Tengo una vida completa y sigo retándome a diario.*

⇒ *Ser perfeccionista es una actitud que me ha ayudado mucho y que sé controlar.*

⇒ *Mi secreto es "superconcentrarme" y enfocarme por completo en lo que me ocu-pa, sin distracciones.*

⇒ *La satisfacción de superar obstáculos es un motor para el éxito.*

⇒ *Las cosas suelen ir más despacio de lo que quisiéramos, pero no por ello hay que desfallecer. Podemos intensificar esfuerzos en lo que depende de nosotros y tratar de ser pacientes en aquello que excede a nuestro control. Durante la espera, planifico otra meta. Si te ciegas en algo que quieres conseguir y vas descuidando todo lo demás, el tiempo pasa y hay oportunidades que no vuelven.*

⇒ *Nadie tiene el derecho de arruinar los sueños u objetivos de nadie.*

⇒ *Somos los responsables de casi todo lo que nos pasa.*

⇒ *Cómo podrían confiar los demás en mí si yo no confiara en mí misma.*

⇒ *Pido a mis estudiantes que traten a todos los pacientes como si fueran "colaboradores" y de este modo, acaban siéndolo. Si, por el contrario, proyectamos una imagen negativa sobre alguien, nada de lo que diga o haga nos parecerá adecuado.*

⇒ *Nunca digo "esto ya lo deberías saber". Se lo explico hasta que lo comprende. El refuerzo positivo es más eficaz que la crítica.*

⇒ *Cuando corrijo a un alumno, comienzo destacando algo que haya hecho correctamente. La exigencia es compatible con la empatía y el respeto.*

RUBÉN AGUSTÍN

"Presiente y cree en tu idea... lucha por hacerla realidad y... con ilusión y motivación se convertirá en tu verdadera esencia. El profesional que confíe en sus creencias y se deje llevar por su instinto, con capacidad de trabajo, alcanzará el éxito. Escuchar, creer, confiar y apostar por tu grupo de trabajo es indispensable para conseguir el éxito. Los logros se disfrutan más cuando son compartidos".

De familia del mundo de los trenes por un lado y de la peluquería por otro, desde los 4 años tuvo claro que quería ser dentista y siempre trabajó duro para poder entrar en la universidad pública. En su etapa preuniversitaria dedicó mucho tiempo al karate y llegó a ser cinturón negro, pero como en su mente estaba dedicarse de lleno a la que era ya su pasión, la odontología, lo dejó de lado, pero le hizo ser disciplinado en otras áreas y a considerar el deporte parte de su vida. Tuvo un año difícil a nivel de salud, pero no le impidió presentarse y superar selectividad para conseguir su objetivo. Estudió la licenciatura en la Universidad Complutense de Madrid, durante la cual se sintió especialmente atraído por la prótesis, por lo que continuó con el Máster de Prótesis en la misma Universidad. Durante esa etapa aprendió mucho junto con su compañero y amigo Alberto Ferreiroa, pero no sólo por el máster, sino por su curiosidad e inquietud. Al acabar el posgrado quiso irse a Valencia a trabajar y a "meterse" en la Universidad, ayudado por profesores de Madrid. Aunque "venir de fuera" no le puso las cosas fáciles, su disciplina y ganas fueron suficientes para no defraudar a nadie que intercediera por él. A los tres años de estar allí, defendió su tesis doctoral y siguió escalando gracias a su esfuerzo y dedicación, publicando y creando un grupo interesante, decidiendo entrar en la carrera docente, pasando a ser contratado doctor, obsesionándose, en cierto modo, en publicar y publicar, para poder llegar a ser titular. Como clínico estuvo trabajando en una importante clínica en la que tenía apoyo a nivel investigador, hasta que decidió montar su propia clínica. Por su vida también pasó BOPT y Loi, de tal forma que es uno de los referentes de esta técnica a nivel nacional y autor de uno de los pocos libros sobre el tema junto al técnico César Chust.

Cuando te obsesionas mucho con una cosa, llega un momento en la vida que puedes mantener esa constancia, esa presión, pero hay otras variables en tu vida que también son importantes y que al final te hacen plantear si estás viviendo la vida que quieres vivir. Si algo tengo claro es que los extremos nunca son buenos. No podemos obcecarnos con algo en particular que nos haga descuidar cosas más importantes en la vida, aunque en ese momento no te estés dando cuenta. *Estar motivado por algo que cuando lo consigues, se convierte en otra cosa más y vas a por otra y luego a por otra y no valoras lo que haces, te hace sentirte vacío. Es muy difícil no ser friki y dedicarte en cuerpo y alma a tu trabajo*, pero todo con moderación y dándole la prioridad real que tiene, no la que crees. *Hay que tener cuidado en moverse en la vida por obsesiones. Hacemos muchas cosas por ego, por obtener un reconocimiento, pero así sólo estás construyendo tu propia prisión.* Lo suyo sería parar a pensar, a reflexionar sobre lo que queremos, marcarnos objetivos por lo que realmente queramos luchar, no por lo que otros lucharían.

No me gusta defraudar, por eso siempre estoy alerta y no me relajo, ni en lo profesional ni en lo personal. Dar siempre lo mejor de nosotros es muy bueno, pero cuidado en hacer las cosas sólo por los demás y el qué dirán o pensarán, porque sus percepciones, sus opiniones o sus acciones no podremos controlarlas y aunque pensemos que hacemos lo correcto, puede que no lo interpreten así. *He llegado a dudar de lo que he publicado y/o enseñado por creer que podía haber estado engañándome por un exceso de motivación.* Debemos confiar, sin llegar a ser arrogantes, en nosotros mismo. Se puede creer en uno mismo sin dejarse arrastrar por el ego. Por lo tanto, debemos prepararnos para estar a la altura de las circunstancias. *Cada vez que lees más, sabes más, intentas buscar la excelencia, puedes llegar a perder de vista la realidad y volverte un esclavo de tu propia exigencia.* Ten cuidado e intenta seguir siendo libre. Igualmente piensa que no todos sabemos lo mismo, no todos queremos lo mismo, no todos tenemos las mismas prioridades. Como se suele decir, cada persona es un mundo, un mundo diferente al tuyo, con una realidad distinta. No presupongas nada y trabaja más en ti.

Fracaso puede ser lo contrario del éxito o darte cuenta de que ese objetivo no era lo que tú querías. El ser humano tiende a dar más importancia a lo malo que a lo bueno, al fracaso que al éxito. De hecho, suelen acordarse más de uno por aquella vez que hizo algo mal y olvidarse del millón de veces que lo hizo bien. De esto no nos salva nadie, pero debemos evitarlo. *El éxito es algo interior y subjetivo, dependiente de los objetivos de cada uno,* y fallar una vez debe ser tomado como una lección para aprender a hacerlo mejor para alcanzar el objetivo o, por qué no, para cambiar el objetivo. *Debemos tener en el horizonte un objetivo principal, pero hay que disfrutar del camino y ser feliz de los objetivos que vas obteniendo en la vida.* No hay que tener miedo al fracaso, más bien hay que tener miedo a no enfrentarse a los obstáculos que van a aparecer, sí o sí, en nuestra vida, tanto personal como profesional. No huyas, no llores, no grites tu mala suerte, intenta superar cada problema, cada reto y que cada fracaso te haga un poquito más fuerte y te acerque, partido a partido, al éxito, a tu éxito, a lo que los demás consideren que es un éxito tuyo no debe importarte.

Hay que hacer el tratamiento más sencillo, que satisfaga las necesidades del paciente. No hay que ser un héroe. Y esto hay que hacerlo por el paciente y por nosotros, sí, has leído bien, por nosotros, porque si por hacer algo que el paciente no necesita o no quiere, algo no sale bien, te frustrarás y tendrás uno de esos días de mierda. *Debemos escuchar lo que quiere el paciente y no cegarnos por nuestro ego.* El ego sólo te va a hacer que te equivoques y el problema es que no te darás cuenta hasta que sea demasiado tarde, por eso hay que controlarlo desde el principio. *La gran mayoría de dentistas no son felices; el trato con el paciente desgasta mucho y hay que ser fuerte mentalmente.* A esto justamente me refiero, cuando haces un favor a un paciente, si algo sale mal, no pensará que fuera un favor, se quedará con lo malo, con que la cosa no ha ido bien. Esto día tras día, paciente tras paciente, quema, quema mucho. *La exigencia del paciente no es buena para nosotros; algunos piensan que porque pagan tienen derecho a todo. Pero está bien que de vez en cuando nos venga un paciente que nos ponga contra las cuerdas, esos retos son los que nos ponen a prueba.* Necesitamos correctores o avisadores del ego todos los días.

Si fomentas en lo que crees que puedes ser bueno, podrás destacar y conseguir éxito. Debemos elegir entre ser muy buenos en algo en concreto, lo que sería un especialista, o ser bueno en muchas ramas, dominando de todo un poco, pero sin destacar en nada en concreto, lo que se llama hoy en día un supergeneralista. Lo que está claro es que *las personas tienen que mostrar sus cualidades.* El problema es que la gente se ha vuelto, en general, más cómoda, *el 80 % de las personas no piensa, va en automático, hay que dar todo mascado y darle certidumbre.* Así, con esa mentalidad no va a ser fácil crecer. Para controlar de un tema o tocar muy bien muchos palos, *el tándem de conocimiento y experiencia es muy bueno, porque el conocimiento teórico está muy bien, pero hay que ser resolutivo, hay que ser práctico.* Por ello debemos formarnos bien, con maestros y de forma autodidacta, poner en práctica siempre lo aprendido, probar, fallar. Ese el método para ser mejor cada día y tener éxito en nuestro trabajo, aunque nadie lo vea, los pacientes serán los que se beneficien.

⇒ *El ejercicio viene genial para la mente.*
⇒ *Intento desdramatizar lo que sucede a mi alrededor.*
⇒ *Antes no me escuchaba para saber qué quería ni reflexionaba sobre mis reacciones ante el trabajo de los demás, me obsesionaba con casi todo, pero he mejorado en mi carácter y la gente de mi alrededor se da cuenta.*
⇒ *La suerte existe, pero tienes que hacer cosas por esa oportunidad que tiene que aparecer.*
⇒ *Mejorar como persona no es fácil. Muchas veces hay que reinventarse.*

⇒ *Hay objetivos que van a hacer que renuncies a otras cosas en tu vida. El mejor ejemplo son los deportistas de élite.*

⇒ *No hace falta conseguir tus objetivos rápido, ni quizá conseguirlos, sino disfrutar de lo que conseguimos.*

⇒ *Hay que hacer un ejercicio mental para separar lo profesional de tu vida personal.*

⇒ *Cuando ciertos pacientes te ven débil, se van a aprovechar todo lo que puedan. Pero hay otros por los que trabajarías gratis.*

⇒ *Tengo que motivarme internamente, no quiero depender de lo externo.*

⇒ *En nuestra profesión falta compañerismo. Si nos ayudáramos más, a nivel de pacientes y a nivel de conocimientos, estaríamos mejor valorados por la sociedad.*

⇒ *Tenemos miedo a hacer tratamientos que puedan no funcionar y que le pueda llegar a otro compañero.*

⇒ *Hay gente que está en docencia y formación que quiere mostrar lo bien que lo hace, pero no enseñar cómo lo hacen para que los compañeros no lo consigan hacer tan fácilmente.*

⇒ *Hay que ser fuerte y controlar de lo que hablamos. No me gusta hablar de algo que no controlo o no disfruto igual que otras cosas.*

⇒ *No me guardo nada. Lo poco que sé lo muestro y lo enseño. Y si alguien me quiere aportar, pues mejor aún.*

⇒ *Me admiro de muchas cosas que he hecho, pero que no sé cómo pude enfrentarme a ellas en ciertas situaciones.*

⇒ *El destino lo creas tú.*

⇒ *La actitud positiva es algo importante, fíjate cuantos tratamientos fracasan porque el paciente no cree que vaya a ir bien.*

⇒ *Yo me creía seguro, pero lo que tenía era control de ciertas cosas y en esas estaba seguro, en otras no. Tenía la seguridad del control.*

DISCUSIÓN.
FILOSOFÍA PRÁCTICA

EJERCICIOS PARA MEJORAR CADA DÍA

En esta parte del libro vamos a repasar distintos temas que han aparecido en las entrevistas, desde un punto de vista más práctico, y que considero útiles para mejorar nuestro día a día. Seguramente hayas pensado ya sobre alguno de ellos, pero quiero que a partir de ahora los tengas siempre en mente para mejorar o cambiar algún aspecto de tu vida. Igual que en el resto del texto, esto que vas a leer no son leyes ni nada por el estilo; son consejos, filosofías prácticas o, simplemente, algo para darte cuenta de cosas que quizá pasaban desapercibidas para poder afrontar la vida de forma diferente e intentar disfrutarla como queremos. El ser humano necesita entender el mundo y darle sentido a todo, saber quiénes somos y qué hacemos aquí. Sólo si quieres cambiar y cambias cosas dentro de ti, conseguirás que tu vida sea distinta a la de antes, pero si piensas que sólo basta con pensarlo, sin algunos sacrificios, sin perseverancia, sin superar obstáculos, con excusas y quejas y sin aceptar críticas, si eres de los que hacen lo que hacen todos, mejor sigue con tu vida o, mejor dicho, con la vida de otro. Espero que lo que leas te sea útil, si no, lo siento.

Marca tus valores

Sé fiel a tus principios. Si no les gusta a los demás, no hace falta que los cambies

Un valor es una cualidad que te define como persona. Se podría decir que son los principios por los que se rige una persona, grupo o sociedad. Los valores pueden ser personales, humanos, familiares, sociales, profesionales, éticos…, pero los que nos marcan son los personales, puesto que será difícil encajar en un grupo (familiar, social, profesional o de cualquier tipo) si nuestros valores no son compatibles o no encajan con los suyos. Si por miedo a no ser aceptado nos intentamos poner una careta, no conseguiremos nunca ser felices y estar a gusto con nosotros mismos, que, para que no lo olvides, te recuerdo que es con quien más tiempo vas a pasar. No fuerces la máquina, busca alternativas hechas para ti.

Nuestros valores se crean y basan en nuestras creencias y determinan nuestros pensamientos, emociones y acciones, o lo que es lo mismo, nuestros valores nos hacen a nosotros. Se podría decir que los valores son lo que realmente somos. Si no

eres capaz de identificar tus valores, puede que el problema es que no sepas realmente quién eres. En ese caso, hay mucho que trabajar. Conócete a ti mismo (aunque parezca una tontería, seguramente seamos la persona que menos conocemos).
Los valores no son algo estático, tendremos unos que nos definan en un momento
determinado, pero que podrán cambiar con el paso del tiempo, acorde a cómo cambiemos nuestras creencias y formas de entender la vida, y otros que serán puntua-
les, ante situaciones concretas. Los valores no son para presumir, son para ser; de
hecho, hay refranes que dicen: "dime de qué presumes y te diré de qué careces".
Los valores se llevan por dentro.

Identifica tus valores: alegría, altruismo, aprendizaje, autocontrol, autonomía, capacidad, colaboración, compasión, empatía, esfuerzo, ~~felicidad~~, fidelidad, franqueza,
justicia, honestidad, independencia, integridad, gratitud, bondad, lealtad, misericor-
dia, optimismo, paciencia, perseverancia, prudencia, puntualidad, responsabilidad,
sabiduría, superación, sacrificio, sencillez, sensibilidad, tolerancia, servicio, sinceridad, solidaridad, respeto, voluntad, profesionalidad, confianza, equidad, templanza,
valor, libertad, igualdad, imparcialidad, verdad, paz, amor, disciplina, ambición,
armonía, coraje, modestia, magnanimidad, objetividad, generosidad, honradez, for-
taleza, honor, cortesía, discernimiento, curiosidad, humildad…

Hay algo que puede serte útil para saber cuáles son tus valores, o al menos, que
empieces a sentirte identificado con algunos y poco a poco los vayas definiendo y
conociéndote mejor. Piensa en cómo te gustaría que fuera una persona, un amigo,
por ejemplo: seguramente esos sean valores que te importan y con los que te identificas; al final, lo que buscamos, de forma consciente o no, son personas que sean
afines a nosotros. Igualmente, fíjate en las cosas que no te gustan que te hagan, que
no entiendes por qué o cómo alguien puede ser así, porque en más de una ocasión
puede que te sorprendas y te veas reflejado, pero tu disonancia cognitiva (un error
de los muchos que tiene nuestro cerebro) te hará pensar que tú para nada eres
así. Es un examen que hay que hacer de la forma más sincera posible, de forma
íntima. Para evitar esos sesgos, esos errores de procesamiento de la mente, busca
quien pueda hacértelo ver, aquella persona que no quiere bailarte el agua, sino la
que te dice la verdad, aunque sea dura. Cuando asimiles esa realidad, no la que tú
ves, tendremos que ponernos a trabajar en mejorar y en ser más como nos gustaría
que fueran los demás. Y aquí habrá que sacrificarse y trabajar duro, tanto como la
importancia que le demos a ser coherentes con cómo somos. Para conocer a qué
valores das más importancia, puedes también tomar ejemplo de gente cercana que
admires, sin imitar, sino tomando prestado parte, para darle tu estilo. Los ejemplos
deben ser para inspirarse, no para plagiar.

Y como ves, todo esto está dentro de ti, olvídate de lo externo, céntrate en lo que puedes controlar y deja atrás lo que no, así como todo bien material. Todo eso no te define como persona; tus valores, sí.

Gestión del tiempo

Cómo organizar nuestro tiempo. La importancia de la concentración

Qué difícil es organizarse hoy en día. O más bien podríamos decir que lo que es difícil es gestionar nuestra concentración, ahí está la clave. Cuántas cosas "tenemos que hacer" todos, todos los días. Nos faltan minutos en las horas, horas en el día, días en las semanas y semanas en los meses. Nos preguntamos cómo puede la gente hacer tantas cosas, sin ni siquiera saber qué tantas son o cómo es su vida, pero ya damos por hecho muchas cosas. Tu tiempo y tus cosas son tuyas, lo primero es dejar de ver a los demás, de compararnos; la vida de cada persona es personal e intransferible, no cojas nada que no sea tuyo. Partiendo de esta premisa, vamos a seguir con cómo hacer para que parezca que sacamos más cosas adelante.

Para poder gestionar nuestro tiempo tenemos que conocernos bien en cuanto a cuándo rendimos mejor, cuándo somos más productivos y eficientes. Y aunque lo vayas a negar, más del 80 % de las personas rinde más por la mañana, y cuando digo mañana, me refiero también de madrugada (me gusta más la palabra temprano porque madrugar suele estar mal visto y considerado), por eso quizá el dicho de "a quien madruga Dios le ayuda", y tú me contestarás que "no por mucho madrugar amanece más temprano", pero yo ese refrán lo interpreto de otro modo (por mucho que quieras que pase algo, no pasará hasta que tenga que ser). Debemos aprovechar nuestro tiempo y, en especial, ese momento más productivo, para hacer lo realmente importante y prioritario, así como lo complejo, pues estaremos más atentos y enérgicos. Aquí incluimos la toma de decisiones de la que también hablaremos. Dejaremos las cosas menos importantes para momentos menos productivos. Y otras las delegaremos o simplemente diremos que no, verás que puede que al principio cueste, pero pronto verás las ventajas que tiene.

Para priorizar, algo fundamental para gestionar correctamente nuestro tiempo, debes diferenciar entre lo importante y urgente, lo urgente y menos importante, lo importante, pero no urgente y, finalmente, lo poco importante y tampoco urgente. Puedes ayudarte haciendo un cuadro con cuatro celdas, donde las columnas sean la importancia y las filas, la urgencia (si quieres puedes hacerlo más complejo con diferentes grados de importancia y urgencia, tú mismo). La idea es no cargarnos de cosas que o no tienen importancia o que pueden hacer otros, para poder hacer lo que realmente debemos hacer porque es nuestra obligación o porque queremos hacerlo.

Otra cosa importante para gestionar y aprovechar el tiempo es eliminar distractores y consumidores de tiempo, e incluyo aquí redes sociales, televisión, juegos electrónicos y correo electrónico, que te distraerán y restarán atención a lo realmente importante y, lo que es peor, te restarán tiempo. Un consejo es evitarlos durante el tiempo que dedicas al trabajo, al estudio o simplemente cuando tienes que prestar atención a algo. Puedes desactivar las notificaciones, dejar el móvil o similar en otra habitación o, mejor aún, apagarlo. Así no tendrás distracciones. Si te entran sudores fríos pensando en que vas a estar desconectado del mundo durante unas horas, verás lo pronto que le coges el gustillo y podrás cambiar un hábito a mejor. Pero no soy tan malo, no digo que no dediques tiempo a esas actividades que quiero que evites en esos momentos de concentración, puedes planificar un tiempo determinado (10, 15, 30 o 60 minutos al día) para llevarlas a cabo, dosificando cuánto quieres dedicar a cada una. Mi consejo es que reduzcas el uso del móvil, en especial de redes sociales, al máximo y sobre todo saber filtrar bien lo que ves y cómo lo interpretas y, por qué no, si te aporta algo o no. La hiperconexión que existe hoy en día es un negocio, recuerda que cuando algo es gratis, el producto eres tú. Lo que quiero decir con esto es que ese entretenimiento nuestro es el negocio de otros, no les regales tu tiempo. Hay gente, parece que cada vez más, que eliminan sus cuentas de redes sociales y sus móviles no son *smartphone* sino eso, teléfonos móviles como los que teníamos antes (los que sólo valían para llamar y mandar mensajes de hasta 30 caracteres). Y cuando lo piensas, aunque había distractores, nos daba tiempo a hacer más cosas que ahora, o al menos eso parecía.

Si queremos desconectar y despejar la mente podemos realizar actividades más útiles como hacer ejercicio, leer, dar un paseo, meditar, reflexionar, conversar con amigos de temas interesantes y otras actividades que te aportarán más que el mero placer de deslizar el dedo por la pantalla de tu móvil durante horas o reaccionar a las historias de gente que ni conoces ni te importan. Y creo que esto nos ha pasado a muchos y, al menos a mí, al darme cuenta me ha producido una desagradable sensación (y realidad) de haber estado desperdiciando mi tiempo en "mierdas" que no me aportan nada y que sabes que muchas son mentira.

Como en los dientes, en la vida todo es cuestión de planificación y protocolos. Si sueles decir la típica frase "es que no me da la vida", puede que sea más porque no gestionas bien el tiempo y tus decisiones, más que por muchas cosas importantes que tengas que hacer. En la gestión debemos incluir las tareas que queremos y debemos hacer, laborales y personales. Si en tu agenda sólo tienes anotaciones profesionales, claro está que eliminarás mucho tiempo para tu vida personal y viceversa. Elimina todas aquellas tareas que sabes que no son tus tareas y que te van a hacer perder un valioso tiempo para ti o posponlas para otro momento. Vuelvo a recordarte que el tiempo no se recupera y por eso hay que priorizar, no me cansaré de repetirlo. Pasa tiempo de calidad contigo y con los tuyos, y resta importancia al dinero o al placer, busca la felicidad de los momentos.

Yo no puedo decirte cómo planificarte y qué es importante para ti. Para eso, párate, piensa, reflexiona, evalúa la situación de forma racional y escríbelo en un papel, una agenda, para que puedas revisarlo, modificarlo y ejecutarlo. Y no olvides incluir lo personal, que nos conocemos y nos alejamos del equilibrio. Anota todas esas tareas, horarios y notas relevantes relacionadas con ellas, como puede ser la importancia/urgencia o qué debes tener preparado para realizarla y no subestimes ninguna, porque quizá eso te lleve a descontrolar la situación y empezar a consumir un tiempo no esperado. Puede que todo esto suene demasiado cuadriculado, pero tener muy claros tus horarios y qué hacer en cada momento te evitará sorpresas (también pueden aparecer imprevistos, pero cuando planificas, siempre cuentas con ellos y será menos sorpresa). Intenta seguir una rutina diaria estable, es decir, que tengas tu hora de levantarte, acostarte, de comidas, de tus hábitos diarios. No tener esa rutina hará que tu organismo no tenga la regularidad que necesitas, regularidad que la sociedad ha eliminado, como no establecer nuestros horarios en función de las horas de luz del sol o comer cada pocas horas, entre otras. Y los fines de semana… pues aunque me mires mal, también. No digo que no salgas o te pegues una fiesta de vez en cuando, te levantes un poco más tarde o comas a deshoras, pero no lo tomes como norma, porque recuerda que después del domingo llega el lunes y no podemos odiar los lunes, al menos, no todos. El fin de semana no debe ser ese momento para el descanso y el ocio en el que parece que se ha convertido, como las vacaciones, debemos organizarnos para que todos (casi) los días tengamos esos momentos y así poder dar todo en cada momento. Es cierto que, con la mentalidad actual, con los horarios laborales, no es fácil conciliar, pero todo es empezar, empezar a cambiar esa mentalidad para aprovechar cada momento. Dejar de pensar que, si el horario es más reducido, se reducirán drásticamente los ingresos, que perderé pacientes o mil excusas más. Hay que intentarlo, verás como las cosas no suelen ser como pensamos, porque estamos llenos de sesgos que nos impiden ver más allá. Trabajar menos horas, en muchas ocasiones, es ser más productivos, la típica frase de "menos es más" es recurrente en la naturaleza, en la humana también y, además, te deja tiempo para hacer otras cosas, ya pueden ser de trabajo, de ocio, para dedicarte a ti y/o a la familia, lo que sea. Puede ser por la mañana, por la tarde, en ambos, unos días en un horario y otros en otro; no hay normas, las normas (la disciplina) te las pones tú ¿Cuántas veces has pensado que lo único que haces es trabajar? **Re**organízate, aunque te den miedo los cambios, sin cambios no hay cambio. Aunque nos encante nuestro trabajo, que más que una obligación sea más una diversión de la que sacamos lo suficiente para vivir, hay que diversificar un poco más, al menos, ser consciente de que el tiempo que dedicas al trabajo se lo estás restando a ti, a tu familia y a otras cosas. Hay que buscar equilibrio.

Somos lo que pensamos

El crecimiento (estancamiento) está en ti. Tú diriges tu vida

Nuestras creencias determinan nuestros pensamientos y tus pensamientos, tus acciones. Por ello, si tenemos creencias limitantes no vamos a progresar; estaremos dentro de la rueda de hámster y creeremos que no podemos, sin ni siquiera haberlo intentado, y eso es un gran error. Debemos abrir la mente y no pensar que las cosas son así porque tienen que ser así, porque seguramente haya más de una forma de vivir la vida, más de una manera de superar los problemas (obstáculos). En ocasiones, parece que quieren inducirnos a pensar y actuar de una determinada manera, con unos fines desconocidos para nosotros. Eso que dicen algunos, que los de arriba nos quieren tontos y aborregados, hay momentos en los que parece cierto, ya no sabemos qué es verdad y qué mentira. Debemos tener siempre un pensamiento crítico, sobre lo que creemos y lo que no, lo que escuchamos con ganas de creer, lo que creemos con ganas de que sea cierto. No tenemos la verdad absoluta de las cosas, nadie la tiene, la mayoría tampoco, puede que pensar diferente a los demás no esté bien visto, pero puede ser el inicio de un camino más correcto. No niegues y evites lo nuevo, lo desconocido, ni mucho menos te pongas a la defensiva ante nuevas ideas que pueden tener mucho más de verdad que lo que sabes. Las grandes verdades de hoy podrán ser las grandes mentiras de mañana; si miramos al pasado, muchas cosas aceptadas en otras épocas hoy las vemos horribles y viceversa, las cosas cambian, nosotros debemos también cambiar a mejor. No podemos decir "de esta agua no beberé" porque somos cambiantes. Si cambias tus creencias y tus pensamientos, tu vida cambiará. ¿Somos víctimas o creadores de nuestra realidad? Ten cuidado cuando juzgues a los demás (todos lo hacemos, aunque no queramos) con tus ojos. Tenemos que ser más tolerantes y pensar que la gente no hace las cosas por hacernos daño, sino más bien porque tienen otras creencias distintas a las nuestras, ni mejores ni peores, sólo distintas.

No atraes lo que quieres, atraes lo que eres. No te confundas entre querer algo (y no hacer nada) y serlo (creencias, pensamientos y acciones están alineados). Rompe tus límites, intenta pensar en grande. Pero cuidado, con eso no me refiero a lo que mucha gente cree, no quiero que pienses en ser rico y famoso, a tener todo lo material, quiero decir que creas que puedes conseguir ser mejor, en ofrecer más, en dar más y mejor. A partir de tus nuevas creencias, tendrás nuevos pensamientos y, como consecuencia, actuarás diferente para hacer lo que eres ahora. Seguro que no quieres ser uno más, pues cambia tus pensamientos mediocres y haz todo lo que puedas para crecer. No debes dejarte llevar por lo que piensen o digan los demás, sé tú mismo, no seas una copia de otra persona. Y tampoco debes huir o evitar tus miedos, tus problemas, sino afrontarlos. Cada vez que superes uno, crecerás; cada vez que no lo superes, podrás aprender. Mires como lo mires, siempre ganarás, es lo que se conoce como aceptar el destino y aprovechar todo lo que nos pase, lo "malo" también.

Si otros han podido conseguir eso que tú quieres, ¿por qué no vas a ser capaz de conseguirlo? Y antes de darte por vencido, inténtalo por lo menos y no te quejes ni pongas excusas, trabaja, esfuérzate para conseguirlo. El carácter y la actitud siempre triunfan sobre el talento, de hecho, el talento sin trabajo se queda en nada casi siempre. Y como dice el dicho, "lo que se siembra, se recoge", no puedes esperar que la higuera dé otra cosa que no sean higos o la encina bellotas. Si no haces nada no conseguirás nada, si lo intentas, estarás más cerca de conseguirlo. Y no te hagas una imagen mental de esto tipo *Mr Wonderfull*, porque la vida, en ese proceso, te dará muchas bofetadas, te tirará al suelo y te pisoteará. Las frases chulas están bien, pero si no las reflexionas, pueden mentirte y llevarte por caminos equivocados de optimismo, por calles de piruletas en ciudades de caramelo que en la vida real no existen. Lo bonito de todo este proceso no es la meta, es el camino y todo lo que aprendes en él.

Cuando pensamos hacia dentro encontramos al **ego**, ese yo que nos motiva, que quiere crecer (yo verdadero), que a su vez puede arrastrarnos a la arrogancia, a sobreestimarnos, a creernos mejores (yo falso). Nuestro ego, el mal compañero, cuando toma el control nos aleja de nuestra esencia, quiere atraparnos en los prejuicios, convencionalismos, educación o doctrinas. Como dice un estoico actual, el ego es el enemigo, busca fuera de nosotros la aceptación de los demás, el reconocimiento, cuando la solución siempre está en nosotros, en nuestra ciudadela interior. Cambia el patrón de pensamiento. Lo importante es hacer las cosas por y para los demás desde nuestro ser, no por ego. No vivas dirigido por pensamientos, conductas y reacciones emocionales memorizados (temor, culpa, falta de confianza en ti mismo, ira, prejuicios…) adictivos y automáticos. El pensamiento negativo, en general, seguramente nos genere el famoso y peligroso estrés, y si lo sustituimos por uno positivo (gratitud, generosidad, amor, alegría…), haremos la mejor terapia posible. No actúes desde el estrés (miedo), de esa forma te paralizarás y no sabrás que hacer, no buscarás solución y la cosa no mejorará. Actúa desde la confianza. ¿Qué nos hace tener miedo? El desconocimiento; si aprendes cosas nuevas y ganas experiencia, el miedo se reducirá (no desaparecerá, pero lo controlarás). El aprendizaje te hará tener creencias no limitantes, te ensanchará la mente.

Para poner todo esto en práctica, en lo profesional y en lo personal, ante cualquier situación, reto, complicación o contratiempo, hazte grande, valórate, sin dejar que tu ego coja las riendas. Hacerse grande es creer en uno mismo (para eso también hay que estar preparado y formado), sacar pecho, levantar la cabeza, inspirar profundamente por la nariz y ponerse en acción. Fíjate en el proceso, no en el resultado, que no siempre será el esperado, pero aun así sacarás provecho. Si por el contrario, en algunas de estas situaciones notas que te haces pequeño, te encoges, vas cabizbajo sin creer que eres capaz, no sacarás nada, irás predispuesto a perder todo y lo peor es que el resto lo verá y muchas veces se aprovecharán. Observa las diferencias tú mismo.

Otro ejercicio que te aconsejo es no ir a la crítica fácil de lo distinto, antes piensa que el que puede estar equivocado eres tú o, simplemente, que hay más de una forma de hacer las cosas. Sé humilde y aprovecha todo lo que puedas enriquecerte y no te cierres en banda, no hagas el "me enfado y no respiro" de los niños o, peor aún, no critiques a la persona en lugar de criticar lo que se habla, incluso cuando tu postura pueda ser la buena.

Gestión de las emociones

Inteligencia emocional

Las emociones mueven el mundo, pero eso no significa que lo hagan en el sentido correcto. Las emociones no son malas en sí mismas, pero pueden serlo si nos dejamos llevar, o más bien arrastrar, por ellas, porque así sólo seremos esclavos de ellas. Las emociones pueden producir alegrías, pero también frustración, miedo, ansiedad, ira… Debemos actuar con razón y controlar esas emociones. Esto no significa eliminarlas, eso no es posible, pero sí podemos tenerlas bajo control para que nos afecten lo menos posible y su influencia sobre nuestras decisiones sea mínima o nula. Cuando actuamos o tomamos decisiones influenciados por las emociones (en caliente), es bastante frecuente que nos arrepintamos una vez se olvide la emoción (en frío). En ocasiones nos podemos dejar llevar por ellas, pero con cuidado, puesto que ese arrepentimiento que he comentado es causa de frustración y recordar esas decisiones poco afortunadas nos puede bloquear hasta el punto de ver un abismo ante cualquier cambio. Es distinto dejarse llevar por la intuición, ese pequeño pepito grillo que nos empuja a hacer muchas cosas, aunque no todas sean acertadas, pero si no fallamos, no aprendemos ni evolucionamos, ¿no? Utiliza las emociones para pensar, no que ellas piensen por ti, esa es la clave.

Para la gestión de las emociones es fundamental el autoconocimiento, saber qué emociones nos arrastran y controlan más y los signos que aparecen previos a estas, así podremos adelantarnos y controlarlas. Nuestro cuerpo delata la emoción, nos dice que algo va a explotar. El levantamiento de una o las dos cejas, el inspirar profundamente mientras las narinas se ensanchan, se hinchan ciertas venas, el apretamiento de dientes, el movimiento de apertura bucal, el apretar el puño… ¿Sabes cuáles son tus signos?

También debemos tener en cuenta que las emociones realmente son interpretaciones hacia un hecho, persona o situación. Lo que a unas personas les produce alegría a otras le produce tristeza o ira, y si algo es interpretable es que no es real, sino que tiene varias realidades o interpretaciones. ¿Quieres dejarte llevar por algo que puede no ser verdad? Y te pongo el ejemplo de un clásico del fútbol español, un Madrid-Barça (aunque puede ser cualquier situación donde uno "gana y otro pierde"). El equipo que gana considerará justa la victoria, mientras que el que pierde creerá que la derrota es injusta, buscará justificaciones como el árbitro, el entrenador, el horario o cualquier otra. Ante una "misma realidad", unos estarán eufóricos y otros tristes o llenos de furia, unos verán una "realidad" y otros otra. Y esto sucede casi en todos los aspectos de la vida, aunque no lo veamos o seamos conscientes. Si no me crees, te pongo otro ejemplo: haces un tratamiento que para ti es inmejorable desde el punto de vista técnico, estético y funcional, y se lo muestras a un compañero que critica hasta la hora en que desayunaste ese día. La realidad es una, pero desde tu perspectiva (tus conocimientos, tus creencias, tu técnica) era un gran trabajo, mientras que, para el otro, dentista como tú, habiendo hecho una formación similar, es un trabajo muy mejorable desde su perspectiva (sus conocimientos, sus creencias, su técnica). Casi todo es perspectiva de una misma realidad, por eso nadie tiene la razón, nadie sabe nada y las emociones te hacen creer que la realidad, la razón y la sabiduría es tuya y los demás se equivocan. Si incluso yo cuando doy una charla, una clase, me gusta poner en duda lo que enseño porque, aunque pueda generar confusión, la decisión final es de cada uno y creo que tenemos que enseñar caminos y guiar, pero dejando ver que hay otros.

Recuerda que lo que un día te parecía buenísimo, una gran idea, una técnica infalible, otro día te parece que es la peor idea, que a quién se le puede haber ocurrido y cómo pudiste hacer tú eso. Volvemos a lo que comentábamos, estamos en constante evolución, personal y profesional y cualquiera puede estar en el punto de mira de otro talibán.

Da igual si la emoción es de alegría o de ira, cuando sabemos que puede coger el control, debemos centrarnos, respirar conscientemente y evaluar el desencadenante de dicha emoción bajo la razón. Y si te dejas llevar, no vayas demasiado rápido, emoción y prisas sí que es una mala combinación.

Para ayudarte, escribe sobre tus sentimientos y las emociones que te producen. Escribe qué te causa alegría, tristeza, ira o desagrado, e intenta averiguar el porqué y plasma lo que sientes al recordarlo. Así, la próxima vez que aparezca alguna emoción, serás más consciente y podrás contenerla. Algunas veces la detectarás, otras no, otras podrás contenerla, otras te superarán. No pasa nada, esto es un ejercicio diario de por vida, no existe la perfección y unos días ganarás, otros perderás, pero cada día lo harás un poco mejor. Hay que ir poco a poco, partido a partido, emoción a emoción.

Gratitud y generosidad

Ley de la correspondencia. El karma existe

Es increíble el poder que tiene sobre cómo nos sentimos y sobre nuestra felicidad, el ser agradecidos con lo que tenemos y lo que somos, y el ser generosos con nosotros y con los demás. Si no me crees, la próxima vez que hagas algún favor porque sí, sin esperar nada a cambio, porque te apetece, párate a pensar cómo te ha hecho sentir, al poco de hacerlo, al día siguiente y con el tiempo. La sensación suele ser placentera, pero no por un rato como cuando te comes un dulce o haces algo que te genera placer, sino por un tiempo ilimitado. Te sientes como dice la canción "I Feel Good". Asimismo, dar las gracias sinceramente, ser agradecido, produce la misma sensación en el que las da y en el que las recibe y, lo mejor de todo, si le añades una sonrisa, mejorarás también el día de ambos. No cuesta nada y ganas mucho.

Cuando seas generoso, cuando des algo tuyo, material o inmaterial, no esperes recibir nada a cambio, ni siquiera un gracias. Yo he cometido este error durante muchísimo tiempo pensando, por yo soler dar las gracias cuando alguien me daba algo, que todo el mundo debería hacerlo (pero ya hemos dicho que la gente hace o deja de hacer cosas según sus creencias, más que por hacer el mal). Piensa que, si lo haces, estás convirtiéndolo de forma inconsciente en una transacción comercial "yo doy-tú das", y eso no es ser generoso sino interesado, aunque involuntariamente. Hay que dar porque nos apetece. La generosidad es un egoísmo inteligente e inconsciente, porque cuando tienes una actitud positiva y eres generoso, serás un imán para lo positivo, la vida devuelve lo que le das sin querer nada. Se puede decir que somos energía y esta fluye por el cosmos, lo que llamamos karma. Y doy fe de que cuando das un poquito, el universo o como quieras llamarlo, te devuelve tu "inversión" con creces. Se podría decir que es inteligencia financiera humana. Cuando das algo gratuitamente a alguien, más aún cuando es alguien con el que no tienes una relación, digamos, buena, inmediatamente esa persona se sentirá en deuda contigo y, de forma involuntaria, obligado a devolver el favor. Esto ya lo demostró Benjamin Franklin con su archienemigo del momento y lo usan como táctica de venta muchos comerciales o los Hare Krishna, cuando te regalan una flor para que te veas obligado a escucharlos y así tener vía libre para "convencerte".

También da las gracias por todo lo que tienes, aunque sea poco, pero hay que saber valorar y agradecer lo que se tiene y no querer lo que tienen otros. Y no sólo agradezcas esto, sino también el querer mejorar cada día y esforzarte por ello, aunque el camino sea largo y no sea fácil. No hay que fustigarse y quejarse tanto, porque seguramente hay más motivos para dar las gracias que para culparnos, tenemos que ser ligeramente permisivos para no bloquearnos y poder progresar.

Si necesitamos ayuda, debemos pedirla a quien sabemos nos puede ayudar, no hay que tener miedo ni vergüenza (tipo de miedo al qué dirán), hay que pensar que, igual que nosotros tenemos que estar dispuestos a ayudar y dar soluciones a los problemas de los demás, los demás querrán hacer lo mismo por nosotros. Uno no puede saber de todo y hacer todo bien, necesitamos apoyos, necesitamos delegar, algo muy complicado para los que nos cuesta confiar en los demás. Si el problema es que no nos hemos rodeado de la gente adecuada, el problema es nuestro, no de los otros. Si no quieres sentirte desbordado, pide ayuda, si ves que alguien está desbordado y crees que puedes echarle una mano, ofrece tu ayuda. Si intentas hacerlo todo por ti mismo, dudo que puedas hacer todo lo que te gustaría. La naturaleza del ser humano, creo, no es estar solo, sino el ser un individuo auténtico en un grupo en el que todos se apoyan y comparten ciertos valores.

Y que debemos evitar dañar a los demás, con nuestros actos o con nuestras palabras. Hay que ser justos. Tú verás si merece la pena hundir, pisar o algo parecido a alguien por tu interés, por envidia o egoísmo. No todo vale, siempre hay otras formas más elegantes de conseguir nuestros objetivos y estar bien con nosotros mismos. No pienses que el mundo confabula contra ti, sino piensa que tu peor enemigo eres tú mismo. Uno no es el centro del universo… aunque todo nos haga pensar que sí, somos pequeños puntos insignificantes en un gran universo, cuya presencia o ausencia no importa para que la vida continúe, ni siquiera para nuestro entorno. Nadie nos recordará cuando hayan pasado tres generaciones, a no ser que hayas dejado un legado, algo a lo que muchos aspiran, a ser recordados eternamente, aunque como imaginarás, esto no depende de nosotros.

Para ponerlo en práctica, cada día, al levantarte, piensa en todo lo que tienes y eres. Piensa que, por el lugar y el momento que nos ha tocado vivir, estamos entre el 5 % de las personas más ricas del mundo. ¿No crees que es de agradecer? Piensa en tu familia, tus amigos y la gente que te dedica tiempo. ¿No crees que es de agradecer? Piensa que tienes un techo donde cobijarte y comida en el plato. ¿No crees que es de agradecer? Si aun así piensas que no es suficiente, vamos a jugar a otra cosa. Imagina que no tienes nada de lo que tienes, y cuando digo nada, es nada, como si fueras un *Homo* desnudo en medio de la sabana que tiene que buscarse la vida para sobrevivir. ¿Entiendes ahora lo que quiero decir cuando digo que tenemos una suerte que no nos merecemos? Ya que la suerte te ha sonreído, da las gracias y aprovéchala. Cuando quieras la vida de otro, el dinero, la pareja, la casa o el coche, piensa que ya tienes mucho y que quizá lo que crees que te falta para ser feliz no tiene que venir de fuera ni parecerse a lo que tienen los demás, sino nacer de tu interior. Lo que anhelamos, la mayoría de las veces no es lo que queremos, es lo que creemos que queremos.

No seas egoísta, da lo que tienes e, incluso, lo que no tienes, pero siempre después de preocuparte por ti, como con las mascarillas en los aviones, que hay que ponérnosla nosotros antes de colocarla a nuestro acompañante. Sólo si estás bien contigo y sabes quién eres, puedes ayudar de forma sincera y natural a los demás. Dar por el mero placer de dar y ver la alegría del otro, eso da una felicidad verdadera.

Aporta valor

No seas como los demás, sé diferente

A veces por miedo a destacar, a no ser aceptado por el resto del grupo, es más fácil hacer lo que todos, seguir el camino marcado, dejarse llevar y no arriesgarse. No esperes conseguir más que los demás si haces lo mismo (o menos) que ellos. Buscar y trabajar por ser mejor en algo te llevará tiempo y esfuerzo (sacrificio), pero seguro que merecerá la pena. Empieza por intentar hacer mejor lo que mejor se te da. Se puede intentar mejorar en lo que eres malo o menos bueno, pero eso te quitará tiempo y energía para mejorar lo que ya haces bien. Dependiendo de tus metas puede que no sea una buena opción. Hoy en día creo que tenemos dos opciones: ser los mejores en algo o ser buenos en algo y tener cierto dominio en muchas otras cosas relacionadas, lo que comentábamos de ser superespecialista o supergeneralista, pero no uno más que no tiene nada distinto que ofrecer a la sociedad.

Para aportar valor, empieza por buscar soluciones a los problemas de la gente, incluso a tus problemas, que muchas veces son los mismos que los de otros. Si eres el primero que ve algo, irás con ventaja, si no, mira cómo han crecido algunas empresas por esa razón. Pero lo malo es que no sólo vale con eso, con empezar, porque luego hay que mantenerse, y para ello tendrás que aportar valor continuamente, como se suele decir, reinventándose, aportando valor día tras día. Si unes esto a ser el mejor en solucionar ese problema, raro es que no te posiciones. Pero recuerda que tus objetivos no tienen por qué ser grandes y esperar resultados vitales para la humanidad, cada uno marca sus objetivos, algo de lo que hablaremos más adelante.

Ese valor que aportas tienes que hacerlo visible. Las personas compran el valor cuando lo perciben, si no, es como si no existiera. A esto se le llama crear una marca personal. Y es válido en todos los ámbitos de tu vida, por ello tiene que ir acorde a tus valores y que se te reconozca por eso que haces diferente o mejor, igual que cuando compras una marca de móvil, de ropa o de coche, por ejemplo. "Compramos" lo que nos hace sentir, no el producto, compramos lo que creemos que necesitamos. Y cuando he dicho que esto se puede extrapolar a lo personal es porque prácticamente cualquier cosa que hacemos a lo largo del día tiene que ver con vender (ideas, opiniones, tratamientos…) para que alguien nos "compre" (acepte). Y por supuesto no te "vendas" barato, ya sabemos que tendemos a no valorar lo que nos dan gratis. Cuando alguien regala algo se asume que no vale nada, que no le cuesta tiempo, pero sabemos que no es así. Podemos ser generosos, pero con mucho cuidado de no dar una imagen equivocada de lo que somos. Aquí se ve lo que hablábamos en la gestión de las emociones, no debemos dejarnos llevar por ellas para que no nos vendan la moto, hay que ser críticos y racionales.

Siempre se dice que una empresa no puede pretender abarcar todo el mercado, sino dirigirse a un público en concreto con el que conectar. Lo mismo en nuestra vida diaria, por mucho que queramos gustar a todo el mundo, primero para qué, eso sería ser esclavos de lo que piensen los demás, y segundo, es imposible, porque nos rodeamos de gente afín a nosotros, a nuestros valores y principios, y no todo el mundo es igual ni se siente identificado con las mismas cosas (personas). Pues deja de buscar la aprobación de todos y consigue que se acerquen a ti aquellos que quieres que estén cerca y aquellos que te pueden aportar y a los que tú puedas ofrecer algo.

Podríamos resumir este apartado de aportar valor, en nuestra profesión, a especializarse, pero cuidado, no significa hacer una cosa, especializarse es diferenciarse, sé el mejor (o casi) e intenta ser cada día un poco más (no dejes de aprender y de formarte nunca), ofrece algo distinto a los demás.

Establece tus protocolos, practica, aprende de tus compañeros, de tus errores y da todo lo que esté en tu mano y aprende a transmitir, que es posiblemente lo más complicado. Puedes hacer el mejor tratamiento del mundo que, si no le haces sentir al paciente que está en las mejores manos, le hubiera dado igual que se lo hiciera un mono, siempre y cuando no le doliera. Y al contrario, pacientes que hablan maravillas de su anterior dentista, aunque les hubiera hecho un estropicio, pero para ellos, lo que les hizo sentir estaba por encima de todo. Sé que es algo difícil de asimilar, más cuando siempre nos hablan de la importancia de la técnica y no se da la importancia a saber transmitir valor al paciente.

Fíjate objetivos

Para llegar a tu destino tienes que saber primero cuál es

Sólo hay una opción para poder conseguir cosas en la vida, y es saber qué cosas quieres conseguir. Es una forma de medir el resultado de nuestros esfuerzos, de poder mejorar para conseguirlos y de saber si vamos por el buen camino.

Una idea que suele llevar al fracaso y a la frustración es pensar que nuestros objetivos tienen que ser grandes, como dedicarse a la investigación y querer descubrir algo asombroso y que vaya a cambiar al mundo o ser el mejor dentista del universo. Las cosas no funcionan así, objetivos pequeños y realistas en el tiempo nos hacen conseguir logros importantes; de hecho, pensando así muchas veces conseguimos mucho más de lo que habíamos imaginado. Sean objetivos grandes o pequeños, vamos a tener que poner de nuestra parte sacrifico, paciencia y disciplina, y creo que imaginas cuáles van a ser más exigentes.

Es cierto que en la vida nos pasa como en odontología. Cuando eres joven muchas veces no sabemos qué queremos, dónde queremos llegar y vamos como pollo sin cabeza por la vida, sin metas claras. ¿No nos pasa a muchos que cuando sales de la carrera estás cansado de que te hablen de diagnóstico, planificación y pronóstico y años más tarde te das cuenta de lo importante que es? Pues es porque no tenemos claridad mental debido a nuestra falta de conocimiento y experiencia y, por qué no decirlo, por no escuchar a profesores que nos ponen sobre aviso, "más sabe el diablo por viejo que por diablo". Sin embargo, a medida que pasan los años te vas dando cuenta en la vida de que tienes que fijarte objetivos, y en la profesión de que tienes que saber qué necesita tu paciente, visualizar el resultado final antes de empezar el tratamiento para conocer la hoja de ruta que llevarás. Y en ese momento das la importancia que tiene a cada cosa. Es normal no tener las cosas claras cuando empezamos, pero lo que no podemos permitir es que sigamos así toda vida.

Y las metas son algo personal, déjate de lo que te digan los demás, de lo que veas en redes sociales, en la tele o en cualquier parte. Coge el control de tu vida. ¿Y por qué? Porque tus objetivos y los de los demás no tienen por qué ser los mismos, pueden ser hasta contrarios. Uno puede querer ser un referente internacional en lo suyo, dar la vuelta al mundo, rodearse de los mejores conferenciantes, mientras que tú quizá quieres ser un buen dentista y disfrutar de tu trabajo y de tu familia por partes iguales. Volvamos atrás y recordemos que lo que crees que anhelas de otros, si lo tuvieras, estarías en las mismas. Y ten cuidado con las metas materiales, que no te van a hacer feliz porque cuando consigas una, querrás otra más grande, y luego otra y estarás igual o peor que al principio. Eso que dicen que el dinero no da la felicidad es cierto, puede ayudar porque tu vida será más fácil, pero el resto es cosa tuya, y cuando digo tuya me refiero a que tiene que venir de dentro de ti. Muchas metas te hacen esclavo. Los bienes son el resultado de un buen trabajo, no el objetivo.

El éxito no llega, al éxito se llega a través de un camino nunca fácil. Y puede que tú no marques tu propio éxito, sino que sea la percepción de los demás la que lo dicte, tú marcarás tu propia satisfacción, tu propia felicidad. Piensa si estás dispuesto a sacrificarte, a dejar comodidades y placeres para conseguirlos. Si la respuesta es no, esos no son tus objetivos, búscate otros más realistas. Si la respuesta es sí, a por ellos. Recuerda lo que hemos dicho antes, los objetivos que no logras (los grandes son siempre difíciles) causan frustración. No te engañes a ti mismo, aunque somos a los más fáciles de engañar. Ve poco a poco, sin prisa pero sin pausa, con el foco puesto en lo que quieres de verdad.

Y ten cuidado de que tus objetivos no te cieguen, ten siempre los ojos abiertos para ver otros caminos, otros objetivos, no seas cerrado, se resiliente y ábrete a cambios.

Y qué mejor forma de ponerlo en práctica que anotar tus objetivos. Haz una lista a principios de año o de curso, que puede que sea más práctico, porque la vuelta al trabajo después de las vacaciones estivales son un momento de reseteo, de volver a empezar. En esta lista debes incluir objetivos profesionales y personales, no lo olvides. Y te aconsejo que priorices, es decir, que pongas en primer lugar los más importantes. Recuerda también que los objetivos deben ser factibles, incluso más bien fáciles para ti, porque en la mayoría de las ocasiones conseguirás más y la satisfacción será mayor. Hay gente que prefiere tirar alto para autoexigirse más, pero por lo que yo he experimentado y visto, eso suele llevar más a la frustración al no conseguir llegar. Según vayas consiguiendo cumplir esos objetivos, ve tachando y al acabar el año natural intenta, de forma sincera, conocer la razón por la que no has conseguido el resto, aunque si eres realista y los trabajas, dudo que no lo hayas hecho. Esos objetivos que te escribes no son inamovibles, sino que puedes revisarlos de vez en cuando para saber cómo vas, recordar alguno que puede que se te haya olvidado, modificar algo, anotar nuevos (según la prioridad). Este ejercicio no consiste en escribir por escribir, se escribe para no poder poner excusas cuando nos quejemos de nuestra vida y para poder cuantificar nuestros avances.

Autorresponsabilidad

No valen las excusas ni las quejas

¿Cuántas veces has escuchado a un estudiante decir "he aprobado" y "me han suspendido"? ¿O alguien que le sale bien algo y dice que es el mejor y cuando le sale mal, echa la culpa a la suerte (mala) o alguien en particular o, peor aún, a un objeto inanimado? ¿Y escuchar a alguien quejarse porque siempre, siempre, le sucede todo lo malo? Seguramente cada uno de nosotros hayamos dicho alguna de estas o similares en alguna ocasión, porque es más fácil tirar balones fuera, quitarnos la responsabilidad de nuestros actos. Todos tenemos días malos y días malísimos, sólo tenemos que aceptarlo y tirar adelante. Debemos actuar y pensar como si alguien nos estuviera evaluando y no pudiéramos mentir. Debemos ser sinceros con nosotros mismos, ser autocríticos, para lo malo, pero también para lo bueno, que el objetivo no es fustigarnos. La idea es mejorar continuamente y para eso tenemos que darnos cuenta de nuestros errores, que podemos fallar, de hecho, vamos a fallar en innumerables ocasiones, pero debemos intentar aprovechar la ocasión para crecer y no volver a fallar en lo mismo o situaciones similares, lo que se llama aprender, vaya. Asume tu responsabilidad, sé **auto**rresponsable. Al principio cuesta, pero luego empieza a ser gratificante, en serio. Tienes que evitar la autocomplacencia, eso es muy cómodo y fácil, pero no te lleva a ningún lado decirte que eres bueno y que haces todo bien y que lo que sale mal es por otros. No somos perfectos, podemos equivocarnos, tenemos que equivocarnos, especialmente cuando no sabemos algo o estamos aprendiendo cosas nuevas.

Debes tener cuidado de quién te rodeas, porque hay mucha gente a nuestro alrededor que no va a ser sincera con nosotros, igual que tampoco lo solemos ser nosotros con los demás, y nos van a dar la razón como a los tontos, y qué mejor para un tonto que se le dé la razón. La honestidad, tanto nuestra hacia nuestros amigos y familiares como de los demás hacia nosotros, es vital para poder hacernos responsables, porque si me dicen que yo no tengo la culpa, mi ego se crece y lo acepto como verdad, aunque yo sepa que es mentira, nos gusta mucho autojustificarnos. Y la razón es porque nuestro cerebro no lleva bien hacer las cosas mal o ver cosas que no cuadran, y siempre va a intentar buscar sentido a las cosas, y la forma más fácil es quitarnos la responsabilidad.

No busques excusas, no esperes a que las cosas lleguen y ponte en acción, hemos nacido para estar en movimiento y hacer cosas, si no, tú verás como hemos llegado hasta aquí como especie. Deja de estar tumbado en el sofá, de deslizar el dedito por la pantalla de tu móvil, de hacer tus maratones de series, de salir todos los días buscando placeres efímeros y haz que tu vida tenga algún sentido, trabaja tu cuerpo y tu mente, ten conversaciones interesantes con tus amigos, haz, interactúa, sé persona. Las cosas interesantes se trabajan, se luchan, se hacen esperar. Tú eres el responsable de tu vida, de tus actos, de tus pensamientos.

Para empezar a ponerlo en práctica, cuando algo no te salga bien o no resulte como esperabas, no te enfades y te acuerdes de la "madre que le parió", no; mira, evalúa lo que ha podido causar ese resultado: mira hacia dentro, no hacia fuera, e intenta aprender para poder corregirlo en el momento y en circunstancias similares futuras. Evita decir el famoso "es que" (o como decimos los madrileños, "ejque"), cuando vayas a usar un pero, piensa bien lo que vas a decir después, "córtate el dedito" cuando vayas a señalar a tu víctima, a la que pasas la patata caliente de la señora responsabilidad. Asume tus pensamientos, tus palabras, tus acciones, no las niegues ni digas que alguien te dijo que lo hicieras, porque ¿cuál es una de las frases preferidas de las madres? "Si Juanito te dice (o hace) que te tires por un puente, ¿tú te tiras?" Y es que las madres son sabias.

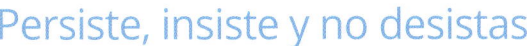

Persiste, insiste y no desistas

Quien la sigue la consigue, pero no mañana ni cuando tú quieras

La primera máxima es que nada es fácil. Y si algo lo es, permíteme que dude de su valía o duración. Normalmente lo que rápido viene, rápido se va. Cuanto más grande, más importante es un objetivo, mayor será el esfuerzo, el sacrificio y el tiempo necesarios para conseguirlo, y no olvides que puede que no sea lo que esperas y que hayas dejado atrás en el camino cosas o gente importante para ti.

En la vida o en el trabajo aparecerán problemas en cualquier momento y sin previo aviso. Y tienes dos opciones: parar y anclarte (miedo y estancamiento) o buscar soluciones y progresar (superación y aprendizaje). No hay término medio, no hay otro camino, el obstáculo es el camino. No veas fracasos o problemas, cambia tus creencias, la forma de entender el mundo y prácticamente sólo verás retos u oportunidades de crecer y aprender. Si crees en algo, no dudes, confía en ti y lucha por ello. Si no es así, puede que no lo quisieras tanto, que no fuera una prioridad, motivo fundamental por el que la mayoría de las personas no hacen todo lo que debieran para conseguir ciertos objetivos y, por tanto, es harto complicado que los consigan. Para muchos de los objetivos que nos marcamos debes tener en cuenta tres premisas: paciencia, paciencia y paciencia. Y a estas súmale otras dos, disciplina y esfuerzo. Nada es gratis, lo que supondrá que todas esas premisas te costarán tiempo que no podrás dedicar a otras cosas que te gusten.

Huye de los que intentarán limitarte, frenarte, hacerte huir de lo que para ellos es la peor idea, aun sin tener información, sólo por el "cuñadismo" y el saber de todo de la masa. Sus opiniones son sólo eso, opiniones (y a veces con un toque de envidia y/o arrogancia), tú has tomado una decisión, tienes los datos, el conocimiento y por qué no, tu intuición. Sigue adelante. Y cuando las voces que quieren frenarte crezcan, sigue adelante, porque sabes que estás más cerca y que si no lo consigues, el mundo no se termina, hay más oportunidades. Debemos ser resilientes, adaptarnos a los cambios o, mejor aún, antifrágiles como dice Taleb, hacernos más fuertes ante la adversidad. Podemos coger otros caminos, pero siempre con el foco puesto en la meta, que aunque es importante, disfrutar del camino es mucho mejor, porque en su recorrido cumplirás objetivos intermedios y pasarás metas volantes (si eres aficionado al ciclismo, sabes que da puntos, que no sólo gana el que gana la etapa). El que no arriesga no gana. Se gana o se aprende. Pero para ello persiste, insiste y no desistas. Dichos como "el que la sigue la consigue" o "el que siembra recoge" siguen esta línea, pero no significa que vayamos a conseguir todo lo que queremos, sino lo que seamos (creemos, pensamos, decimos y hacemos) y trabajemos.

Ahora, lo difícil: ponerlo en práctica. Lo primero es marcar tu *focus*, es decir, saber en qué quieres gastar tus energías y dedicarle más tiempo. Ahora viene la segunda parte, trabajar en conseguirlo. Si pretendes ser un reconocido dentista a nivel nacional o internacional, dando charlas de aquí para allá, pues tendrás que currar como un loco en clínica, adquiriendo la experiencia sobre el tema que quieres dominar; en cursos, adquiriendo más conocimientos y en casa, trabajando los anteriores para compartirlo a los compañeros. Pero con eso no vale; además, tendrás que hacerte visible y para eso tendrás que dedicarle tiempo, aprovechar oportunidades que aparezcan o que busques, con casas comerciales, contactos y más. Tendrás que saber comunicar o aprender a comunicarte, renunciarás a muchas cosas para poder dedicarte a ello, trabajar duro y, por qué negarlo, necesitarás una pizca de suerte (entendámosla como queramos). Y a veces harás cosas que no entran dentro de tus valores, mira si eso te merece la pena para alcanzar la felicidad o prefieres sacrificar esta última por reconocimiento (¡cuidado!, que esto me huele a que el ego ha tomado las riendas). En todo este camino, de tu trabajo tendrás gran parte del control, pero del resto no, por lo que los resultados puede que tarden en llegar, no lleguen o sean diferentes a los esperados. En el primer caso, paciencia y a seguir trabajando, si cedes, claramente nunca lo conseguirás. Si no llegan los resultados, puede que no te lo estés currando como deberías, no por nada, sino porque tienes otras prioridades, más importante que la suerte en la que ahora, leyendo esto estás pensando, que sería la culpable de no llegar. Y en el último supuesto, que los resultados sean diferentes, puede que te gusten más, algo que me alegraría muchísimo y que creo que es lo más frecuente, o que por el contrario no te guste, caso en el que te aconsejaría que no te enfadaras y te replantearas tanto los objetivos como el camino seguido. Ama al destino (*amor fati* que dirían los estoicos modernos), lo que no significa resignarse, sino aprovechar lo que viene y aceptarlo, que es muy distinto. Está claro que quien no lo intenta lo suficiente, en todos los aspectos, mucha suerte ha de tener para conseguirlo. Si todo esto te cuesta, el ejercicio que siempre ayuda es escribir: suelta todo lo que tienes dentro, cómo llevas el proceso, los avances y los contratiempos. Así será mucho más sencillo darse cuenta de si tenemos que seguir o, por el contrario, tenemos que replantearnos el objetivo.

Huye de la esclavitud de la apariencia

Las cosas son mejor por dentro que fuera

Una cosa que repito mucho a mis hijas, locas con el *Tik Tok* (y con ese tipo de aplicaciones que suben los niveles de dopamina por el mero hecho de deslizar el dedo por una pantalla para ver un contenido, en su mayoría, vacío), es que no se crean todo lo que ven y oyen, porque la mitad es mentira y puede que la otra mitad también. Antes de creerte lo que ves, por qué no te preguntas qué te gusta que la gente sepa de ti. ¿Lo bueno o lo malo? Pues como creo que la respuesta es bastante clara, antes de flipar o alucinar con la vida de los demás, un consejo: piensa en esas cosas de las que presumes tanto, pero no son para tanto y extrapólalo a la otra persona. Hay estudios que llegan a afirmar que la felicidad es inversamente proporcional a la felicidad que muestran las personas en redes. No hay más que ver la vida de mierda y lo infelices que son muchos famosos, los de antes y los *influencers* de ahora que, incluso, pueden llegar al suicidio. No debemos envidiar, ni tampoco acusar o criticar, a las personas por lo que nosotros vemos, porque no es todo lo que hay y porque, no menos importante, es una interpretación que nosotros damos por nuestras creencias, que no siempre son buenas. Expectativas versus realidad, que no se te olvide nunca, por los demás y por ti.

Es más fácil aparentar que ser, aunque a veces tengo dudas porque estar siempre interpretando un papel no es fácil, hasta el punto de que uno pierde la noción de quién es, todo por culpa de vivir bajo el yugo de la opinión de los demás. Y si no sabes ni quién eres, ¿crees que vas a ser feliz? Y vamos un poco más allá, ¿qué te pasará cuando la gente ya ni siquiera opine sobre ti? Si las opiniones de los demás te dan vida, cuando no existan, tú "morirás" seguramente. Habrás vivido para nada. Pues hagamos lo que queremos hacer, sin importar lo que digan los demás, como bien dice Alaska en su canción, pero no te justifiques con el que "yo soy así y nunca cambiaré", porque esa es la excusa fácil para no mejorar, lo siento, Olvido, pero de tu famoso estribillo sólo me quedo con una parte.

Una de las máximas de la filosofía clásica es ser coherente en tu vida. Esto significa que prediques con el ejemplo, que seas como dices que alguien debe ser. No vale de nada decir y decir cómo tenemos que ser o hacer y después hacer lo contrario, aunque por desgracia suele ser algo frecuente, de hecho, yo lo he hecho y lo sigo haciendo, pero cada vez menos porque sé cómo quiero ser y lo que tengo que hacer.

Introduciéndonos en este tema dentro de nuestra profesión, escucho muchas veces a compañeros envidiar lo que hacen referentes, líderes de opinión y otros compañeros. Les envidian, en parte, porque creen que todo lo hacen bien, que tienen cero problemas, que lo hacen fácil, pero no saben u obvian que para llegar ahí han tenido que fracasar, trabajar mucho, tener paciencia, invertir tiempo y lo que no es tiempo. Como yo siempre digo, todos tenemos "mierda en el cajón", que no la veas no significa que no la tenga, pero quiero mostrarte cómo evitarlo, porque eso me ha ayudado a estar aquí hablándote de ese tema. Y aun así, en tu proceso de aprendizaje, harás cosas mal, cosas que no te harán estar orgulloso, pero cosas que harán que a la próxima lo hagas mejor. Nadie lo tiene más fácil por la "gracia de dios" ni tiene una "flor en el culo". Eso de gente que "nace estrellada" y gente que "nace con estrella" es una pamplina de la que hablo mucho a lo largo de estas páginas. ¡Coño!, ponte las pilas, cambia cosas en ti y cambia el rumbo de tu vida. No te quejes, que a eso que aspiras no se llega a través de la queja, se llega (si se llega) a través del trabajo y el tiempo. Y tampoco esperes siempre conseguir todo lo que te propongas, pero conseguirás más que si te quedas a verlas venir y a poner excusas.

En toda esta vorágine de información, redes sociales y sabelotodos, debemos aprender a ser críticos, filtrar y quedarnos con la información útil, sin dejarnos llevar por las emociones. Aprende a diferenciar lo cierto de lo falso, la apariencia de la realidad, el conocimiento de la charlatanería. Y no, no es fácil, porque lo fácil es dejarse llevar por lo bonito, aunque no sepamos cómo se ha conseguido o si ni siquiera es verdad ni cuánto dura o durará. ¿Cuántas veces has visto el seguimiento de casos a largo plazo, las complicaciones, la percepción del paciente? No te dejes arrastrar y piensa por ti mismo, y si no sabes, aprende a pensar en lugar de dejarte llevar.

¿Y todo esto como se puede llevar a la práctica? Pues lo mejor, aunque para muchos suene muy duro, imposible o incluso que prefieran morirse, deja las redes o al menos reduce su consumo. Si no te expones y no ves lo que otros quieran que veas, no podrás comparar, no querrás imitar algo de otros que ni siquiera sabes si es cierto. Que no pasa nada por estar conectado, pero no abuses, porque ahí es cuando pueden comenzar los problemas de frustración, de creer que nuestra vida es peor que la de los demás. Ese mundo es más un *Second Life*, una realidad virtual, un *Metaverso*. Vive la vida de verdad, busca el contacto con personas.

Mejora continua (kaizen)

El aprendizaje nunca termina, Siempre hay margen de mejora

Comenzaré con una frase de Epicteto (filósofo estoico): "Nadie puede aprender aquello que cree que sabe". También habrás oído otras citas como "quien cree que sabe todo, nada sabe"; "cuanto más sabes, menos crees que sabes" o la frase de Descartes "Cambiaría todo lo que sé por la mitad de lo que ignoro". Y hay muchas más relacionadas con el conocimiento y el aprendizaje de las que quiero destacar sólo una más, "nadie está en posesión de la verdad", escucha lo que otros tengan que decir.

Posiblemente la mejor inversión que puedes hacer en ti y para ti es en formación. Pero no te limites a tu formación profesional, fórmate también en otras disciplinas, no sé: comunicación, filosofía, relaciones sociales, educación financiera... Hay muchas cosas interesantes por todos lados y algunas las podrás utilizar en tu profesión. Y cuando se habla de formación no debes reducirlo a cursos (de larga duración, modulares, de dos días o unas horas), también formarse es leer, ver vídeos, ver a compañeros trabajar, hablar con colegas con una cerveza en la mano, cualquier cosa que te enriquezca podría casi considerarse formación. Siempre hay capacidad de crecimiento, aunque sea un "insignificante" 1 %. Y siempre con la mente abierta, dispuesto a cambiar creencias asimiladas y arraigadas durante tanto tiempo y con pensamiento crítico para que no te la metan doblada.

Aunque el proceso de aprendizaje puede que no sea igual para todos y no se debe generalizar, creo que podríamos decir, de forma resumida, que podría ser algo así:

- Conocer el concepto y/o técnica. Lo que no conocemos no existe para nosotros.
- Conocer las bases y fundamentos, así como los protocolos del concepto y/o técnica.
- Asimilar las bases y fundamentos, así como los protocolos del concepto y/o técnica. Para ello es necesaria la **atención plena**.
- Poner en práctica el concepto y/o técnica. Para establecer nuestra sistemática basada en ellos es necesaria la **atención plena**.
- Repetir, repetir y repetir. Adquirir experiencia.
- Fracasar, tener problemas y complicaciones. Rectificar, depurar el conceto y/o técnica y solucionar los problemas y complicaciones. Para esto también es necesaria la **atención plena**.
- Adquirir el hábito. Establecer protocolos.
- Agregar/modificar conceptos y/o pasos a nuestro protocolo. Proceso de mejora.
- Desaprender y volver y a empezar.

En estas fases has visto repetido el concepto de **atención plena**, con el que me refiero a que cuando hacemos cualquier cosa, especialmente cuando nos formamos o realizamos una actividad importante, tenemos que ser plenamente conscientes de lo que estamos haciendo. Si no lo haces así, haces por hacer, sin pensar, puede ser porque ya tienes un hábito adquirido (fíjate que es el séptimo paso) o, seguramente, porque no sepas lo que estás haciendo porque no estás centrado, no estás a lo que tienes que estar. Así, difícilmente vas a poder asimilar nuevos conceptos y/o técnicas y acabarás haciendo lo mismo de siempre. ¿Te resulta familiar hacer un curso, otro y otro más, con fulanito, con menganito, y al mes sigues haciendo lo mismo de siempre? A eso llamo yo tirar tu dinero y, peor aún, tu tiempo. Si no quieres hacer un esfuerzo cognitivo, no te apuntes a nada, vete de vacaciones, al cine, a hacer barranquismo, haz cualquier otra cosa en la que no sea imprescindible prestar atención plena y poner todo para sacar un beneficio, el mejor beneficio, aprender. Siento decirte que por hacer un cursazo, con el mayor *crack* en una técnica, por tener una cartulina (ya ni eso, que se mandan en .pdf) que diga que has estado "x" horas formándote, no vas a aprender. Por desgracia, no se aprende por ósmosis o por simple presencia, se aprende dedicando horas de atención y estudio (en el amplio sentido de la palabra). Y eso de la atención plena es algo que debemos recordar en nuestro día a día durante nuestras acciones rutinarias para hacerlas como es debido y no de cualquier manera.

Tampoco es extraño escuchar excusas para no hacer formación, como "no tengo tiempo" (problema de gestión de tiempo y prioridades), "no tengo problemas con lo que hago", "eso me lo sé ya" y mil y una excusas más. No hace falta decir mucho más, la palabra excusas lo dice todo. Pero voy a ensañarme un poco con la primera, la de no tengo tiempo. Pues mira, hay gente que se ha dedicado a echar cuentas y si dedicas una hora diaria (lo que puedes dedicar, a ver series, películas, redes sociales…) a leer artículos, libros, visualizar *webinars* y otras formas de divulgación durante dos años, podrás ser un experto. Si lo haces tres años más, cinco en total, un máster del universo. Y eso sólo dedicando una hora diaria (ahora me gustaría poner un meme de un tío bajando el puño para antes de tocar una mesa, abrir la palma de la mano y decir ¡bum!). Qué fácil es, ¿no? No tanto, esto requiere esfuerzo, paciencia y mucha constancia, atención plena aparte, claro. Como hemos visto y veremos, las excusas no pueden tener cabida en nuestra vida, tenemos que ser honestos con nosotros y saber a lo que estamos dispuestos para conseguir lo que realmente queremos y nos importa.

Las otras excusas como decir que tienes pocos o ningún problema tal cual trabajas, que no te hace falta aprender más, que eso ya lo hacías tú creo que no hace falta decir mucho más, ya sabemos lo que dijo Epicteto. Que cómodo es hacer siempre lo mismo, lo mismo que después diremos que no nos llena, que no nos motiva, pero que seguiremos haciendo porque no queremos hacer el esfuerzo por cambiar. Aparte sería bueno hacer una pequeña estadística de andar por casa para conocer nuestros índices de fracaso de los tratamientos que solemos hacer para poder saber, con certeza, si realmente nos va tan bien o no. Si tus fracasos en "x" tratamiento está por encima del 10 % (tirando para arriba), habría que revisar si lo estamos haciendo peor de lo que podríamos hacerlo. Salir de la famosa zona de confort para entrar en la zona de aprendizaje después de pasar la zona de peligro no es sencillo, pero sí necesario para crecer en todos los sentidos.

Cuando aprendemos algo nuevo no tenemos por qué desechar todo lo que sabemos (desaprender), aunque a veces sí hay que hacerlo porque si no, los conocimientos antiguos, esas creencias arraigadas a las que nuestro cerebro y la disonancia cognitiva se aferran y harán de dique de contención mental, nos impedirán entender y asimilar los nuevos conceptos y, lo que es peor aún, nos harán ir a la defensiva y negarlo todo, porque nosotros nunca hacemos nada mal y, mucho menos, alguien me va a decir que lo puedo hacer mejor… Esas nuevas ideas, a veces antagónicas, pueden suponer un ataque, una ofensa contra nosotros mismos y puede que sea la razón por la que mucha gente cierra su mente y las niega, más o menos tiempo, a veces para siempre. Para aprender hay que ser humilde. En muchas otras ocasiones podemos coger nuestro trillo y separar el grano de la paja y quedarnos con lo que nos interesa, lo que podemos aplicar a nuestra filosofía, a nuestra forma de trabajar a nuestra realidad clínica. No hagas las cosas como te han dicho que hagas, al menos no todo, hazlo según tus valores, personales y profesionales y según tu realidad, no todos jugamos en la misma liga. Y luego, cuando vayas teniendo experiencia, optimízalos, sé un poco autodidacta, que tampoco pasa nada por probar, sin ser arriesgado u osado, por supuesto. Sólo quiero que sepas que cuando escuches a alguien, líder de opinión, conferenciante, profesor, compañero, perico el de los palotes, me da igual, sepas que no tiene la verdad absoluta, por muy seguro y confiado que esté, por mucha emoción que remueva dentro de los asistentes, por muchas fotazas, luces y sonidos en su presentación, no tiene la razón universal. Cuando haces algo, crees que lo estás haciendo bien (cuando alguien obra mal debemos pensar que no lo hace conscientemente ni a mala fe, sino más bien por ignorancia), puede llegar alguien que te diga que no es así. No te enfades, no discutas, escucha y mira si la otra forma de ver o abordar una misma situación puede ser interesante. Todo suma, nada debería restar. Y duda, cuestiónalo todo y haz un juicio crítico de lo que te cuentan, de lo que te estoy contando. Debes interpretar a los que te enseñan.

Si queremos mejorar o ser el mejor, sabemos que no es fácil, pero como en todo lo primero es empezar y puede que ese salto, esa toma de decisión y acción pueda ser lo más complejo, porque como dice el dicho, "todo es ponerse". A eso le añades emoción, pasión (verdadera, pero bajo nuestro control), motivación (propia, no la busques fuera porque tal cual te la dan, te la quitan) y paciencia, y ¡voilà!, estás en el camino para aprender, para crecer. Y en muchas ocasiones antes de comenzar hay que cambiar algo en nosotros, nuestras creencias, esas que rigen nuestros pensamientos y nuestras acciones, esas que nos impulsan, pero que también nos limitan, de forma que nos imponen miedos que nos bloquean, que nos hacen desistir, que nos hacen buscar lo fácil y lo cómodo, así como la aceptación y aprobación de los demás.

En el camino del aprendizaje he hablado de ser autodidacta, pero eso no quita la importancia de buscar mentores, guías, esas personas que igual que el maestro artesano mostraba y enseñaba un oficio a un aprendiz. Pregunta a todos los que creas que te pueden aportar, pide ayuda, pide poder ver cómo trabajan, lee, cuestiónate toda la información que te llegue y haz tus propios protocolos. Y ten en cuenta que fallarás, seguramente muchas veces, tendrás que repetir cosas, pero es normal cuando estás en ese camino, no se puede hacer todo bien a la primera, de hecho, más bien eso sería suerte. Y los fallos en ocasiones se repetirán, claro que sí, ya sabes que el ser humano es el único animal que tropieza dos (o más) veces en la misma piedra. No mires para otro lado cuando sabes que algo no te ha salido bien, piensa que tienes a alguien detrás de ti examinándote y actúa correctamente. Sólo así podrás aprender y mejorar.

Tenemos que leer mucho, artículos y libros, de nuestra especialidad y de otras (mente abierta, recuerda), de dientes y no dientes, tenemos que ensanchar nuestro cerebro y así será mucho más fácil. Te sorprenderías de lo mucho que pueden llegar a aportar libros de filosofía, neurociencia o productividad en tu día a día. Debemos aprovechar cualquier escrito, porque es el regalo del conocimiento y experiencia de otros, que puede allanar nuestro camino.

Para poner en práctica todo esto que hemos visto, dedícale semanalmente una, dos o tres horas, o las que quieras, a leer sobre tu especialidad. Organízate de manera que se convierta en rutina, es decir, todos los lunes, martes y jueves le dedico 30 minutos. Y una o dos veces al año asisto a un curso o a un congreso, cada dos o tres años me apunto a un modular o me lío la manta a la cabeza y me apunto a un máster para aprender otra especialidad (esto puede sonar a locura, pero puede que sea la puerta a una vida más emocionante). Revisa PubMed de vez en cuando para hacer una búsqueda bibliográfica sobre un tema en concreto para actualizarte. Estate atento a las novedades (libros, técnicas, *tips*, etc.) haciendo búsquedas en internet o, incluso, en redes sociales, que en este aspecto creo que son bastante positivas. Como has podido pensar, algunos de estos consejos cuestan dinero (unos más y otros menos), pero otros son gratis, no hay excusas. Otra opción para mejorar es comprarte material de prácticas para hacer tus talleres *single* en casa. No en todas las especialidades será tan fácil, pero hay que buscarse las castañas y seguro que encuentras oro. Un consejo que doy a los dentistas generales es que practiquen con encerados y estratificación en modelos, porque ayuda mucho a interiorizar las formas, texturas, grosores y además ensayas el caso antes de hacerlo. Y si colocas implantes, imprime un biomodelo y practica. Que no hay excusas, hay falta de ganas. No hay falta de tiempo, hay falta de interés. No hay pérdida de dinero, hay inversión, y cuál es la mejor inversión que puedes hacer aparte de *bitcoins* (y depende), tu formación. Así ganas tú y ganan tus pacientes.

Otro "briconsejo" para mejorar es, como te decía antes, no engañarte, repetir lo que sea necesario, las veces que haga falta y, si te pasa a menudo, volvemos al párrafo anterior. Si buscas la excelencia, si tiras al 10, obtendrás mejores resultados cada vez y pasarás de un 5 a 8 con el tiempo. Mírame a mí, soy un zote con las manos, pero ya menos.

Ahora que me acuerdo, si estás haciendo algún posgrado, no pienses que ya está todo hecho, no te confundas. Igual que cuando acabas la carrera no eres dentista, sino que empiezas a serlo, cuando acabas un posgrado estás listo para ser un proyecto de esa especialidad. Se suele echar la culpa al profesorado, pero un alumno motivado, con ganas e ilusión, que aprovecha el tiempo, los conocimientos y la práctica, va a sacar mucho más provecho que el que va a verlas venir. Muchos podrán pensar que lo digo porque soy profesor de posgrado, y puede que mis sesgos me traicionen, pero también he sido y sigo siendo alumno y lo tengo claro, lo que aprenda depende más de mí que de quien me da el curso. Si aún no estás haciendo un posgrado, pero tienes pensado hacerlo, ten en cuenta todo esto, pero sí te aconsejo que trabajes un tiempo, dos años puede que sea el mínimo, para que sepas que realmente quieres hacer esa especialidad (o formación, que hoy en día no hay especialidades) y le puedas sacar mucho más provecho, porque cuando salimos de la carrera…, bueno, qué te voy a contar que no sepas.

Y cuando estés haciendo un curso, como cuando hemos hablado de la gestión del tiempo, no mires el móvil, aléjalo, no pienses en la lista de la compra, no pienses en irte porque has quedado, porque tienes el tren (como si no pudieras organizarte para que eso no te distraiga). No te apuntes a cursos que puede que sea difícil que vayas a poner en práctica. Hay que estudiar mucho la aplicabilidad, el contenido teórico y práctico, cómo te puedes organizar e, incluso, la rentabilidad que le puedes sacar, aunque esto es más bien secundario. Si tienes dudas, intenta buscar *webinars* o artículos que te ayuden a tomar la decisión de hacerlo o no, o busca gente que lo haya hecho para pedirle opinión, aunque cuidado con esto porque lo que a uno le gusta a otro no, o lo que a uno le parece el curso del siglo a otro le parece la mierda del milenio.

Cómo se nota que me dedico a la docencia que, por cierto, por si no lo sabías, cuando uno enseña aprenden dos, ahí te lo dejo. Después de todo este rollo, seguro que me dejo algo, pero hay que continuar y el libro se supone que no debe tener más páginas que la biblia.

Reflexionar y meditar

Dedica tiempo a ti, no te tengas miedo

Apréndete, autoconócete, escúchate. Habla contigo, escucha a tu voz interior, no intentes evitarla o acallarla y conversa a menudo con ella. No sé si sabes a qué me refiero o tengo que preocuparme por mi salud mental, pero yo lo hago mucho. Ojo, a veces, ella quiere hablarme de cosas que no tienen que ver con lo que estoy haciendo o pensando, quiere sacar temas de conversación que comen la cabeza. Así es nuestro cerebro, cuando debe estar callado, no puede evitar sacar trapos sucios o limpios, pero es en esos momentos en los que debemos silenciarlo. Cuando quiera acrecentar un problema pequeño o hacer un problema de la nada, no escuches esa voz, sólo está aburrida porque no le estás haciendo caso, sólo tú debes iniciar esa conversación. Cuando quiera molestarte, presta atención a lo que estás haciendo o haz algo para dirigir la concentración a eso. Otra opción es buscar contacto humano, escuchar una voz, ver un rostro, dar un abrazo a un conocido. Si nada de esto te vale o no es posible en ese momento, escribe lo que tu voz te dice, para echar fuera toda esa mierda y seguramente te sentirás aliviado. Escribir es genial, es increíble cómo la conexión de la mano y la escritura con el cerebro y el pensamiento pueden tener tanto poder.

Despréndete de tu ego, él querrá dominarte en cada situación, porque él es el más grande, o eso cree, y que todo lo merece, en el camino, en el éxito y en el fracaso. Pero tú mandas sobre él. Para crecer tú y ayudar a los demás, tienes que estar bien contigo. Debes confiar en ti, creer en ti. ¿Estarías con alguien que no confía en ti? Pues que yo sepa, tú eres la persona con quien más tiempo pasas.

Ya sabemos que vamos muy rápido, que no tenemos tiempo de nada, que nos llenamos de tareas (secundarias o prioritarias) para que parezca que aprovechamos el tiempo, por querer disponer de un amplio tiempo de ocio para diferentes fines, para que parezca que tenemos mucha vida social y somos felices, pero puede que la razón escondida sea que no queremos parar para no estar solos con nosotros. Parece que nos tenemos miedo, que no queremos saber cómo somos realmente por si vemos que no encajamos en la sociedad o en nuestra tribu, o no nos gusta como somos, que también es posible.

En muchas filosofías de vida, antiguas y modernas, occidentales y orientales, se habla de la importancia de meditar o reflexionar, diariamente o, al menos, de forma regular. Meditar no es fácil, yo de hecho, lo máximo que he conseguido ha sido abstraerme dos minutos escasos. Podéis intentarlo vosotros haciendo algún curso, sesión o tutorial. Si no te apetece probarlo o te pasa como a mí, hay algo que posiblemente sea más fácil aunque no es lo mismo: reflexionar, realizar exámenes sobre nuestras reacciones, nuestras actitudes, nuestros actos, nuestros pensamientos, nuestras creencias, lo que en algunas religiones se conoce como examen de conciencia. Esto consiste en analizar, desde fuera, saliendo de nosotros, lo que has hecho bien y lo que debes mejorar o cambiar, para cada día ser un poco mejor. Como entenderás, esto, sin humildad, honestidad y autorresponsabilidad, no es posible, así que no te engañes a ti mismo diciéndote que eres el mejor y que las cosas negativas no son culpa tuya, que no digo que no, pero asumamos la responsabilidad de nuestros actos, dejemos al ego detrás nuestro. Tenemos que descubrirnos, debemos conocer nuestros valores, nuestras creencias, quitar el modo automático de vivir y salirnos del rebaño y casi de nosotros mismos. Deja de usar el Sistema 1 de nuestro cerebro, aquel que piensa rápido sin razonar, y usar el Sistema 2, es decir, párate a pensar. Suena muy transcendental, muy místico, pero sólo te pido que lo intentes. Empecemos a tratar, sanar y mejorar nuestra mente. Que no lo hagan o que no digan que lo hagan los demás no quita para que tú seas como ellos y no lo hagas. ¿Por qué no podemos ser un poco mejor que el resto? Una cosa que ayuda mucho, como he comentado en varias ocasiones a lo largo del libro, es escribir sobre lo que pensamos, lo que nos inquieta, lo que imaginamos. Es cierto que yo hasta hace poco no lo hacía y ahora no lo hago con todas, pero ayuda mucho para ser más conscientes de lo que nos pasa, a modo de diario, algo de lo que yo siempre me había reído mucho, pero que tiene cosas muy útiles que yo no veía. ¡Ay, la ignorancia, qué peligrosa puede llegar a ser!

Esos exámenes de conciencia no tienen que ser sesiones de autoflagelación donde nos humillamos y nos martirizamos por lo malas personas que somos o lo mal que hemos hecho un tratamiento. No consiste en eso, sino en evaluarnos, para lo bueno y para lo malo, siendo compasivos, igual que debemos serlo con los demás y no atacar a la mínima que tenemos la posibilidad. Debemos tener confianza, autoestima y, como llaman ahora, *autoamor*. Los cambios deben venir desde dentro, no desde fuera, y el comienzo está en respetarnos. Cuando estemos bien con nosotros, podremos estar mejor con los demás. Cuando los auxiliares de vuelo explican qué hacer ante una emergencia, nos dicen que si tenemos que usar las mascarillas de oxígeno, primero te la tienes que poner tú y después a tu hijo. Piensa por qué nos dicen de actuar así cuando cualquier "buen padre o madre" haría todo lo contrario por instinto. Cuando hay cierta incoherencia, mayor o menor, entre lo que haces y lo que pregonas, por un lado te hace infeliz por ocultar parte de ti (no te deja ser tú mismo) y, por otro, hace que la gente a tu alrededor desconfíe de ti, que no te vea como un ejemplo.

No hay ninguna norma o contenido obligatorio en tus reflexiones. Aunque yo me baso en la filosofía estoica, no quiere decir que tú tengas que hacerlas igual. A mí me gusta reflexionar al final del día, aunque hay días que no lo hago (pocos), acerca de cómo he afrontado las situaciones que se han puesto delante, personales y profesionales. En cuanto a mi trabajo, evalúo los tratamientos realizados, si a mi juicio he tratado a mi paciente con el respeto y empatía que se merece por haber depositado su confianza en mí, si he realizado los tratamientos que creía, según mi yo de ese momento (mis conocimientos y valores), más adecuados e indicados para mis pacientes, si los protocolos han sido correctos, si quizá por alguna razón he hecho algo que no debía porque pensaba que nadie me miraba o si, por el contrario, estoy en el camino adecuado. Valoro cómo he tratado a mi equipo y cómo ha trabajado, si estamos en sintonía o tenemos que mejorar algo. También repaso mi actitud ante ciertos pacientes, imprevistos y esas cosas que nos suelen alterar para intentar controlar respuestas exageradas. Y también hay días en los que repaso el paso a paso del tratamiento que he hecho o que voy a hacer con el fin de mejorar si es posible o previsualizar. En cuanto a lo personal, pues algunas cosas que he comentado, como la gestión de las emociones, están incluidas, pero añado las de mi día con la familia, amigos y otras relaciones personales que surgen a lo largo del día. Intento ver si he sido generoso o si me he dejado arrastrar por el ego, si he sentido ira, envidia, he criticado sin venir a cuento, si me he dejado llevar, si he sido compasivo conmigo y los demás, si he aprendido algo nuevo, si he tomado decisiones, sobre todo las importantes, según la razón y si han sido meditadas. También intento evaluar los gastos para ver si podría haber evitado algunos, aunque no hay que medir al céntimo (podemos darnos un capricho de vez en cuando, pero controlando). Como ves, se puede reflexionar de tantas cosas… Y si podemos medir cada una de ellas para saber si vamos bien, es mejor aún con las que vamos mal, aunque no es fácil, por ejemplo, ante una situación en la que normalmente te enfadarías, tienes que ver si has reaccionado igual que siempre o no, si ha sido que sí, si ha sido de menos intensidad o te ha durado menos tiempo. Cosas así ayudan a objetivar, que es algo que el cerebro necesita muchas veces.

Cuando reflexionamos, aparte de ser humildes, con frecuencia debemos pensar que no somos eternos, que algún día llegará nuestro momento de partir y que en ese mismo instante puede que te des cuenta de cómo has aprovechado o desaprovechado tu vida. Sólo te pido que no te arrepientas en esa última llamada y que te des cuenta antes de lo que estás haciendo con tu vida. En la misma línea, te aconsejo que practiques el desapego a las personas y, especialmente, a las cosas. Esto no quiere decir que no tengamos familia o amigos o que si los tenemos seamos unos fríos sin sentimientos, significa que tenemos que pensar que todo lo que tenemos, en especial las cosas materiales, son prestadas por la fortuna, de ahí que hay que ser agradecidos y no envidiar lo que otros tienen, y que en cualquier momento se nos pueden arrebatar. El trabajo, el coche, la casa, el dinero, el móvil, la tele, nuestro ocio, la libertad de salir de tu casa (acuérdate del confinamiento), la salud (aquí siempre te acuerdas)… Si dependes de ellas, no sabrás vivir si te las quitan (o las pierdes); si alguna vez has perdido, por ejemplo, el móvil, creo que algo de ansiedad y preocupación te habrá provocado pensando cómo se puede vivir sin él, pues muy fácil, como se ha vivido toda la vida hasta que apareció. Pues lo mismo, con casi todo.

Y practica la incomodidad. Vivimos en una sociedad en la que buscamos demasiadas comodidades. Los avances tecnológicos, inventos y ciertas formas vida buscan hacernos nuestra vida más cómoda, con el peligro que ello conlleva. Para que lo entiendas, te escribo esto que habrás pensado o dicho en alguna ocasión: qué fácil es acostumbrarse a lo bueno (cómodo) y lo difícil que resulta cuando te lo quitan (comodidad). Y ahora te pongo un ejemplo. Cuando te acostumbras a trabajar con un buen auxiliar o higienista y por alguna razón no puedes hacerlo las cosas no te salen tan bien, tienes que moverte más, eres menos productivo, en definitiva, se podría decir que estás perdido. Pues eso pasa con todo. Si en los buenos momentos te preparas para los malos, que no lo dudes, llegarán, te será mucho más fácil afrontarlos. Eso no quita que no nos gusten las comodidades o ciertos lujos, pero que no sea la norma; además, eso hará que los disfrutes más. Recuerda que lo mucho cansa. Y para terminar con esto, piensa que en los momentos difíciles es cuando la humanidad y las personas más avanzan, más crecen.

Así que dedícate todos los días unos minutos, al despertar o al acostarte o en otro momento, pero hazlo. Y elimina todas las distracciones, es decir, nada de dispositivos, ruidos, gente alrededor. Necesitamos silencio para oírnos, que ya tenemos mucho ruido y distracciones provocadas por nuestro cerebro para engañarnos. Como he mencionado, puedes hacerlo mentalmente o escribir, que suele liberarte mucho más. Si cuando te hables ves que hay algo que no puedes o te sientes preparado para afrontarlo, ayúdate de amigos como veremos en el siguiente tema o, por qué no, acude a un especialista. Replantéate si lo que haces es lo que quieres, lo importante me refiero, que cosas que no nos gustan siempre nos toca, pero que sean las menos. Piensa si estás viviendo la vida que quieres vivir y no tengas miedo a la respuesta, sólo así, desde la honestidad, podrás encontrar el camino para crecer en todos los aspectos.

Relaciónate y rodéate de los mejores

El ser humano es un ser social por naturaleza y quien a buen árbol se arrima...

El ser humano no surge por generación espontánea, sino por la unión de dos gametos; este nuevo individuo pertenece a un grupo al que se suele conocer como familia y, a su vez, podrá tener más o menos descendientes, que tendrán, de nuevo, más descendientes, por lo que a partir de una familia se forman dos o más, lo que da lugar a la formación de clanes. Cuando varios clanes se unen, se forman pueblos o sociedades. Estamos hechos para vivir en sociedad, pero no estoy seguro del tamaño máximo que debería tener para que la armonía y la paz reine en el grupo. Se puede vivir solo, pero hay estudios que hablan de la necesidad de relacionarse, abrazarse o comunicarse e, incluso, hablan de que la gente que vive sola vive menos años. Hoy en día vivimos en sociedades grandes, quizá demasiado, en las que se pierde la humanidad y aparecen los intereses personales o grupales que pueden afectar a otros miembros o grupos de esta, pero es lo que nos ha tocado vivir, no tiene por qué ser buena, pero es la que hay. Aunque lo que afecta a la sociedad nos puede tocar de uno u otro modo, lo importante es lo que nos sucede cada día a nosotros. Pero hay que respetar las normas sociales por el bien común, sean o no justas para nosotros, esto es interpretativo y dependerá de cada individuo (piensa que lo que hace tiempo se veía normal o era aceptado, hoy se ve como un delito o una aberración). Y es posible vivir en armonía con la sociedad y, al mismo tiempo, no ir en el mismo sentido de su corriente, que lo hagan todos no significa que sea lo correcto, pero hay que respetar a la gente, piense lo que piense, igual que deben respetarnos a nosotros, pensemos lo que pensemos. Lo que se llama convivencia, vaya. La famosa libertad siempre será relativa, porque la de cada individuo puede chocar con la de otros y ahí pondremos los límites. De hecho, me atrevería a decir que, en general, al ser humano no le gusta ser libre, sino sentirse libre aun siendo esclavo del sistema, mientras tenga su pan y su circo. Son opiniones.

En los grupos de los que formemos parte, debemos buscar rodearnos de gente mejor que nosotros para que cada momento que pasemos con ellos podamos aprender y ser mejores. De igual forma, otros buscarán estar cerca de nosotros para aprender y sentirse bien, por lo que tenemos también la responsabilidad de dar lo mejor de nosotros y ayudar. Ayudar y dejarnos ayudar; no debemos tener miedo a pedir ayuda. En ocasiones no sabremos cómo hacer algo o creeremos que podemos hacerlo mejor, pues apoyémonos en otros para mejorar. La vergüenza es el miedo al rechazo y no tiene cabida, no debe importarnos lo que piensen los demás porque no está bajo nuestro control y nosotros estamos por delante. Ser generoso y agradecido es vital para sentirnos bien y ser más felices, te lo repito y tú debes repetírtelo cada día. Coge lo bueno y deja pasar lo malo que te puedan dar otros. Habrá cosas útiles en nuestra vida y profesión y otras que, una vez estudiadas, no nos serán útiles.

Si eres de los que les cuesta delegar, te gusta controlar todo y hacerlo como a ti te gusta, siento decirte que en cualquier momento puedas explotar por algún lado. Controlar todo, cosas que no están bajo nuestro control, hacer las cosas sólo de una manera, la tuya, puede agotarte física y mentalmente. Por mucho que queramos, si nos llenamos de tareas, habrá un momento en que no llegaremos a todo, que no daremos todo lo que podríamos dar y acabará frustrándonos y causándonos infelicidad, primero a nosotros y, a continuación, a los que nos rodean. Así que delega, deja que otros puedan hacer las cosas a su manera, que hasta puede que sea mejor que la tuya, mira con otros ojos y valora el esfuerzo y la ayuda que ofrecen. Por otro lado, no pienses que tú haces todo bien, seguro que hay alguien que lo hace mejor que tú, dale la oportunidad. En equipo las cosas salen mejor y llegas más lejos cuanto mejor sea.

Si te gusta que te ayuden a crecer o a mejorar, haz lo mismo con los tuyos. Alégrate por sus logros, apóyales cuanto sea necesario, acepta su destino y el tuyo. Si sois buena gente, nada cambiará, si la relación era por conveniencia, se romperá, pero no es algo malo, todo lo contrario, es mejor estar con quien realmente quiere estar con nosotros. Sé sincero, honesto y fiel y busca lo mismo de los tuyos, sólo así será una relación auténtica, basada en vuestros valores comunes.

Tampoco debes huir de las críticas, de los tuyos o de otros. Pero tampoco te dejes arrastrar por las palabras y tus interpretaciones. Valora quién hace la crítica, sus valores, sus conocimientos y experiencia en el tema y considera si debes o no tenerla en cuenta. Todos sabemos que hay muchos "cuñaos" y que no tenemos que hacerles caso, pero puede que llegue ese que sí sabe de algo y sí le escucharemos.

Aunque en muchos grupos no hay un líder diferenciado y suelen gustar las estructuras más horizontales, es raro que todos sus miembros tengan rasgos o gustos por liderar, porque requiere responsabilidad y capacidad de toma decisiones y ya hemos comentado que a la gente le encantan las excusas y odian tomar decisiones por miedo a hacerlo mal, y prefieren que sea otro el que tome las riendas. Por eso suele ser necesario una figura que, sin ser jefe, sin ser autoritario, tire del grupo. Si no ves que nadie lo sea, puede que seas tú. Pero ser líder conlleva saber escuchar y dejarse ayudar a la vez que hacer que el resto haga las cosas porque quieren, no porque nadie se las imponga, incluso las cosas que no les gusta, porque lo importante es el grupo, que todos nos sintamos valorados y queridos. El líder debe sacar lo mejor de cada uno, tener empatía y tratar correctamente a la gente. Es aquel que se aparta en los momentos buenos, cuando todo va bien, y el que asume la responsabilidad, sin poner excusas, cuando algo va mal. No todos valemos para ello, pero alguna vez, en algún momento, tú deberás ser líder, en casa, en el trabajo, en tu grupo de amigos o quién sabe dónde. Por eso hay que aprender a ser líder para saber cómo actuar como tal cuando las circunstancias lo requieran.

Aunque yo esto que te voy a decir lo tengo que trabajar mucho, es mejor escuchar que hablar. Primero porque podemos aprender. Segundo, podemos ver cómo es alguien y por dónde quiere ir. Tercero, puede que lo que vayas a decir pueda estropear el silencio. Y cuarto, porque la puedes cagar, cuando hablamos mucho nos podemos delatar y decir cosas que no tendríamos que decir. Hay que saber comportarse y ser comedidos, aunque pueda parecer que sea una actitud falsa al no ser transparente, te alegrarás de seguir este consejo. No seas "bocachancla".

En las relaciones debemos llegar a consensos, ceder de todas las partes por el bien del grupo. No pretendas imponer tus creencias y pensamientos ni seas sumiso, sé tú mismo. Quien te quiere y quiere estar contigo debe ser por cómo eres, no por cómo podrías ser. Y cuida de esos que te regalan los oídos o que, en el otro extremo, intentan disuadirte de cualquier cosa. Los primeros no son sinceros y ya puedes cantar fatal que te van a apoyar, mintiéndote, en presentarte a ese *talent show* y después ya sabes lo que pasa. Los segundos, se van a creer tus salvadores y querrán evitar a toda costa que hagas lo que ellos no harían nunca o que hagas lo que ellos harían, pero tú no eres ellos, y aunque debemos quizá escucharles y valorar si podemos tener o no en consideración su postura, tú decides tu vida, tú tomas tus decisiones, si no, te arrepentirás de vivir la vida que otros querían y no la que tú querías y serás infeliz, como quizá les esté pasando a algunos compañeros, y cuyas soluciones son abrazar lo que le viene o empezar a vivir la vida que realmente quiere vivir.

Aparte de rodearte de los mejores, de la mejor gente, crea una red de contactos amplia y cuídala para poder apoyarte en ellos cuando sea necesario, nunca se sabe cuándo tendremos que recurrir a ellos. Para mucha gente de negocios este punto es clave para poder crecer, y si lo piensas es lógico, porque, aunque no sea tu entorno más cercano, no deja de ser un entorno al que puedas pedir ayuda cuando lo necesites.

Y como vivimos en una sociedad hiperconectada, cada vez vemos más que hemos pasado de relacionarnos con la gente que estaba cerca, familiares, vecinos, amigos, tenderos, compañeros de trabajo y alguno más, a vivir más conectados con gente que no vemos. Como si hubiéramos empezado a ser asociales y solo sociales en la red. De hecho, no es nada raro encontrar a gente en bares tomando algo sin relacionarse entre ellos, todos con el móvil hablando con otra gente que no está presente, como si nos preocupara perder cosas que no tenemos, en lugar de cuidar a esas personas que tenemos cerca, pero ya sabemos que no se sabe lo que se tiene hasta que se pierde. Si quedas con alguien, no te digo que no lleves tu móvil, pero ponlo donde no te distraiga, desactiva las notificaciones y disfruta el momento real, el momento que estás viviendo, el resto seguramente pueda esperar. Las redes sociales pueden estar bien, pero cuidado con el tiempo que te quitan de vivir la vida real, aunque hay gente que es más feliz viviendo la vida de su avatar, o eso cree, porque hay una importante disonancia entre ambas y eso no genera más que frustración e infelicidad. Y por otro lado, si te expones en redes, cuídate de esas personas que no tienen vida y critican la de los demás, porque tendrás, si no de cara, será a la espalda, por envidia o por el mero hecho de hacerlo. Están muy bien los *likes* de vez en cuando, pero tu vida no puede depender de ellos, porque muchos serán falsos, por conveniencia, por despiste. Toda publicación es susceptible de un ataque, ¿cómo reaccionarías? Pues lo hemos dicho a lo largo del libro, no debes dar importancia a lo que no la tiene, de quién no debes tener consideración alguna, pero casi mejor sería pensar si merece la pena exponerse por tonterías banales y sin sustancia que realmente a muy poca gente o nadie le importa, aunque nosotros creamos que sí porque somos el centro del universo, sí, del nuestro, pero no del de los demás. Y lo mismo con las posibles envidias, porque sabes que aparecerán, incluso detrás de falsas sonrisas. Y si en algún momento explotas, no es culpa de un comentario o de otra persona, es tu culpa, eras una bomba de relojería y sólo necesitabas un detonador, que en cualquier momento podía llegar. Mira dentro de ti por qué te ha sucedido. Y puede que tú seas esa persona que critica, pues siento decirte que cuando criticamos, decimos más de nosotros que de la persona a la que queremos dañar, así que, aunque a veces caigamos, respira y vive tu vida, deja a los demás tranquilos con sus vidas.

Aprende a tomar decisiones

Somos el resultado de las decisiones que tomamos en el pasado y en el futuro seremos las que tomemos a partir de ahora

Tomar decisiones no es fácil, pero hay que tomarlas. Estamos tomando decisiones a cada momento, aunque no nos demos cuenta. Qué ropa me pongo, cuánto tiempo me ducho, qué desayuno, cojo el coche o el transporte público, me siento aquí o allí, digo hola o no, hago esa radiografía o no, ese diente es para extraer o lo puedo mantener, a qué hora como, llamo a ese amigo que hace tiempo que no sé de él... y así hasta el infinito y al día siguiente, vuelta a empezar. Hay quien dice que la mejor medicina que se puede tomar son decisiones. Además, si has leído el subtítulo de este apartado, si no tomas decisiones propias, ¿quién eres?, ¿qué serás en el futuro? Yo te respondo: eres lo que otros han decidido y lo seguirás siendo. ¿Quieres eso para ti? ¿Podrás vivir con ello? ¿Quieres empezar a ser alguien, alguien que tú quieres ser? Dicen también que existe un multiverso, con tantos universos posibles como decisiones podríamos tomar. Una locura si lo piensas, así que dejemos esto para cuando charlemos en persona, cerveza o copa en mano. Y si vamos a tomar decisiones, no nos fijemos sólo donde ilumina el foco y veamos más allá, tengamos la mayor cantidad de información objetiva posible.

Y por qué razón es tan difícil tomar decisiones. La gran mayoría de las ocasiones es por miedo a equivocarnos y ser responsables de algo que puede que salga mal o nos supere, como si fallar estuviera prohibido o fuera siempre malo. Para el cerebro, la incertidumbre de lo que pueda pasar es, posiblemente, su peor amenaza. Es mucho más fácil y cómodo (y menos peligroso) dejar que otros tomen decisiones por nosotros y si se equivocan, pues la culpa es del otro y yo tan contento con mi vida, engañándome a mí mismo porque no quise ser yo quien tomara esa decisión. Y esto pasa cuando hacemos un curso, que queremos una receta a modo de justificante para hacer un tratamiento de manera que, si algo sale mal, ¡ah, se siente, la culpa de fulanito que me dijo que lo hiciera así "siempre"! ¿Te resulta familiar? Nos deben facilitar protocolos para que nosotros podamos aplicar a nuestra realidad clínica, lo que significa que tendremos que variar cosas, un material, un instrumento, algo, y no repetir como un mono. Pero vamos a complicarlo más y te voy a hablar de forma muy resumida de algo que quizá te suene, los sesgos cognitivos o cómo el cerebro toma decisiones de forma automática, y no siempre de forma acertada, más bien al contrario. Si queréis profundizar en el tema os aconsejo, entre otros, el libro de Daniel Kahneman, *Pensar rápido, pensar despacio*. El autor habla de que el cerebro se compone de dos partes o sistemas. El Sistema 1, aquel que actúa de forma automática, no gasta tiempo ni energía apenas y es a través del cual el ser humano ha ido sobreviviendo hasta la actualidad tomando atajos o heurísticos, ya que es, por ejemplo, el responsable de que huyamos ante la presencia de un depredador (había que ser rápidos o te comían, así que daba igual que el sonido de las hojas de matorral fuera por un inocente conejito, huías y listo). Por otro lado, está el Sistema 2, el racional, pero que es perezoso y requiere gran cantidad de energía, recuerda que nuestro organismo se basa, entre otras, en la ley del mínimo gasto energético (esfuerzo), por lo que deberemos luchar contra nuestra propia fisiología. Pues, aunque nuestra vida no se parece prácticamente en nada a nuestros antepasados, que pasaban hambre, frío, vivían en constante peligro y demás situaciones de estrés que generan gran cantidad de cortisol de forma intermitente (aumenta nuestra respuesta rápida de supervivencia), hoy en día, que vivimos en burbujas, rodeados de comodidades (demasiadas), nuestro cerebro ve como amenazas cosas insignificantes, pero lo peor es que es constante, lo que genera ingentes cantidades de cortisol, que hace que mucha gente tenga ansiedad o depresión, por ejemplo, sin razón alguna o por razones no vitales. Como se suele decir, hoy se da muchas vueltas a las cosas, que hacemos lo sencillo complejo, porque en general, nuestra vida es demasiado cómoda, aunque pensemos que no es así. Y todo porque dejamos que nos maneje el Sistema 1, ese que está lleno de errores, sesgos, ideas preconcebidas, que no le gusta pensar y que actúa de forma instintiva, automática. Todo por no pararnos a pensar, aunque sea un poquito, y dejarnos llevar por la velocidad de la sociedad.

Los sesgos cognitivos son atajos que toma el cerebro para tomar decisiones basados en nuestras creencias, pensamientos, percepciones y sentimientos, sin necesidad de que actúe nuestro Sistema 2 racional. Estamos llenos de ellos y si no, cuando te enumere algunos clásicos (ahora hay más de 50 descritos), verás que cometemos todos ellos a diario, unos más que otros. Y nos pasa a todos, y cuando digo a todos, es a todos. Algunos son:

1. **La ilusión de grupo (falacia del jugador)**: Pensar que situaciones aleatorias individuales están determinadas por situaciones previas. Ejemplo: pensar que un primer molar inferior para endodonciar va a tener tres conductos porque llevamos varios con cuatro.
2. **Ceguera por falta de atención**: Es un prejuicio cognitivo. Consiste en no tener en cuenta aquello que sucede cuando estamos concentrados en una determinada tarea y no vemos nada de lo que está a nuestro alrededor. Ejemplo: lo que sucede cuando reviso a un paciente por un tema en cuestión y pasan desapercibidos otros problemas.
3. **Sesgo por observación selectiva**: Pensar o reflexionar sobre algo en función de lo que nosotros consideramos como importante. Nos perjudican en nuestra autoestima y autopercepción. Ejemplo: cuando vemos una brecha edéntula y no nos paramos a evaluar en qué estado se encuentra el resto de la boca del paciente.
4. **Sesgo de autojustificación**: Justificar constantemente algo que has hecho para evitar sentir remordimientos o pensar en el error que has cometido. Ejemplo: cuando justificamos que ese surco teñido era ya caries y había que empastarlo.

5. **Sesgo de retrospectiva**: reflexionar sobre sucesos pasados dando aportaciones o explicaciones de lo que tendría que haberse hecho para poder evitarlo, como si eso hubiera sido posible. Ejemplo: cuando nos comemos la cabeza por un tratamiento que no ha ido como esperábamos y pensamos que teníamos que haber optado por otra opción, como si pudiéramos viajar al pasado.

6. **Sesgo de disponibilidad**: Tendencia a ponderar la información reciente en mayor magnitud que los datos más antiguos. Ejemplo: la odontología de ahora es mucho mejor que la de antes o he hecho un curso "x" y ahora cuando veo un paciente sólo veo que puedo aplicar "x".

7. **Ilusión de serie**: Cuando vemos patrones donde nos los hay. Percibimos conexiones en sucesos y datos aleatorios que no tienen sentido y les otorgamos un significado determinado. Ejemplo: cuando te pones tus calcetines de la suerte para que te salga bien algo o creas una ley a partir de una hipótesis no validada.

8. **Efecto de encuadre**: Se trata de establecer conclusiones en virtud de cómo se presente la información. Unos mismos datos pueden llevarte a pensar una cosa u otra en función de cómo te sea transmitido. En política y en los medios de comunicación se juega con este sesgo para influir en la opinión pública. Ejemplo: cuando ante un mismo caso, con las mismas herramientas, tú decides un plan de tratamiento y tu compañero otro contrario al tuyo porque tenéis perspectivas distintas.

9. **Sesgo de atribución**: Es el que hace que pensemos que sólo nosotros hemos luchado y conseguido algo, que sólo nosotros lo hemos hecho bien, que sólo nosotros somos comprensibles y empáticos. Ejemplo: cuando pensamos que fulanito lo ha tenido todo tan fácil en la vida y nosotros, con todo lo que hemos luchado, no tenemos nada.

10. **Sesgo de confirmación**: Probablemente el sesgo más común que tenemos. Consiste en dar por válidos aquellos hechos o datos que se corresponden o que respaldan nuestra opinión sobre algo en concreto, negando aquellos otros que no lo son. Son consecuencia de un pensamiento selectivo, de una interpretación subjetiva de lo que sucede. Sólo leemos lo que confirma nuestras propias opiniones. Ejemplo: cuando escribes un artículo para ratificar que lo que piensas es verdad o en una conferencia aportas sólo bibliografía que apoya lo que tú dices.

11. **Efecto halo**: Tendencia a hacer que nuestras impresiones y opiniones sobre ciertas características de un sujeto u objeto dependan de la primera impresión que nos han causado antes otras características que pueden ser más acertadas. Ejemplo: cuando ese tipejo que acabas de conocer te cae mal porque sí, porque tienes un sexto sentido (y después de darle la oportunidad de conocerle, se convierte en un gran amigo).

12. **Miedo a la pérdida**: Tratar de evitar un cambio por miedo a salir perdiendo. Nos cerramos la puerta a posibles mejoras en nuestra calidad de vida por miedo. Ejemplo: seguir haciendo lo mismo de siempre porque así no me ha ido tan mal.

13. **Sesgo de laguna de exposición**: No es más que la repetición de conductas únicamente porque nos resultan familiares. Ejemplo: hacer el tratamiento de una forma porque creemos que menganito lo hacía así, porque me suena…

14. **Sesgo de memoria**: Recordamos hechos que son erróneos o nos otorgamos experiencias que les han pasado a los demás. Ejemplo: cuando uno dice recordar aquella noche histórica, en la que bebió un poco más de la cuenta, según lo que le han contado, pero realmente tiene una gran laguna mental.

15. **Sesgo de autoridad**: Tenemos la tendencia a sobreestimar la opinión de una persona que se considera la autoridad sobre un tema determinado. Ejemplo: creer que lo que dice Perico el de los palotes es cierto sólo porque lo dice él, aunque te demuestren que es falso.

16. **Sesgo de anclaje**: Solemos utilizar la primera información que nos dan para juzgar todas las demás decisiones que están relacionadas con ese contexto. Ejemplo: quedarnos como verdad absoluta con lo que aprendimos por primera vez en la universidad.

17. **Sesgo del observador**: Actuamos de forma diferente y realizamos distintas atribuciones a una situación dependiendo de si somos los actores o si somos los observadores. Ejemplo: cuando un compañero tiene un fracaso y le echamos a los leones, mientras que nosotros tenemos más mierda que él en el cajón.

18. **Sesgo de atención**: Cuando prestamos más atención y damos más importancia a unos estímulos frente a otros. Ejemplo: cuando sólo importa el implante y la prótesis, bueno, eso lo hace cualquiera.

19. **Efecto de arrastre**: Adoptamos una creencia en función del número de personas que tiene dicha creencia. Esta es una poderosa forma de pensamiento de grupo, y es una de las razones de por qué las reuniones frecuentemente son improductivas. Ejemplo: si lo creen todos, es que será cierto.

20. **Efecto avestruz**: La decisión de ignorar información peligrosa o negativa, "escondiendo la cabeza en la arena". Ejemplo: cuando no haces esa radiografía para ver cómo te ha quedado el punto de contacto de tu reconstrucción.

21. **Sesgo de proinnovación**: Cuando el partidario de una innovación tiende a sobrevalorar su utilidad y subvalorar sus limitaciones. Ejemplo: cuando el gurú dental quiere vendernos su técnica o su aparatito.

Interesante, ¿verdad? Pues, aunque los vamos a seguir cometiendo, el mero hecho de conocerlos hace que seamos más conscientes cuando los cometemos e, incluso, que forcemos a nuestro Sistema 2 a entrar a trabajar. Como seguramente hayas pensado al leer más de uno de estos veinte sesgos (aunque por haber, hay más), somos muy previsibles y nos dejamos engañar fácilmente. Y después decimos que el ser humano es una máquina (casi) perfecta. Te recomiendo, si te ha gustado esta parte, que amplies información en *webs*, artículos, charlas *online* o libros.

Pues sigamos tomando decisiones o empecemos a tomar decisiones importantes. Para ello tendrás que basarte en tus creencias, conocimientos, valores, sentimientos, intuición, sí, he dicho intuición, no todo lo que nos llegue del Sistema 1 tiene por qué ser malo, únicamente tenemos que saber filtrar, tenemos que ser conscientes de que podemos estar cometiendo errores inconscientes e involuntarios que pueden condicionar nuestra respuesta ante un suceso. Para tomar decisiones correctas es necesario que nos conozcamos un poco y sepamos cuándo solemos equivocarnos menos, por la mañana a primera hora, a media mañana, después de comer, por la tarde o por la noche. No todos somos iguales y tendremos que prestar atención a nuestros momentos de lucidez para dejar las decisiones más importantes para esos momentos. Y por supuesto, no tomes decisiones en caliente, esas son de las que luego siempre te sueles arrepentir, porque normalmente te has dejado llevar por las emociones, que como dijimos en ese apartado, en muchas ocasiones no son buenas consejeras. Así que paramos, respiramos, pensamos y actuamos fieles a nosotros.

Y cuando tomes una decisión, no pienses que las cosas van a salir como tú quieres, de hecho, piensa que puede que fracases, pero, como en el aprendizaje, eso es parte del proceso, del camino, son los obstáculos que debemos superar para, cada vez, tomar mejores decisiones; al fin y al cabo, en esto sí que debemos aprender continuamente, recuerda que nuestro futuro depende de ellas. Y si tomas una decisión cree en ella, si no, no tomes esa, toma otra en la creas más, porque si empezamos así, empezamos fatal, no te autolimites.

Un consejo, pero piensa y reflexiona sobre él, es que seas egoísta a la hora de tomar decisiones, especialmente en las importantes y en las que sean vitales para ti. He repetido en varias ocasiones que tu vida la diriges tú y tiene que ser acorde a lo que te gusta, a tus valores, por lo que no debes dejar que otros elijan por ti. Y lo de tener cuidado es porque nuestra libertad termina donde empieza la del otro, o lo que es lo mismo, cuidado con el daño que puedas causar. Y aquí se abre un importante dilema: nosotros o las personas que nos importan. Yo no te voy a contestar a esta pregunta porque depende de tantas cosas que la decisión la tienes que tomar tú, acertada o no.

Si conoces a alguien que tenga la fórmula para tomar buenas decisiones, ve con cuidado. Para darte cuenta del porqué sólo recuerda lo que acabas de leer en este apartado.

Templanza, moderación

No es más feliz quien más tiene, sino el que menos necesita...
de todo

Todo lo que hacemos debe ser con moderación, sin abusar. Querer más de cualquier cosa puede convertirse en un vicio y creo que estaremos de acuerdo en que no son buenos, por mucho que intentemos justificarnos para sentirnos bien y no tener la sensación de que hacemos algo mal, y por otro lado quitárselos, como los malos hábitos, es muy complicado. Y para hacerte más consciente de ello quiero que pienses en algo que deseaste mucho, que creías que haría tu vida mejor, y cuando lo conseguiste, tu vida siguió siendo igual, pero con algo más a lo que sentir apego y que podría doler dejar de tenerlo. Parece que cuanto más conseguimos, más queremos, como si no tuviéramos hartura. Querer ganar más para tener más y luego ganar aún más, para comprar más cosas, cosas que no te llenan, que no son necesarias. Lo mismo pasa con los objetivos, nos marcamos muchos y/o grandes objetivos y para conseguirlos debemos dedicarles tiempo y nuestra vida pasa a nuestro lado sin que nos demos cuenta, desaprovechando momentos y personas que realmente nos aportan, perdiendo el tiempo que nunca volverá. Vamos a ir más despacio, disfrutando del camino, de las personas a las que queremos, del trabajo, los amigos, dando las gracias por lo que tenemos y siendo generosos, sin necesidad de tantas cosas materiales vacías. Y lo más importante, buscando nuestra paz interior, conociéndonos y sabiendo cómo podemos mejorar. Si nos damos cuenta de que lo que tenemos es suficiente y damos gracias por ello, estaremos un poco más cerca de eso que creemos es la felicidad.

Ya te digo yo que el dinero no da la felicidad, ayuda, pero no da la felicidad. Si no, investiga cuánta gente que tiene mucho dinero, mejor aún que creemos que tiene mucho (mucho más realista esto último), y es totalmente infeliz. Lo material te puede dar placer, te puede ayudar a tener las cosas bajo un mayor control y facilitar estar tranquilo, pero por sí mismas, las cosas no te van a dar la felicidad. Así ya estamos tranquilos todos, hay que tener, pero tener lo necesario y un poco más. Con esto quiero decir lo que corroboran algunos estudios psicológicos, que afirman que a partir de una cierta cantidad de dinero que ganamos ya no somos más felices, al contrario, cuando una persona gana más dinero, gasta más, amplía sus necesidades diarias y en cualquier momento de dificultad se genera un problema. Y es que la austeridad, aunque suele estar mal visto y se ve como algo poco social, es algo que debemos tener interiorizado.

Come, trabaja, descansa, haz ejercicio, disfruta, vive con moderación, que lo mucho sabemos que puede acabar cansándonos y no queremos cansarnos de la vida, porque sí así fuera, querrías dejar de vivir. No te obsesiones con nada porque nada merece tanto la pena ni tiene tanta importancia. Y por supuesto, moderación con tu ego, no quieras demostrar nada, el movimiento se demuestra andando. Nadie es más que nadie.

Disciplina

El poder de hacer lo que hay que hacer

La disciplina es hacer lo que sabemos que tenemos que hacer aunque no nos apetezca. Podría ser aquello necesario para poder establecer los hábitos de los que más tarde hablaremos. Para poder ser disciplinado, primero hay que saber lo que queremos y lo que tenemos que hacer para conseguirlo. El segundo paso es empezar con ello e ir paso a paso, sin dejar de hacerlo, siendo constante, aunque dé pereza, aunque no haya ganas. Sólo con disciplina podemos crear buenos hábitos. Una vez creados, haremos lo correcto de forma automática, sin pensar.

La disciplina es el camino para alcanzar nuestros objetivos, si nos dejamos llevar por lo fácil, las tentaciones o cualquier cosa que nos aleje de ellos, todo se complicará y nos será muy difícil conseguir lo que queremos. No es fácil ser constante, no es fácil no dejarse arrastrar, más aún cuando no logras ver resultados, pero la clave puede estar en no desistir e insistir y, para ello, es necesaria esa disciplina de la que hablamos. Y antes de abandonar, replantea tus objetivos o cómo lograrlos. Y para ello la disciplina debe hacernos ser fieles a nuestros valores y no buscar esa vía rápida, ese atajo que puede que al final pueda convertirse en una trampa del destino o de la suerte (mala).

No esperes a que otros hagan lo que sabes que tú tienes que hacer y hazlo tú. Pero no te confundas con creer que tú debes hacerlo todo, ya hemos hablado de lo importante que es confiar en los demás y delegar. Entre todos sumamos más, pero cada uno debemos tener la disciplina suficiente para hacer lo que nos corresponde.

Crea hábitos

Automatiza las rutinas que aportan

Cuando hablamos de hábitos, lo primero que debemos hacer es diferenciar los buenos de los malos, aunque esto dependerá de cada individuo. Aunque quizá me pase tres pueblos, yo sí me atrevo a decir que existen hábitos buenos y hábitos malos. Para justificarme voy a usar la definición de "hábito", según la Real Academia Española: *"Modo especial de proceder o conducirse adquirido por repetición de actos iguales o semejantes, u originados por tendencias instintivas"*. Para hacerlo más sencillo podemos decir que es algo que hacemos habitualmente de forma concreta. Por lo tanto, cuando alguien suele madrugar o dormir hasta las mil, es un hábito. Si eliminamos de la ecuación que el que suele dormir hasta tarde es porque se acuesta a deshoras por sus obligaciones laborales, podríamos diferenciar entre el hábito bueno o malo, ¿no es así? Posiblemente alguno esté pensando que él es más búho que alondra, pero si tenemos en cuenta nuestra evolución y que durante cientos de miles de años nuestro día y biorritmos han ido dirigidos por la luz solar, lo correcto sería acostarse cuando cae el sol y despertarse con el amanecer. Y ya lo dijo Marco Aurelio, el ser humano no ha nacido para estar calentito en la cama, sino para hacer cosas, aunque puede que muchos no piensen así (si eres uno de ellos, te sugiero que te lo replantees).

Y como no puede ser de otra manera, crear un buen hábito no es sencillo, no es cómodo, requiere esfuerzo, disciplina, repetición, atención plena y paciencia hasta conseguirlo. Pero crear uno malo, es todo lo contrario, normalmente porque suelen producir placer, que no es lo mismo que felicidad, no los confundas. Para diferenciarlos, aunque no es la única manera, piensa si cuando el estímulo que ha causado esa sensación cede, desaparece (placer) o se mantiene (felicidad). Pero retomando cómo crear buenos hábitos, no pienses que será algo estático, sino que podrás evolucionarlos y mejorarlos según tu experiencia y tu forma de pensar y actuar en ese momento, sería como cuando para un tratamiento partimos de un determinado protocolo, pero vemos que podemos optimizarlo modificando cosas y lo hacemos, no seguimos haciendo lo mismo de siempre, eso te lleva a la apatía, que tampoco nos interesa para ser felices.

Yo ahora te voy a proponer los que para mí pueden ser buenos hábitos, algunos por supuesto, y personalízalos, que cada uno somos de nuestro padre y nuestra madre. Aunque también tienes libros que te hablan de estas cosas, cómo *Hábitos Atómicos* o *El Club de las Cinco de la Mañana*, por ejemplo. Yo te voy a decir que, posiblemente, los mejores son los que te hacen empezar bien el día y, sí, te voy a decir lo que estás temiendo, madrugar y hacer algún tipo de actividad física (ejercicio), leer, meditar, reflexionar o hacer tareas productivas (aquí sí que hay libertad, no me digas que no). Es curioso como muchas personas que tienen éxito comparten esta idea, pero no vayamos a pensar que por hacerlo vamos a lograr tener éxito en la vida, pero sí puede que seamos más felices que, por otro lado, para muchos, puede que sea la clave para sentirse exitoso. ¡Qué jaleo! Sólo piensa sobre esto y decide qué piensas. Para hacer un buen hábito hay que hacerlo obvio, atractivo, sencillo y satisfactorio, mientras que un mal hábito debemos hacerlo invisible, poco atractivo, difícil e insatisfactorio. Parece fácil, pero ya te digo yo que cuesta, más cuando nuestro entorno no nos ayuda, pero tú tienes el poder y el control de tus acciones, aunque no del resultado, para el cual deberás tener paciencia.

Ahora veamos un poco cada uno de esos hábitos que he comentado hasta el momento. **Hacer ejercicio**, qué pereza da, y más recién levantado, con lo bien que se está en la cama durmiendo. Pero cuando haces ejercicio, te mueves y cuando te mueves, generas energía y emoción, dos de las cosas más importantes para estar activos y ser productivos. Nos estimula, nos hace sentir bien (seguramente más después de la ducha que durante el ejercicio) y nos facilita estar más concentrados. Hay quienes dicen que nuestro cuerpo se ha hecho para el movimiento, no para estar parados, que tener sólo dos patas ayuda a lo primero y perjudica lo segundo porque dificulta mantener el equilibrio del cuerpo. Y a todos nos suena la famosa frase de *Mens sana in corpore sano*, yo ahí lo dejo, que los antiguos eran muy sabios. Pasamos al siguiente hábito, el de **leer**, y por favor, aunque yo he sido un tipo que sólo leía de dientes, y que tampoco está mal hacerlo, te recuerdo que hay vida más allá de los piños y se pueden leer de multitud de temas o simplemente novelas. Yo es cierto que prefiero libros de los que pueda aprender cosas que aplicar en mi vida, por eso me decanto mucho más por filosofía, educación financiera, psicología o temas tan oscuros como la importancia de la alimentación, la microbiota y cosas así, pero tú puedes elegir el tema que más te guste: historia, novelas de ficción o históricas biografías, libros conspiranoicos… Lo bueno de la lectura es que estimula el cerebro, despierta tu imaginación, te ayuda a mejorar tu vocabulario, tu forma de expresarte, independientemente del libro. Como una puntualización que todos tenemos que aplicarnos, no nos creamos todo lo que leemos, que nos dejamos engañar muy fácilmente por esos sesgos de los que hablamos. Otro hábito es **meditar y/o reflexionar**. Como hemos comentado en el apartado referente a este punto, déjate unos minutos al día o algunos días de la semana para ti. No tiene por qué ser una hora, de hecho, puedes empezar con 5 minutos y, si ves que merece la pena, ir dedicándole más tiempo. Lo importante es que lo hagas. Y cuando te pongas a ellos, ni que decir que evites cualquier tipo de distracción, porque ya sabes que el cerebro es muy puñetero y a la mínima se distrae y lo que es peor aún, que tampoco es que necesite mucho para hacerlo y él solo busca sacar pensamientos uno detrás de otro para generar ruido y no quedarse en silencio, como cuando pones la tele en el salón para que haya sonido de fondo, aunque no estés viéndola ni prestándole atención, pues ya sabes por qué es. Si vas a meditar sería bueno que alguien con experiencia te enseñara, yo lo tengo pendiente y no sé si lo habré hecho antes de que este libro se publique. Lo que sí hago, si no diariamente, casi, es reflexionar sobre mi día, por eso esto lo suelo hacer más por la noche. Lo que hago es mantener una conversación conmigo mismo, comentando cómo ha ido el día, cómo he afrontado los casos y los tratamientos que he tenido, cómo he actuado con mis pacientes, si he mantenido la calma ante imprevistos o me he dejado llevar por emociones, si he tratado bien a la gente que me he cruzado, si he sido agradecido y generoso, cómo me he sentido, si he disfrutado o ha habido cosas que no me han gustado o creo que puedo mejorar, si he dedicado el tiempo necesario a mi trabajo y mi familia, si he apoyado a quien lo ha necesitado, si he tenido envidia, si me he dejado llevar por los sesgos o he sido racional y ya no sólo lo que ha pasado, sino cómo puedes afrontar lo que viene mañana... Como ves, se puede hablar de muchas cosas con uno mismo. De hecho, si quieres, en lugar sólo de hablarte, puedes escribirte, "en plan" meditaciones de Marco Aurelio, que además es lo más aconsejable según los que saben de esto. Yo estoy empezando y es cierto que la escritura fija tus pensamientos, es algo muy curioso que los que escriben un diario lo saben muy bien. Y se puede ir más allá como los estoicos y hacer ejercicios para controlar más nuestras emociones y evitar que las cosas nos afecten más de lo que debieran, pero poco a poco.

Estos no son todos, puedes inculcarte muchos más hábitos buenos. Te voy a decir alguno más. **Come (y bebe) sano y lo necesario**. La clásica frase de *"somos los que comemos"* se ha puesto de moda últimamente por la más que posible relación de los alimentos que tomamos con enfermedades, ya no sólo físicas, sino también mentales. Comer sano es comer equilibrado, no comer tantos procesados, comer, como algunos llaman, comida de verdad, pero cuidado, que de esto ya han hecho también negocio, si es que somos lo peor y nos encanta aprovecharnos de todo y todos. Hay que tener sentido común, que ya sabemos que puede que sea el menos común. Y he mencionado que hay que comer lo necesario, y esto está relacionado con la moderación. No digo que de vez en cuando no comamos de más y mal, pero que no sea la norma. Además, sabes perfectamente que luego llega el arrepentimiento. Aquí te vuelvo a hablar del efímero placer que luego muchas veces te arrepientes y su diferencia con la felicidad. Anímate a **madrugar** y verás como sacas mucho más, vas a ser mucho más productivo con muy poco. Parece que, en esas primeras horas del día, cuando el mundo duerme, no te llegan notificaciones, llamadas, en definitiva, hay muchos menos distractores, vas a estar completamente enfocado a lo que estés haciendo, no vas a perder el tiempo y vas a tardar mucho menos, sacando más cosas. Así que la típica lista de tareas pendientes debes quitártela antes de que el mundo se despierte. Así podrás seguir los ritmos circadianos, acuéstate temprano, aunque sé que hay mucha gente que esto le cuesta una barbaridad, a mí me pasó, pero la verdad que yo creo que descanso más acostándome pronto y despertándome temprano, y parece que la ciencia y la evolución lo corroboran. Más hábitos que puedes crear es **desayunar, comer o cenar con la familia** o, en su defecto, quedar de vez en cuando con amigos para tomar algo y charlar y cuidar nuestras relaciones personales, dejarte tiempo para ti y los tuyos. **Limita el uso de las redes sociales**, ponte horarios, evita llevar el móvil siempre a tu lado, no forma parte de ti, aunque parezca lo contrario, da paseos, a ser posible por paisajes naturales y mejor aún si no hay cobertura por si tuvieras la tentación de no hacer caso a lo anterior. Puedes también **escribir** tus metas u objetivos por días, semanas, meses o años, así es fácil revisarlos y tener un *feedback* de lo que consigues y lo que no, puedes ordenar esos objetivos por prioridades. Escribir ya he comentado que ayuda, las palabras se las lleva el viento y si no quedan escritas no pueden revisarse ni a veces recordarse. Y puedes escribir esos objetivos u otras cosas como tu gratitud, tus sentimientos, notas mentales, lo que sea. Escribir ayuda a reforzar lo que pensamos y sentimos.

Para terminar, y como consejo, yo prefiero no improvisar demasiado, que habrá que hacerlo en ocasiones, pero no continuamente. Intenta **organizar tu agenda**, no sólo profesional, cuenta también con lo personal, no vayas a descuidarlo, así que ya sabes, incluye *todo* tu día a día. Ten horarios más o menos fijos, intenta dejar la pereza y procrastinación y haz las cosas cuando debes hacerlas, verás que es gratificante. Además, ayuda también a facilitar la creación de los hábitos. Prioriza, clasifica todas tus tareas pendientes sin ser excesivamente metódicos o cuadriculados, debemos aprender a sistematizar y funcionar en nuestra rutina, bajo protocolos, así podremos optimizar nuestros resultados.

CONCLUSIONES

AHORA ERES TÚ EL QUE TIENE QUE ESCRIBIR TUS
NOTAS Y TUS CONCLUSIONES... ¡TODO TUYO!